AF591527

LA FEMME

AU POINT DE VUE

PHYSIOLOGIQUE, PATHOLOGIQUE ET MORAL

Paris. — Imprimé par E. Thunot et Ce rue Racine, 26.

LA FEMME

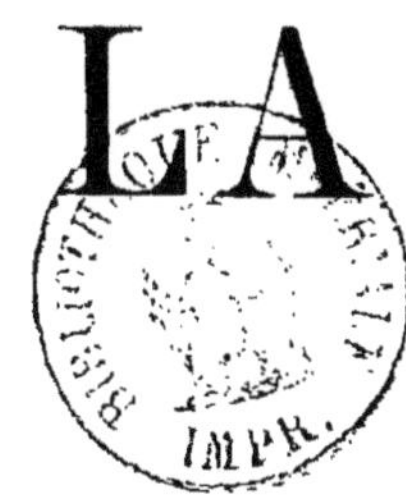

AU POINT DE VUE

PHYSIOLOGIQUE, PATHOLOGIQUE ET MORAL

ÉTUDE

MÉDICO-PHILOSOPHIQUE ET LITTÉRAIRE

PAR

LE Dr MAURICE HERCZEGHY

CHIRURGIEN-MAJOR DE L'ARMÉE MÉRIDIONALE D'ITALIE
CHEVALIER DE L'ORDRE DES SS. MAURICE ET LAZARE

PARIS

VICTOR MASSON ET FILS

PLACE DE L'ÉCOLE-DE-MÉDECINE

MDCCCLXIV

A SA MAJESTÉ

VICTOR-EMMANUEL II,

ROI D'ITALIE.

SIRE,

Cet ouvrage, dont Votre Majesté a daigné accepter la dédicace, est le fruit d'incessantes observations et de longs travaux. Les amphithéâtres de Vienne, de Prague, de Berlin, de Londres, de Paris, de Turin, de Naples, de Pavie, de Florence, ont surtout été visités par moi, après que j'eus fini mes premières études à Pesth, mon pays natal. Ces labeurs sont déjà récompensés plus que je ne pouvais l'espérer, par la grâce que votre bonté souveraine a bien voulu m'accorder. Puisse-t-elle m'obtenir auprès de la Faculté de médecine de Turin, ce corps éminent auquel j'ai l'honneur de m'adresser, l'indulgence dont j'ai besoin !

Que Votre Majesté me permette de lui dire que c'est à Paris, centre des sciences et des arts, après quatorze années d'expatriation, que j'ai mis la première main à ce travail; c'est à Paris que j'ai pu trouver pendant six ans, comme médecin, une position honorable que j'ai abandonnée en 1860, pour accourir en Italie et participer aux événements glorieux de la Sicile, où j'ai rempli la double fonction de chirurgien-major et d'inspecteur des hôpitaux militaires de Naples et des environs.

A la suite de ces grands événements, la belle

cité de Turin est devenue mon séjour, sans oublier les autres zones de ce grand et beau jardin de la Péninsule, dont Sennazaro a si bien dit :

Questo pezzo di ciel caduto in terra !

C'est ainsi que l'Italie est devenue pour moi une mère d'adoption, et son magnanime souverain un auguste protecteur, aux ordres duquel j'obéis avec toute l'ardeur de mon patriotisme, de même que ces milliers de fils sans patrie auxquels Votre Majesté accorde asile et protection.

Le ciel vous bénira, Sire, comme il vous a toujours béni. Le Tout-Puissant vous protégera pour l'accomplissement de la grande œuvre que Votre Majesté a si glorieusement commencée dans l'intérêt de la liberté et de l'indépendance de l'Italie. Un cri retentit dans tous les cœurs sincères : c'est ce cri que j'ai entendu pendant le voyage de Votre Majesté à Naples, voyage auquel j'ai eu l'honneur d'assister, et au sujet duquel j'ai publié mes impressions ; — c'est ce cri que j'entends à Turin, qui retentit des Alpes à l'Adriatique, et qui se résume en vous, — qui résumez l'avenir.

Le sujet que j'étudie, très-intéressant par lui-même, a été traité par les auteurs les plus éminents. Il a fallu beaucoup de témérité pour oser en grossir le nombre. Mais, bien que je susse : *Questo facile e quanto difficile*, je n'ai pu résister aux sollicitations de ma pensée, et ce livre est tombé de ma plume comme le fruit des méditations qui, depuis tant d'années, avaient préoccupé mon esprit et mon cœur.

Je puis dire que j'ai renfermé dans un cadre étroit plus de matière qu'il ne s'en trouve ordinairement dans un ouvrage auquel a présidé le goût le plus sévère. J'ai voulu écrire pour tous les hommes sensibles et bienveillants qui s'intéressent à cet être sympathique qui porte le nom de femme. C'est pourquoi j'ai eu l'ambition de voir mon ouvrage trouver une modeste place dans le cabinet du roi Victor-Emmanuel, que depuis longtemps l'Europe a nommé le *Roi galant homme.*

Daignez, Sire, agréer l'expression de la profonde et vive gratitude, ainsi que du dévouement sans bornes de celui qui se dit, avec le plus profond respect,

De Votre auguste Majesté,

Le très-obéissant, très-fidèle et très-respectueux serviteur.

Le docteur Maurice HERCZEGHY,
Chevalier de l'Ordre de SS. Maurice et Lazare.

Paris, janvier 1864.

A LA

FACULTÉ DE MÉDECINE

DE TURIN.

J'ai l'honneur de soumettre à votre haute appréciation un ouvrage que j'ai écrit sur la femme.

J'ai cherché à expliquer, comme physiologiste, les secrets les plus intimes de son organisation physique; comme pathologiste, ses maladies; comme publiciste, ses droits et ses devoirs; et comme moraliste, ses qualités et ses défauts.

Ce n'est pas la première fois que je me hasarde à écrire dans la langue française, qui est devenue, ainsi que la langue italienne, la *langue mère de la civilisation.*

Elles doivent ce précieux avantage, non-seulement au génie, à l'élégance, à l'harmonie, mais encore aux conquêtes de la science qui font de la France et de l'Italie les initiatrices du progrès politique et social chez presque tous les peuples. Que de changements en France, depuis le jour où je vis ce pays pour la première fois en 1844! J'y appris alors à manier le scalpel sous la direction des maîtres de la chirurgie française, qui est la chirurgie par excellence. Quelle révolution en Italie depuis 1850, époque où je visitai ses hôpitaux, jusqu'au jour où je la revis en 1860, pour participer à la mémorable campagne de Sicile et de Naples!

Aujourd'hui, en publiant cet ouvrage, je m'empresse d'exprimer mes sentiments de profonde estime pour les membres de l'illustre Faculté de médecine de Turin, dont j'ai pu heureusement apprécier chaque jour et l'érudition et l'enseignement qui ont si justement établi sa réputation à l'étranger.

J'ai résumé dans cet ouvrage tout ce que l'expérience, la science positive, les longs voyages et mes quarante-sept ans m'ont appris sur la femme. J'aurais pu considérablement augmenter ce volume, mais j'ai voulu, autant que possible, éviter la fatigue et l'ennui inséparables d'une érudition monotone. Aussi ne me suis-je borné qu'à l'esprit de mon sujet, c'est-à-dire à l'exposition d'une image réelle de la femme.

J'ai eu la hardiesse de synthétiser à la fois et l'empire qu'elle exerce et les faiblesses auxquelles elle est sujette. Dans ces deux ordres d'idées, puissé-je avoir atteint le but de toute science et de toute philosophie, la vérité!

LA FEMME

AU POINT DE VUE PHYSIOLOGIQUE,

PATHOLOGIQUE ET MORAL.

DISCOURS PRÉLIMINAIRE.

« Heureux celui qui, dans le seul exercice de sa vocation, trouve son bonheur et sa prospérité : il n'est atteint alors ni par l'envie ni par la médisance ; il voit avec calme travestir le mérite par la calomnie. »

C'est avec le souvenir de ces mémorables

paroles, écrites sur mon album par mon illustre maître, Dieffenbach, pendant mon séjour à Berlin, en 1845[1], que j'offre mon ouvrage au public qui jugera si j'ai bien saisi mon sujet. Je l'ai traité avec une prédilection si marquée, que j'ose presque dire avec le peintre : *Anch' io, sono pittore.*

La femme n'a été étudiée, de notre temps, que par des idéologues et des utopistes. Quant à moi, anatomiste qui dissèque, physiologiste qui analyse, je ne ferai pas cause commune avec ces écrivains, qui ne voient dans la femme « que sa peau fine et soyeuse, ses petits pieds cambrés, sa taille souple et svelte, ses belles jupes de soie, l'exhibition de ses beaux bras et de ses épaules, enfin toutes les *grimaces* de la femme aux idées bizarres et capricieuses. » Si l'exécution de mon ouvrage est moins hardie que la conception de mon plan, j'ai cherché du moins à rapprocher les éléments constitutifs et indivisibles de la femme.

Mais tout en payant le tribut que l'homme doit à ce sexe, je n'exalterai pas ses qualités comme le font ses panégyristes, pour lesquels

[1] Voir la biographie de Dieffenbach, le dictionnaire Brockaus, *Memoiren aus dem Tagebuche eines ungarischen Artes*, Dr. Herczeghy.

la femme n'est qu'un roman nous rappelant l'Andromède qui n'a jamais souffert les douleurs de l'enfantement, ni perdu une goutte de sang.

Les romanciers ont trop caché la faiblesse de la femme, à l'exemple du pharmacien habile qui s'étudie à déguiser l'odeur répugnante de l'*assa fœtida.*

En consultant quelques ouvrages, celui, par exemple, de M. Michelet, qui jouit d'une grande réputation près du beau sexe, je me suis arrêté à une page dont les paroles graves m'ont touché, car l'auteur est profondément vrai lorsqu'il dit « qu'au milieu de tous les progrès matériels, l'essence morale a baissé; tout avance et se développe, une seule chose diminue, c'est l'âme. »

Voilà qui est bien dit et bien pensé! Mais bientôt l'illustre écrivain abandonne cette touchante vérité, pour se perdre dans le vague du romanesque qui le distingue si bien. On peut dire que la femme, selon M. Michelet, n'est qu'un être imaginaire dont l'original n'existe que dans son esprit. J'ai donc abandonné le style qui charme et qui entraîne dans le séduisant auteur, pour me ranger du côté de la puissance de la vérité qui fait triompher la raison. Je me range du côté d'Alphonse Karr, qui ne craint pas, lui, de se livrer à la franchise de ses impressions, et de manifester l'indépendance de ses opinions, au risque de se fâcher avec tous les partis ; ce qui me fait penser à ces paroles de ***Don Juan :***

> The consequence of being of no party
> I shall offend all parties, ne'er mind.

C'est-à-dire : « Ne ménageant aucun parti, j'offenserai tous les partis, peu importe. »

Ainsi le piquant auteur des *Guêpes* nous cite l'opinion de quelques anciens philosophes, entre autres Aristote que « la femme n'est qu'un homme imparfait. »

Saint Augustin partageait cette opinion quand il écrivait « qu'il ignorait si les femmes, au jugement dernier, ressusciteraient en leur sexe plutôt que dans le nôtre, pour tenter encore en ce saint état. » Mais ce qui est plus curieux encore, c'est que pendant le moyen âge, les théologiens ont douté que la femme appartînt au genre humain.

Pline de son côté prétend qu'il y a des femmes qui parlent toujours ; ce qui serait désespérant ; mais on sait heureusement que le mouvement perpétuel n'est pas encore trouvé.

Le grave Hippocrate reproche aux femmes « leur malice naturelle. »

Socrate dit : qu'il faut craindre l'amour d'une femme plus que la haine d'un homme.

Saint Paul rappelle aux femmes leur sujétion envers l'homme : « Elles doivent à l'homme, suivant cet Apôtre, tout le respect que l'homme doit à Dieu.

Tite-Live dit : « Les femmes sont plus douces en public qu'à la maison. »

Sénèque le philosophe écrit : « La seule chose qui puisse faire supporter la vertu chez une femme, c'est la laideur. »

Voltaire dit « que la femme fait plus de cas de sa beauté que de sa vie. »

Un prédicateur célèbre disait en chaire : « Savez-vous, messieurs, pourquoi Jésus-Christ après la résurrection, apparaît d'abord aux femmes? C'est que, sachant leur inclination à parler, il ne pouvait mieux faire que de leur apprendre d'abord un mystère qu'il voulait rendre public. »

Comment voulez-vous que la femme soit discrète? elle est curieuse; et comment ne serait-elle pas curieuse? on lui fait mystère de tout; elle n'est appelée ni au conseil ni à l'exécution. Mais, comme le dit si bien Alphonse Karr, « malgré ces guerres acharnées qu'on fait aux femmes, on les aime tout de même, comme on aime une fleur rare dont on prend tout le soin possible pour ne rien lui laisser perdre de sa saveur et de son arome. » Et ceux dont les femmes se plaignent le plus sont justement ceux qui les aiment le plus chaleureusement.

On pourrait multiplier à l'infini les citations des ouvrages des plus austères penseurs à ce sujet. Je ne dirai donc rien de Montaigne, de Fénelon, de Chateaubriand ni de Mirabeau; je ne dirai rien non plus du grand auteur de *Julie* et de l'*Émile*, dont Diderot dit avec assez de raison : « On s'aperçoit aisément que Jean-Jacques a perdu bien des moments aux genoux des femmes, et que Marmontel en a beaucoup employé entre leurs bras. » Hélas! il faut avouer la vérité en ce qui touche ce dernier, qui a trouvé beaucoup d'imitateurs dans la jeunesse des écoles. . .

Elle néglige les paroles sages et instructives, qui devraient captiver toute son attention.

Le souvenir de ce temps si précieux me revient à l'esprit lorsque je me rappelle mes premières années d'études, où j'ai dissipé, moi aussi, beaucoup d'instants irréparables auprès de ces femmes rappelant cette Aspasie, qui enseignait la philosophie à Socrate, et conduisait en souriant Périclès au sommet de la politique.

Je me suis persuadé, depuis, que la vocation du médecin exige plus d'aptitude, d'abnégation et de dévouement, que toute autre carrière.

Or, allons étudier la femme, dont le secret mobile, la pensée, l'action, la joie, la douleur, le besoin, la santé et les maladies, en un mot, toute l'existence a été pour nous l'objet de laborieuses et consciencieuses recherches.

Il faut être en effet médecin, c'est-à-dire autorisé plus qu'aucun autre à faire intervenir les sentiments qui lui ouvrent les routes inaccessibles et inconnues aux profanes; il faut avoir vécu avec la femme; il faut avoir gagné sa confiance; il faut avoir deviné le secret de ses penchants, pour la suivre dans toutes les expansions mystérieuses de l'amour du beau et du bien. Le médecin seul peut comprendre l'organisation de la femme, ainsi que le feu caché qui l'anime; il peut seul choisir le réactif subtil qui fait mouvoir les divers éléments de son être. Tous ces métaphysiciens qui ont écrit sur la femme ressemblent à ce savant qui décrirait les phénomènes du globe sans les avoir vus, et oublierait le soleil qui les produit et les éclaire.

Il y a deux puissants éléments qui se manifestent particulièrement dans la femme : je veux parler de la *sensibilité* et de l'*irritabilité*, qui lui donnent cette excessive mobilité, cette extrême *surexcitabilité* nerveuse, qui la caractérisent ; c'est à cette extrême sensibilité que j'ai consacré une attention toute particulière, comme étant le signe distinctif le plus évident de la femme.

Ses principaux charmes et ses principales vertus, elle les doit à sa sensibilité.

L'excès de l'irritabilité, d'un autre côté, donne son empreinte à toute immoralité et à tout crime que la femme peut commettre.

PREMIÈRE PARTIE.

HISTOIRE NATURELLE DE LA FEMME.

Si nous remontons à l'époque primitive de l'espèce humaine, époque de ténèbres et de mysticisme, la science nous apprend que l'homme a été produit sous la forme d'un animal double, espèce d'*androgyne*, dont les deux parties, séparées depuis, tendaient sans cesse à se rapprocher et à se confondre par une impérieuse sympathie et par une amoureuse attraction. Consultant ensuite la *Genèse* nous voyons que Dieu créa l'homme à son image, et qu'il le créa mâle et femelle ou *androgyne*.

Jusqu'ici la femme n'a point paru, puisqu'elle ne fut créée que le septième jour et tirée de l'une des côtes de l'homme. Adam fut donc créé hermaphrodite.

Quelque fondement de vérité que puissent

avoir ces traditions que justifie l'époque fabuleuse à laquelle remontent leurs origines, on doit toutefois être affligé réellement, comme le dit Mirabeau, en voyant tous ces mangeurs d'images, tous ces divinisateurs de l'homme et matérialisateurs de Dieu, abuser de ce grand, de ce saint mot. On est blessé de ces profanations de l'homme qui ravale l'idée du premier être en lui substituant celle du fantôme de ses opinions.

Plus on pénètre dans le sein de la nature et plus on respecte profondément son auteur; mais un respect aveugle est une superstition, un respect éclairé est le seul qui convienne à la vraie religion.

Il faut recueillir avec soin les rayons échappés de la lumière céleste, mais se garder d'offusquer la vérité.

La doctrine d'androgynéité n'était pas inconnue aux philosophes du paganisme, aux mythologues et aux rabbins.

Ceux-ci ont prétendu qu'Adam fut créé homme d'un côté, et femme de l'autre, composé de deux corps que Dieu ne fit que séparer. Ceux-là, comme Platon, ont fait ce double corps de figure ronde, d'une force extraordinaire; aussi les races qui en provinrent voulurent déclarer la guerre aux dieux. Jupiter irrité voulut les détruire, mais il se contenta d'affaiblir l'homme en le dédoublant, et Apollon en étendit la peau qu'il noua au nombril. C'est à ce nœud qu'Apollon attribua les penchants qui entraînent un sexe vers l'autre, par l'ardeur qu'ont les deux moitiés de se rejoindre, ardeur à laquelle toutefois l'inconstance humaine a mis des difficultés qui les empêchent de se rencontrer.

Quant à moi, j'ai beaucoup plus de confiance dans l'étude plus vraisemblable de l'histoire de la femme d'après la physiologie qui nous explique aisément qu'elle est en possession d'une vie propre, d'une vie qui en fait un être à part dans l'humanité où un rôle immense lui a été assigné.

En effet, on n'a qu'à envisager la femme pour reconnaître en elle cette organisation toute particulière, par la structure et par les fonctions qui la caractérisent, qui lui donnent ce type propre qui explique bien les sentiments et les nuances de sa vie physique et morale, depuis le simple pistil, si je puis employer cette expression, jusqu'au plus haut degré de sa génération productive.

Quoique les savantes recherches historiques de Buffon et de tant d'autres auteurs nous y invitent sérieusement, je n'ai pas la prétention de suivre ces naturalistes dans les analogies qu'ils cherchent à établir entre la femme et le jocko ou orang-outang, par exemple, ce prétendu voisin de l'espèce humaine, et tant d'autres animaux couverts de poils ; je laisse ces poétiques comparaisons à ces naturalistes romantiques.

Il est possible que l'affreux Samoiède, l'horrible Kalmouck, et le dégoûtant Hottentot, dont Buffon exagère la laideur au profit de son orang-outang dont il flatte le portrait, il est possible, dis-je, que cette espèce humaine, mais celle-là seulement, ait quelque ressemblance avec le jocko, mais je ne chercherai pas à assimiler la femme à ces animaux repoussants.

Je jugerai la femme à ce degré de perfectionnement où l'espèce humaine l'a si dignement placée pour participer aux bienfaits de la liberté et de l'égalité avec l'homme qui la défend et la garantit des dangers auxquels sa faiblesse la ferait infailliblement succomber.

DIFFÉRENCES PHYSIQUES DE L'HOMME ET DE LA FEMME[1].

La femme diffère de l'homme, non-seulement au point de vue physique qui la caractérise comme telle, et par la physionomie sexuelle plus expressive, mais aussi par le levier osseux tout entier qui présente moins d'aspérités que celui de l'homme ; et par l'appareil musculaire qui couvre le squelette et qui constitue, avec les muscles, ces organes de puissance active et énergique par lesquels l'être sensible se défend, repousse et combat les objets de ses craintes, cherche, saisit, retient, embrasse celui de ses désirs et de ses affections; les muscles de la femme sont plus faibles, plus déliés, ils ont moins de saillies, ils sont plus mobiles que chez l'homme. Leur relief est plus parfait, leurs fibres sont plus souples, plus humides et moins serrées.

La femme diffère encore par son larynx qui est plus étroit que celui de l'homme, par sa voix qui est plus aiguë, par sa poitrine qui est plus évasée, et par son système cellulaire pré-

[1] Disons d'abord que ce chapitre trouvera plus loin un développement plus considérable au point de vue des différences physiques.

dominant, qui arrondit ses formes, qui donne plus de délicatesse à son organisation, en lui assurant les avantages de la grâce et de la beauté ; mais, quant à la différence physique de la femme, nous la trouvons partout, aussi bien dans le règne végétal que dans le règne animal. Il n'y a nulle part conformité ni égalité des conditions ; quand les grands contrastes essentiels cessent de s'accuser, la différence des nuances délicates des deux sexes commence d'apparaître.

Si nous parcourons tous les points du globe, si nous passons d'un climat à l'autre, des neiges éternelles du septentrion aux chaleurs tropicales, si nous parcourons toutes les montagnes avec leurs vapeurs subtiles, les bords des mers salins et les plaines intérieures avec leur épaisse atmosphère, partout le physique et le moral de l'homme et de la femme se présente sensiblement à notre vue avec des différences accusées. En un mot, la femme est femme pour le médecin et les naturalistes, comme elle l'est dans toutes ses jouissances et dans toutes ses douleurs.

La statistique nous apprend que sur 33 enfants, il naît 17 garçons et 16 filles. Terme moyen, la femme vit plus longtemps que l'homme ; ainsi que lui, elle est d'abord simple embryon, puis fœtus naissant ordinairement après les neuf mois de l'incubation.

DIVERSITÉ DES RACES ET DEGRÉS DE CIVILISATION DES FEMMES.

Il me serait impossible d'entrer dans l'étude de toutes ces variétés de femme aux mœurs si diverses et aux usages si contraires à notre civilisation, de parler des Lapones, des Kamtschadales, des Samoièdes, dont la condition est si malheureuse, des Tartares et de leur polygamie; des Chinoises des divers rangs et de leurs pieds mutilés, des Cochinchinoises, des Siamoises, des femmes du royaume de Pégu, d'Ava, du Bengale, des Mongoles, des Malaises, des Otaïtiennes et des femmes de race noire et de tant d'autres encore.

Je crois devoir en donner néanmoins un aperçu rapide pour faire connaître les différentes races et le degré de civilisation de ces femmes.

Si nous nous arrêtons un moment dans les régions boréales, nous trouvons la femme hideuse, froide et glaciale, comme dans tout le nord de l'Amérique, contrée inhospitalière, où les femmes dépourvues de toute grâce ne diffèrent guère des hommes que par les organes sexuels; elles leur ressemblent même si fort qu'au premier aspect on parvient difficilement à les distinguer. Ces femmes sont repoussantes, et n'ont pas plus le sentiment de la beauté que les Chinoises pour lesquelles les oreilles longues et pendantes, et les pieds non développés et mutilés par une longue et douloureuse compression, sont des beautés et des charmes très-essentiels.

Certes ces femmes ne ressemblent pas aux belles Arabes dont les maris sont jaloux, et qui, tout en achetant ou enlevant leurs femmes, les traitent avec douceur et même avec quelque respect. On pourrait difficilement dire cela des Égyptiens, quoiqu'ils soient si voisins des Arabes et qu'ils aient la même religion. Ainsi on trouve dans tous les villages le long du Nil des filles destinées aux plaisirs des voyageurs, sans qu'ils soient obligés de les payer. Ces filles sont logées dans des maisons qu'on appelle des hospitalités; les gens riches de ce pays se font, en mourant, un devoir de piété de fonder ces maisons qu'elles font habiter par des filles achetées dans ce but charitable. Lorsqu'elles accouchent d'un garçon, elles sont obligées de l'élever jusqu'à trois ou quatre ans et de le remettre après à leur maître; mais les petites filles restent toujours avec leurs mères et servent ensuite à les remplacer. Les Égyptiennes sont fort brunes; elles ont les yeux vifs et leur taille est au-dessus de la moyenne. Je ne dois pas oublier de mentionner que les filles de ces maisons hospitalières ont beaucoup d'enfants. Dans le Pégu les femmes sont habillées de manière qu'à chaque pas elles offrent impudemment à l'œil du premier venu ce que la femelle de l'orang-outang cache de ses pattes.

Parmi les nombreuses nations de différentes origines qui habitent les côtes de la Méditerranée, depuis l'Égypte jusqu'à l'Océan, et toute la profondeur de terres de Barbarie jusqu'au mont Atlas et au delà, parmi toutes ces différentes races d'Arabes, de Vandales, d'Espagnols et plus anciennement de Romains et d'Égyptiens, les femmes Maures passent pour très-belles et leurs enfants ont le plus beau teint et le corps fort blanc. Si les garçons brunissent plutôt, c'est qu'ils sont les plus exposés au soleil. Les filles que l'on retient à la maison conservent leur beauté jusqu'à trente ans, époque à laquelle elles cessent d'avoir des enfants; mais en revanche elles se trouvent quelquefois grand'mères à vingt-deux. Vivant aussi longtemps que les femmes européennes, les femmes maures voient ordinairement plusieurs générations. Les femmes arméniennes, les Turques, les Géorgiennes, les Mingréliennes, les Circassiennes et les Grecques, les Cachemiriennes surtout, sont renommées par leur beauté. Aussi la plupart des étrangers nouveaux venus à la cour de Mongol se fournissent de femmes cachemiriennes, afin d'avoir des enfants qui soient plus blancs que les Indiens et qui puissent ainsi passer pour vrais Mongols.

Le sang des Géorgiennes est encore plus blanc que celui des Cachemiriennes. D'après ce qu'on nous dit, on ne trouve pas un seul laid visage dans ce pays. La nature y a prodigué à ces femmes des grâces que l'on ne rencontre guère ailleurs. Elles sont grandes, bien faites, et extrêmement déliées à la ceinture. Ces femmes ont aussi de l'esprit, et elles seraient (ainsi que les hommes qui leur ressemblent en beauté) capables de s'instruire si leur mauvaise éducation ne les rendait très-ignorantes et très-vicieuses. Il n'y a peut-être aucun pays dans le monde où le libertinage et l'ivrognerie soient poussés à un si haut point que chez les femmes géorgiennes. Il y a là des femmes fort belles, fort blanches qui ont le plus beau teint et les plus belles couleurs ; leur front est grand et uni, elles ont si peu de sourcils qu'on dirait que ce n'est qu'un filet de soie recourbé. Elles ont les yeux grands, doux et pleins de feu, le nez bien fait, les lèvres vermeilles, la bouche ronde et petite, et le menton tel qu'il doit être pour achever un parfait ovale ; la peau blanche comme la neige, la taille grande et aisée, et les cheveux du plus beau noir. Les vêtements des femmes du peuple consistent en une simple chemise ouverte jusqu'à-mi-corps, et elles ont le sein parfaitement bien fait ; elles sont assez libres avec les étrangers, mais cependant fidèles à leurs maris qui n'en sont point jaloux ; c'est sans doute une cause de fidélité. Tavernier, à qui j'emprunte ce récit, dit que les femmes de la Comanie ressemblent à mes compatriotes hongroises, elles sont par conséquent belles comme les Géorgiennes et paraissent toujours fraîches jusqu'à l'âge de quarante-cinq à cinquante ans.

Si la femme se plaint de son mari, on la laisse libre et on lui ôte son tyran. De même si le mari n'est pas content de sa femme, le seigneur du lieu envoie prendre la femme, et la fait vendre, et en donne une autre à l'homme qui s'en plaint.

Les femmes mingréliennes ressemblent, suivant le rapport des voyageurs, aux Géorgiennes et aux Circassiennes, avec lesquelles elles ne font qu'une seule et même race. On nous dit que les jeunes femmes mingréliennes sont merveilleusement bien faites, d'un air majestueux, de visage et de taille admirables, d'un regard engageant qui caresse tous ceux qui les regardent; mais les femmes âgées se fardent grossièrement et se peignent tout le visage, sourcils, joues, front, nez et menton : quant à leurs habits, ils ressemblent à ceux des Persanes. Elles portent un voile qui ne couvre que le dessus et le derrière de la tête. Elles ont de l'esprit; elles sont civilisées et affectueuses, mais en même temps très-perfides; et il n'y a point de ruses qu'elles ne mettent en usage pour se faire des amants, pour les conserver ou pour les perdre. Le moral de ces femmes est dans un état pitoyable. Le concubinage, la bigamie, l'inceste, l'assassinat, le vol, le mensonge, c'est ce que le peuple mingrélien appelle de bonnes actions. On s'y enlève les femmes les uns aux autres; on prend sans scrupule sa tante, sa nièce, la tante de sa femme; on épouse deux ou trois femmes à la fois, et chacun entretient autant de concubines qu'il veut. Quand une femme est prise sur le fait avec son amant, le mari a le droit de contraindre ce dernier à payer un cochon, et d'ordinaire il se contente de cette vengeance : le cochon se mange entre eux trois.

Une remarque intéressante à constater, c'est qu'il est assez rare de trouver parmi ces femmes ou ces hommes des difformités. J'attribuerai cet avantage à la bonne constitution et à la vie simple qu'ils mènent.

Ces peuples ne pratiquent pas la danse exagérée qui peut désarticuler ou luxer les jambes. C'est ainsi que les enfants contractent souvent chez nous des difformités qui deviennent incurables; la femme mère dans ces pays ne connaît pas de passions ni d'émotions, et c'est pour cela que son lait est excellent. Il n'est jamais altéré ni par la colère ni par des raisons que je ne veux pas énumérer ici. Ces femmes produisent donc des enfants sains et bien conformés. J'appliquerai la même observation à l'Angleterre, qui compte des hommes qui ne sont pas moins libertins qu'ailleurs, mais ils le sont par principe, avec tout le calme de leur caractère, ce qui ne les altère pas autant que ceux qui le sont par tempérament.

Les femmes de l'Asie sont aussi coquettes que les nôtres, mais elles le sont par nature et non pas par défaut. Il y a des cosmétiques dont se servent ces femmes qu'on appelle *latutti*, qu'elles brûlent et préparent pour en peindre les yeux afin de les rendre plus noirs, elles se servent pour cela d'un petit poinçon d'or et

2.

d'argent qu'elles mouillent de leur salive, pour prendre de cette poudre noire et la faire passer doucement entre leurs paupières et leurs cils. Je ne parlerai pas des bains odoriférants qu'elles prennent très-souvent, ni du parfum dont elles se servent tous les jours. En un mot, il n'y a rien que ces femmes, surtout les femmes turques, ne mettent en usage pour conserver ou pour augmenter leur beauté. Nous savons, d'un autre côté, que les Siciliennes, les Napolitaines, les habitantes de la Corse, de la Sardaigne, les Romaines et les Espagnoles ont aussi un beau teint, sans avoir recours à l'emploi de ces moyens artificiels, plutôt nuisibles qu'avantageux.

Les femmes orientales sont plus basanées que les Françaises, Anglaises, Allemandes, Polonaises, Moldaves, etc. J'ajouterai comme curiosité que les enfants espagnols naissent fort blancs et fort beaux ; mais en grandissant leur teint change d'une manière surprenante. L'air le jaunit, le soleil le brûle de telle manière qu'il est aisé de reconnaître une Espagnole de toutes les autres nations européennes. On remarque dans quelques provinces d'Espagne, aux environs de la rivière de Bidassoa, par exemple, que les habitants ont les oreilles d'une grandeur démesurée.

Parmi les deux races de négresses qui forment les noirs, se trouvent les femmes hottentotes, issues de Cafres, qui se noircissent la peau. Toutes ces femmes, et surtout les négresses, sont fort fécondes, accouchent avec beaucoup de facilité, sans aucun secours, et il ne leur faut qu'un jour ou deux pour se rétablir. Les négresses sont de bonnes nourrices et ont une très-grande tendresse pour les enfants; elles sont aussi beaucoup plus spirituelles et plus adroites que les hommes; elles cherchent même à se donner des vertus, comme celle de la discrétion et de la tempérance.

Aussi nous raconte-t-on que dans l'île de *Mayemba* c'est la femme qui ennoblit le mari. Quand le roi meurt et qu'il ne laisse qu'une fille, elle est maîtresse absolue du royaume, pourvu néanmoins qu'elle ait atteint l'âge nubile.

Les femmes de l'île de Madagascar sont fort débauchées; celles qui s'abandonnent publiquement ne sont pas déshonorées. Elles aiment beaucoup à danser, à chanter et à se divertir.

Les femmes de l'intérieur de l'Afrique ne sont pas assez connues pour que nous puissions les décrire.

Les femmes des parties les plus septentrionales de l'Amérique sont à peu près semblables aux femmes samoièdes d'Asie. Elles ont le teint olivâtre et les jambes courtes et grosses.

Je ne parle pas des femmes sauvages de la baie d'Hudson, laides, petites et mal faites; ainsi que celles des sauvages du Canada, qui ressemblent aux femmes tartares orientales, grandes, fortes et robustes. De même que les femmes sauvages de la Floride, du Mississipi et des autres parties du sud de l'Amérique, elles sont fortes, et ont les bras, les jambes et le corps peints de plusieurs couleurs ineffaçables, parce qu'elles ont été imprégnées dans les chairs au moyen de piqûres. Ces femmes se vernissent la peau avec une espèce d'huile, et passent à la nage de grandes rivières en tenant même leurs enfants par le bras.

Quelques voyageurs font mention d'une nation d'Indiens dont les hommes et les femmes ont le cou si court et les épaules si élevées, que les yeux paraissent être sur leurs épaules et leur bouche dans leur poitrine.

Il nous reste à parler des femmes hébreuses. L'histoire de Juda nous entretient de la grande puissance domestique que les pères de famille exerçaient sur leurs esclaves, leurs enfants et leurs femmes. Ces dernières ne reconnaissaient pas la supériorité de leurs maris. Elles comptaient pour un grand bien la multitude des enfants. Laborieuses dans l'intérieur comme leurs maris aux champs, les femmes israélites se souciaient peu de leurs rabbins qui ne croyaient pas la femme faite à l'image de Dieu. Ce qui n'avait pas empêché la bigamie et le concubinage du peuple d'Israël.

Jacob, qui se maria à quatre-vingt-quatre ans, avait à la fois deux femmes et deux concubines. Saint Augustin le conteste en disant que Jacob n'avait jamais demandé qu'une femme seule, et qu'il a gardé exactement la loi de fidélité conjugale. Quand Samuel représente au peuple les mœurs des rois : Votre roi, dit-il, prendra vos filles et en fera ses parfumeuses, ses cuisinières et ses boulangères.

Le prétexte dont se servait Ammon, fils de David, pour attirer chez lui sa sœur Thamar qu'il viola, fut de prendre de ses mains des bouillons qu'elle prépara en effet elle-même, toute fille de roi qu'elle fût. Les femmes s'occupaient de travailler le linge et les étoffes sur le métier.

L'Écriture nous dit que la mère de Samuel lui faisait une petite tunique qu'elle lui apportait au jour solennel. Les femmes étaient les portières et les concierges même chez le roi.

David, fuyant d'avance son fils Absalon qui s'était révolté contre lui, laissa dix de ses concubines pour garder son palais. Les femmes hébreuses vivaient fort séparées des hommes, fort retirées, principalement les veuves.

Judith, à laquelle on reproche d'avoir fait le malheur de son époux par son humeur galante et par son ambition, demeurait enfermée avec ses femmes dans les appartements, ainsi que la Pénélope d'Homère. Quant à la polygamie des Israélites, on ne doit pas trouver étrange qu'elle ait été tolérée jadis, quand on connaît la réserve des femmes israélites à l'endroit du mariage. Ils s'abstenaient non-seulement pendant la grossesse et les autres incommodités de leurs femmes, mais même pendant tout le temps qu'elles étaient nourrices, c'est-à-dire pendant deux ou trois ans. C'est pour cela que les femmes israélites n'aimaient pas nourrir leurs enfants.

Les femmes légitimes des Israélites n'avaient au-dessus d'elles que la dignité qui rendait leurs enfants héritiers. Le nom de concubinage, chez les Israélites, ne signifiait pas une débauche comme parmi nous; c'était seulement un mariage moins solennel.

Les lois civilisées ont mis un frein à ces dissensions domestiques provoquées par ce mélange de femmes jalouses l'une de l'autre; car il était impossible que l'homme partageât également son cœur entre plusieurs femmes et qu'elles fussent toutes contentes de lui. Il était donc réduit à les gouverner avec une autorité absolue comme le font encore aujourd'hui *les Levantins*. C'était donc un joug bien pesant pour le mari. Un tel mariage ne pouvait avoir ni égalité, ni amitié, ni société. Quant aux enfants, ils avaient autant de marâtres que leur père avait de femmes.

L'histoire de David et d'Hérode nous donne des exemples dégoûtants de la polygamie.

Depuis que la religion chrétienne s'est séparée de la religion judaïque, la polygamie, grâce à la civilisation, a disparu des mœurs des peuples. En effet, il n'y a rien de si contradictoire à la nature que cette pluralité des femmes permise par le Coran, et l'ordre de les satisfaire donné dans le même livre : « Voyez vos « femmes, dit le prophète, parce que vous leur « êtes nécessaires comme leurs vêtements, et « qu'elles vous sont nécessaires comme vos vête« ments. » Voilà un précepte qui rend la vie d'un véritable musulman bien laborieuse. Celui qui a les quatre femmes établies par la loi, et seulement autant de concubines ou d'esclaves, ne doit-il pas être accablé de tant de vêtements. « Vos femmes sont vos labourages, » dit encore le prophète; approchez-vous donc de vos labourages. Faites du bien pour vos âmes, et vous le trouverez un jour. Tel est le triste état de natures abruties qui rappellent la vie de l'athlète destiné à combattre sans relâche, mais qui, bientôt faible et accablé de ses premières fatigues, languit dans le champ même de la victoire et se trouve pour ainsi dire enseveli sous ses propres triomphes. En effet, voyons les peuples polygames. Ils ont quelque chose de brutal et de sauvage ; car la nature agit avec lenteur, ses opérations ne sont jamais violentes, et dans ses productions elle veut de la tempérance : si l'on précipite la nature elle tombe bientôt dans la langueur, elle perd sa vertu productrice et sa puissance générative. On a toujours vu que les hommes des sérails avaient un très-petit nombre d'enfants. Ces enfants sont faibles et malsains et se ressentent de la langueur de leur père.

La civilisation des femmes de toutes les races varie comme toute chose dans la vie humaine, d'après les époques, les influences climatériques et les contrées.

Nous trouvons, d'un autre côté, que la femme a partout subi l'influence du sexe le plus fort.

Partout où la femme a eu le bonheur de naître dans un pays plus ou moins civilisé, et dans un climat tempéré, son perfectionnement physique et moral en a profité.

Dans les pays sauvages, au contraire, et sous une atmosphère exagérée, nous trouvons les femmes abruties et laides, et l'usage grossier des cosmétiques barbares dont elles se servent pour plaire à leurs tyrans, n'a pas peu contribué à cette laideur.

Ce qui est plus terrible, c'est que ces femmes se font avorter afin que leur grossesse ne les rende pas désagréables à leurs maris. Je cite pour mémoire seulement ces lois barbares qui punissent toute fille qui n'a pas déclaré sa grossesse au magistrat, dans le cas où son fruit viendrait à périr ; ce qui est certainement plus abominable que la loi du peuple guèbre, le plus ancien du monde, qui commandait le mariage comme saint, entre frère et sœur.

Chez les peuplades qui s'occupaient d'agriculture et d'industrie pastorale, le sort de la femme s'est beaucoup amélioré; aussi la trouve-t-on plus douce, et d'une sensibilité plus développée. Mais, ne connaissant ni l'instruction ni l'éducation, cette sensibilité a altéré le caractère moral, en lui donnant une fausse direction, et a amené ainsi la corruption la plus éhontée, au lieu de la moralisation.

Il nous serait impossible de tracer ici même un simple tableau de la débauche qui caractérise le premier âge de ces peuples, chez lesquels n'a pas encore pénétré la civilisation.

Nous savons, quant au goût, à la modestie et à la sagesse, que ce sont les femmes juives, athéniennes, égyptiennes et corinthiennes qui se distinguaient le plus chez tous les peuples de l'antiquité.

On sait que la parure trop recherchée était interdite aux Athéniennes, la loi la réservait aux courtisanes. On sait aussi que les Romains avaient à peu près les mêmes mœurs sous le gouvernement républicain. Mais les mœurs dégénérèrent en un asservissement et une corruption anarchique, lorsque Rome perdit sa liberté et tomba dans le plus profond matérialisme, négligeant ainsi sa moralité et son intelligence, ce qui fit rapidement incliner vers sa ruine cette Rome qui enfanta les Brutus et les Catons.

Les femmes romaines et grecques devaient se soumettre, à l'époque de leur mariage, à certaines bizarres formalités; elles devaient, en entrant dans la maison de leur époux, franchir le seuil de la porte sans le toucher: autrement le mariage était censé formé sous les plus défavorables auspices. Ces ridicules cérémonies étaient accompagnées d'autres encore, comme celle de l'invocation de l'hymen chez les Grecs. Le jour des noces, tandis qu'à Rome la nouvelle mariée était peignée avec le fer d'une lance, recevait de mystérieux vêtements et demeurait chez ses parents jusqu'au moment où on la confiait à son époux, celui-ci, seul, avait le droit de lever le voile nuptial, qui ordinairement était violet. Disons encore que la loi interdisait aux femmes romaines et grecques d'exercer une profession libérale, telle que la médecine, la jurisprudence, etc., etc., que leur immoralité était sévèrement jugée, que les maris avaient des droits extraordinaires sur leurs épouses.

Les femmes portaient au delà de toute mesure l'art des cosmétiques, qu'elles appliquaient à la propreté et à la souplesse de leur peau et de leur coiffure, à la conservation des dents et à l'hygiène de la bouche. Elles faisaient grand usage de teintures odorantes; en un mot, tout ce qui se rattache au luxe et à l'opulence fut longtemps l'objet des soins particuliers de la femme romaine.

Quelle différence entre les mœurs de ces femmes et les mœurs vertueuses des femmes du Nord et de l'Europe occidentale! Faut-il attribuer ces qualités à ce que les peuples primitifs de ces parties du globe étaient moins farouches et moins sauvages que dans notre zone? Toujours est-il que les hommes de ces pays traitaient le sexe le plus faible avec la douceur et les égards dus à la faiblesse.

L'histoire a beaucoup discuté sur les origines des Germains et des Gaulois. On a essayé de les présenter comme les premiers types de l'espèce humaine. Cette opinion s'est même fait jour parmi les anthropologistes, qui distinguent la race celtique de la race caucasienne, et qui en forment les deux prototypes de la variété gothique et de la variété druidique.

Les Germains, connus sous différents noms, occupaient, on le sait, la Norwége et le Danemark, la Suède, l'Allemagne, etc.

Les femmes de ce pays, plus grandes et plus fortes que les femmes de la Grèce et de l'Italie, possédaient ce genre de beauté qui résulte de l'éclat du teint, de la plénitude et du développement des formes. Elles avaient généralement les cheveux blonds et épais, les yeux bleus, de grands traits, la taille élevée et bien prise, et une expression de modestie et de pudeur qui ajoutait beaucoup à la puissance de leurs attraits. On dit que Bussula, jeune beauté de la Germanie, remporta tous les suffrages quand elle parut à Rome, et le poëte Ausone en fit l'objet de ses chants. Ovide chante aussi les captives de cette nation ; Tacite fait l'éloge des vertus domestiques des Germaines, de leurs mœurs naïves, de leur courage, de leur abnégation et de leur amour pour leur mari dont elles sont dans les combats les témoins les plus redoutables et les panégyristes les plus flatteurs. Les époux de leur côté apportent à leur mère et à leur femme le bien-être et les encouragements.

Quant aux Gaulois, on ne sait rien d'eux ni de leurs femmes à l'époque primitive. Il paraît néanmoins que ce peuple, ainsi que le germain, avait beaucoup d'égards pour les femmes, jusqu'à l'époque où il passa en Italie et prit Rome.

L'époque de la superstition détrôna l'amour, et à l'empire des femmes succéda celui des druides. Beaucoup de femmes devinrent alors druidesses ; on les regardait comme des interprètes plus fidèles de la Divinité ; leurs oracles inspiraient une grande confiance. Du reste, cette idée d'une communication plus facile entre le ciel et les femmes a été longtemps très-répandue sur la terre. On connaît le respect des Romains pour leurs sibylles, des Grecs pour leurs pythonisses, et aujourd'hui au milieu de la civilisation par excellence, les noms de bohémienne, de sorcière, de magicienne, de devineresse, de somnambule lucide, jouissent encore d'une grande confiance chez grand nombre de femmes superstitieuses et chez les hommes efféminés auxquels elles annoncent les secrets de l'avenir.

Ce n'est que lorsque les anciens Gaulois se mélangèrent avec les Francs, qui les avaient conquis, et quand apparut le christianisme, que la grande révolution dans les mœurs et le caractère des femmes commença et continua jusqu'à nos jours par une influence qui dure encore.

Il y a encore toute une série de races que j'aurais pu citer : celle de Babylone, de Chaldée, des Cophtes, des Visigoths, de Congo, d'Adra, des Sarmates, les femmes sauvages de la Terra-Ferma, des Bédouins, des Maldives, de Corée, de Cafrerie, de Bramiens, de Nicaraguains, de Niamis, de Ysipaques, de Missouri, de Siam, de la baie d'Hudson, de Nadanessis, de Daces, de la Corée, des îles Kouriles, des Allibamans, des îles Mariannes, de Quojas, du Diarbeck, du royaume d'Inida, de Battas, etc.

Sans pousser plus loin cette digression historique sur les diverses races féminines, je renvoie à Buffon, Blumenbach, Delory, Desmoutiers et Geoffroy-Saint-Hilaire, qui ont longuement développé cette étude.

CONDITION SOCIALE ET LÉGALE DE LA FEMME.

La condition sociale de la femme diffère selon les pays. Dans tous les temps, soumise à son mari, la femme n'a même pas eu le droit d'exiger de ses enfants la même obéissance que le père. Nous rencontrons les mêmes vices et la même condition d'infériorité chez les Juifs que chez les Indiens, où la condition de la femme est très-humble. Nous la trouvons dans le même état chez les Égyptiens, où toutefois, malgré la polygamie, la dignité civile de la femme n'a pourtant nullement souffert.

Les Grecs, les Spartiates surtout, n'estimaient que la femme mère.

Les Athéniens traitaient leurs femmes avec égards ; cependant le droit de répudiation était presque absolu parmi eux. Aussi voyait-on à côté de l'épouse légitime la femme captive, la femme achetée ou la concubine.

A Rome, la femme était sous la complète dépendance de son mari. La loi la traitait en mineure ; toutefois la qualité de mère l'émancipait et lui donnait droit à la fortune de son mari.

C'est au *moyen âge* que la condition de la femme s'est améliorée sous l'influence du christianisme.

Aujourd'hui, dans toute l'Europe occidentale, la femme jouit de droits presque égaux à ceux de l'homme, et l'Orient a failli voir s'écrouler récemment les murs de l'antique harem.

Les Chinois ont aussi commencé la réforme de la polygamie ; ils n'ont qu'une femme légitime ; mais, si elle est stérile, prendre une concubine est pour eux un devoir.

Ce qu'on nous raconte de certains peuples sauvages, qui traitent leurs femmes avec une cruauté et une tyrannie révoltantes, forçant la femme à s'occuper des travaux les plus pénibles, tandis qu'ils se livrent au repos, est le comble de la barbarie.

L'Indien des forêts de la Guyane et des bords de l'Orénoque se met au lit lorsque sa femme est accouchée, et la malheureuse est obligée de soigner son mari comme si c'était lui qui venait de souffrir les douleurs de l'enfantement. Cette brutalité a réduit aux extrémités ces pauvres mères qui ont pris la cruelle habitude de faire périr les filles qu'elles mettent au monde, afin de leur épargner les maux dont leur sexe est menacé.

On connaît aussi la bizarre fantaisie de ces autres peuples, qui poussent le devoir de l'hospitalité jusqu'à offrir leurs femmes au voyageur assis sous leur toit, mais qui réclament le même droit auprès de la femme de l'étranger. Une habitude très-singulière est celle de la femme du paysan moscovite, qui aime à être battue de son mari ; ce n'est qu'ainsi qu'elle se croit aimée.

Les femmes indiennes ont une nature plus élevée : nous en citerons un exemple qui mérite d'être connu. Ainsi, après s'être heureusement débarrassée d'un mari qu'elle envoyait dans l'autre monde, une Indienne versait des larmes à ne pas tarir, voulant se brûler vivante sur les cendres de son mari. Lorsque le prêtre lui dit qu'elle retrouverait dans l'autre monde son mari, pour recommencer avec lui un second mariage, elle s'écria : « Comment, retrouver mon mari ? ah ! je ne me brûle pas : il était jaloux, chagrin, et si le dieu Brama n'a point opéré en lui quelque changement, il n'a certainement pas besoin de moi. Je ne me brûlerai donc pas pour lui seulement le bout du doigt ! »

Revenons maintenant à notre époque de civilisation. Le bon sens dira à nos femmes qu'elles ont aujourd'hui atteint la hauteur à laquelle la nature les a appelées. L'homme s'enthousiasme pour la beauté de la femme, surtout quand il la regarde à travers le prisme de la poésie. Mais cela heureusement n'empêche pas l'homme de prétendre à sa dignité comme à une indemnité de tous les biens qu'il prodigue sans cesse à la femme dont il n'adopte ni ne subit les doctrines. On aime la femme comme on aime sa patrie, comme on aime la liberté, comme on aime la poésie, pour tout ce qu'elle a de beau et de grand.

La femme de nos jours a, comme la littérature et la politique, ses partis et ses nuances d'opinion pleines d'originalité, abusant souvent d'un arbitraire, qu'on pardonne facilement à la femme qui a le don précieux de charmer.

Ajoutons que le sexe faible a sur l'homme un immense empire, il peut donc renoncer sans regret à prendre rang sur les bancs des instituts et dans les assemblées politiques.

Enfin, rappelons quant à la législation relative à la femme que, si elle ne peut exercer de magistrature ni servir de témoin aux actes de l'état civil, elle a en revanche le privilége de ne pas être contrainte par corps en matière civile.

Si elle ne peut être membre d'aucun conseil, et si le droit canonique lui défend de recevoir aucun ordre ecclésiastique, de toucher aux vases sacrés, de servir aux ministères de l'Église, dans la société, elle n'en est pas moins l'égale de l'homme, environnée dans le monde d'égards et de respect, et au fur et à mesure que la civilisation progresse, elle voit encore, surtout dans les régions du travail, sa situation s'améliorer.

LA BEAUTÉ DE LA FEMME AU POINT DE VUE PHYSIQUE ET ESTHÉTIQUE OU MORAL.

Par la beauté la femme est reine. C'est sa beauté qui a englouti et engloutit encore des fortunes fabuleuses, qui détruit la tranquillité si saintement morale du foyer domestique, qui a tant de prise sur les hommes qu'elle captive, qui a séduit les trois maîtres du monde, Cyrus, Alexandre et César; c'est elle que Socrate lui-même appelait une courte tyrannie, et que Platon qualifiait de privilége de la nature.

Montaigne et ses disciples dépeignent l'idée du beau comme une idée relative et arbitraire, dépendant du goût, des sentiments et de certaines combinaisons de forme et d'effets auxquelles l'idée du beau est attachée.

C'est ainsi que ces philosophes expliquent l'idée du beau, qui est d'autant plus relative qu'elle varie, disent-ils, chez les différents peuples, et change comme les maladies, les passions, les mœurs, l'habitude et les climats.

Des dispositions qui nous paraissent défectueuses sont des charmes et des attraits pour certaines personnes. On sait que Descartes préférait les femmes qui louchaient aux beautés les plus accomplies, parce que le strabisme était un des traits les plus remarquables de la femme qui fut le premier objet de ses affections.

En effet, il est difficile, au milieu de ces vicissitudes, de ces goûts divers, de ces opinions opposées, de se faire une idée absolue de la beauté physique. Cependant, malgré toutes ces formes et tous ces aspects de la beauté qui ne sont que tous les changements, tous les accidents et tous les caprices de l'imagination, malgré toutes ces combinaisons, il y a des éléments essentiels qui en constituent l'existence réelle. Il est des philosophes qui disent que les conditions pour juger le véritable attribut de la beauté sont d'abord des organes, des sens et

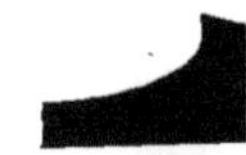

un cerveau bien disposés, une âme paisible, un jugement sain et entièrement soustrait à l'empire des illusions et à la tyrannie de certaines idées, qui tendent à l'égarer. Il faut encore un esprit éclairé, une civilisation très-avancée, un goût formé par l'habitude des rapprochements et de la comparaison.

Pour ce qui est de moi, je dirai seulement que ce n'est pas à l'esprit spéculatif et froid, aux nerfs blasés, qu'il est donné de juger la beauté, surtout la beauté naturelle. De quelque point de vue qu'on l'envisage, elle nous présente toujours des charmes ; mais ceux qui ne sont pas inspirés du feu sacré de l'idéal la jugeront comme un beau tableau immobile, dont les veines et les artères n'ont ni cette vie ni cette vibration, qui fait palpiter le cœur et l'âme.

Oui, je dis que sans procéder par la sensation directement occasionnée par l'objet, ni par la perversion ou l'état morbifique de l'organe intellectuel, le juge, dont la sensibilité est plus développée et l'imagination plus vive et plus exercée, trouvera moins de préjugés et de difficultés pour juger la beauté physique, surtout dans un pays comme le nôtre, arrivé au plus haut degré de la civilisation. Il est certain que la beauté est plus sévèrement jugée lorsque les formes et les traits se présentent isolés, que lorsqu'ils sont unis à certaines qualités qui nous plaisent. Cet ensemble déterminera, certes, une sorte de prédilection, qui partage nos impressions entre le physique et le moral. Mais au point de vue purement physique, les traits de la beauté remueront toujours notre âme et troubleront notre jugement.

En effet, une beauté d'un physique régulier et animé, où se peignent le désir, la volupté et la langueur, provoquera nécessairement un jugement favorable, sinon chez un philosophe spéculatif qui raisonne, au moins dans une nature artistique dont les penchants sont plus facilement impressionnés et attirés par l'objet qu'elle admire.

Ceux qui ont payé leur tribut à la beauté, qui se sont enivrés à son calice d'amertume et de douceur, ceux-là, seuls, peuvent juger ses attraits, fantôme souvent inanimé pour ceux qui les possèdent, mais qui sont un élément puissant pour provoquer tous les moyens d'émotion dans un cœur sensible. Frappé de leurs charmes qui s'emparent de l'imagination, l'esprit devient alors incapable de diriger le cœur, par les nombreuses et fortes aspirations par lesquelles il est troublé, subjugué, égaré.

Toutes ces conditions sont en rapport avec

les différents âges qui influent beaucoup sur le jugement de la beauté physique.

A cet égard je citerai un juge irrécusable, Wieland qui a signalé ces transformations dans les *Lettres d'Aristippe*.

« La sage nature diversifie nos goûts, comme « elle diversifie nos traits ; mais outre cette « variété naturelle, il en existe encore une autre « qu'amène l'âge ou plutôt l'expérience, et je « vais te rapporter à ce sujet ce que j'entendis « avancer l'autre jour, dans le bois sacré de « Jupiter, par l'Éléen qui accompagnait An- « tisthène.

« J'ai remarqué, disait-il, que le jeune « homme, l'homme fait et le vieillard, indépen- « damment des goûts personnels et des circon- « stances, ont encore des opinions différentes « sur la beauté des femmes. Le premier est tou- « jours séduit par une jolie figure, s'enflamme « pour des traits agréables et réguliers et ne « voit la beauté que là. Comme il n'a pas « connu la femme, il ignore qu'une belle tête « est la chose du monde dont un amant est le « plus tôt las ; il ignore que de toutes les beau- « tés, c'est elle qui offre le moins de ressour- « ces, le moins d'aiguillons ou de plaisirs, il « ignore enfin qu'elle est pour le public, tan- « dis que les formes sont pour l'amant.

« L'homme fait, trompé plusieurs fois, a ap-« pris à ses dépens, qu'une figure agréable ne « doit être regardée que comme une belle en-« seigne qui attire, mais qui bien souvent « trompe le voyageur ; il sait que ce qui ne « trompe point ce sont les grâces, une taille « moelleuse et des contours voluptueusement « arrondis. Il sait surtout que la seule chose « qui ne fatigue pas, qui paraisse toujours « neuve, qui procure chaque jour de nouvelles « jouissances et dont les charmes ne s'usent « jamais (ou du moins bien tard), même par « la possession, est une enveloppe douce et « satinée, des formes que l'œil ne peut se « lasser d'admirer, la main de caresser, et à « qui semble réservé le pouvoir magique de « réveiller sans cesse au fond de l'âme le désir « qui semblait engourdi ou même éteint.

« Quant aux vieillards, ajoutait l'habitant « d'Élée, désabusés aussi du culte des figures, « mais contraints en même temps à déserter « malgré eux, celui des formes, ils s'attachent « en général aux physionomies qui leur pro-« mettraient de la bonté, des complaisances, « de l'esprit, c'est-à-dire toutes les choses « dont ils ont besoin, tous les agréments dont « ils peuvent jouir encore. »

Pour ma part j'ajouterais que les altérations,

les changements dans les fonctions des organes, des sens et de la pensée, ont également une influence sur le jugement relatif de la beauté physique ; c'est ce qui fait dire à Diderot qu'il y a des jours où l'on n'a point d'yeux, d'autres où l'on n'a point d'oreilles, et où toutes les perceptions et les idées, se rapportant à ces deux sens, sont mal jugées dans leur ensemble et dans leurs détails.

Cette divergence de dispositions dépend aussi de l'état maladif des tempéraments, si je puis appeler ainsi ce qui caractérise un goût bizarre provenant d'une aberration et d'une anomalie de sensibilité qui donne à l'œil, organe intellectuel, les désirs les plus absurdes, comme par exemple Lamothe qui préférait les caricatures les plus grossières aux chefs-d'œuvre de Raphaël.

Or, après ce que nous venons d'exposer sur la beauté, nous devons dire que ce qui plaît n'est pas toujours beau, et que le relatif et l'arbitraire doivent être admis dans le jugement de la beauté physique. Cependant on a admis deux types, deux modèles de ces combinaisons sublimes, d'où résulte le beau dans toute sa perfection.

Je veux parler de l'*Apollon* et de la *Vénus de Médicis*, qui présentent avec plénitude et dans leurs développements les plus accomplis tous les éléments, tous les caractères, tous les attributs de la beauté, quoique nous soyons certain qu'il n'existe pas dans la nature vivante des êtres dont la perfection soit égale à celle de ces deux chefs-d'œuvre de l'art.

Nous admettons la beauté parfaite dans la statuaire, mais pas ailleurs. Ni Homère qui a immortalisé la statue d'Apollon, ni les autres poëtes qui l'ont célébrée après lui, ne nous persuaderont du contraire.

Homère peut chanter la taille divine d'Apollon, l'animer du printemps éternel, de l'éclat de la jeunesse, en un mot, nous le montrer admirablement conformé dans tous ses membres, et l'Apollon d'Homère restera un chef-d'œuvre de l'art, qu'on divinisera éternellement à cause de l'esprit de conception, de l'intelligence et de l'imagination sublime du maître.

Mais on ne rencontrera là rien de mortel, rien qui rapppelle les besoins de l'humanité. L'attouchement de ce beau corps laissera toujours l'impression d'une création qui n'a jamais été animée par le feu sacré de la vie, ni par la circulation du sang, ni par les contractions musculaires, ni par l'expression des sensations humaines; en un mot, par aucun de ces jeux sublimes de la nature, qui composent et décomposent la beauté suivant les diverses influences.

L'impression que nous ressentons en contemplant la statue d'Apollon, c'est le prodige de l'art, où circule le principe éthéré, c'est qu'il est le monument inimitable d'un art sublime.

C'est là le caractère de la beauté d'Apollon, qui gagnait le prix décerné par le roi d'Arcadie à celui des jeunes concurrents qui avait su donner les plus doux baisers à Vénus.

Vénus à qui l'amour doit sa naissance et les hommes leur bonheur, Vénus dont les Athéniens, les Corinthiens et les Spartiates ont si universellement célébré le culte, ressemble à Apollon. On en admire la beauté sans éprouver aucune sensation, quoiqu'elle soit nue, et elle ne nous inspire aucun désir, mais un sentiment d'admiration pour le chef-d'œuvre; mais cette perfection n'émeut pas, n'échauffe pas et n'enflamme point. Elle ne fait point éclore dans le cœur cette délicieuse tendresse issue des désirs dont il est si doucement animé quand il inspire des sentiments que fait naître la beauté d'un être vivant.

Aussi, la Vénus restera-t-elle toujours un objet d'admiration au point de vue idéal, à cause des contours de son sein, de ses yeux pleins de douceur, de son regard languissant et amoureux, mais non lascif; ce qui a fait dire à Ovide :

Ipsa Venus pubem quoties velamina ponit,
Protegitur læva semireducta manu.

Abandonnons donc cette beauté qui se rapproche du sublime et revenons à la beauté humaine, dans la sphère de laquelle la beauté la plus parfaite diffère beaucoup de l'idéal, car il est généralement reconnu que la nature se tient ordinairement loin de la perfection. Ici, elle n'achève pas l'ensemble du visage ; là elle ébauche la taille, et presque partout elle manque les extrémités ; aussi dans toutes les langues l'épithète de rare est-elle affectée et appliquée à la beauté.

Les Italiens même la nomment *Pellegrina* (étrangère), *Bellezza pellegrina*, *Leggiadria singolare è pellegrina*. Toujours est-il vrai que la beauté est une fleur délicate qui exige beaucoup de culture.

D'après Buffon, la patrie de la beauté féminine se trouve entre le 40e et le 65e degré de latitude N. C'est dans cette zone que la nature paraît la plus belle et la plus majestueuse, quant aux modèles auxquels on doit rapporter toutes les nuances de la beauté.

Je passerai en revue les principaux pays où la beauté fleurit, en indiquant ses traits distinctifs; je visiterai le Caucase, la Perse, la Circassie, la Turquie d'Europe, l'Italie, la Géorgie, la France, l'Angleterre, l'Allemagne, le Danemark, la Suède, etc.

Ceux qui ont visité la Hongrie conviendront avec moi que les femmes de ma patrie sont très-belles. Quant à leur grâce, elle est proverbiale de même que leur esprit.

La beauté des Géorgiennes consiste dans des traits parfaitement réguliers, le sang le plus pur et les formes les mieux développées.

Les Circassiennes se distinguent par un beau front, un filet d'un beau noir qui dessine le sourcil, de grands yeux doux et pleins de feu, et un teint qui fait valoir toutes leurs heureuses dispositions, de sorte que certains marchands qui vendent des esclaves circassiennes font subir sans crainte plusieurs épreuves, pour faire voir jusqu'à l'évidence que la beauté de leur coloris ne brille pas d'un éclat étranger; on attribue cet éclat à la terre de Chio, que les femmes de ces pays détrempent pour en faire une espèce d'onguent et s'en frotter tout le corps, en entrant au bain.

C'est en Grèce et en Italie que la nature a

répandu la beauté sur les deux sexes. La Grèce a beaucoup dégénéré physiquement et moralement; son asservissement, le mélange de son sang avec le sang étranger, son éducation, l'état d'esclavage, enfin, et d'oppression auxquels ses barbares conquérants l'avaient réduite, ont dû changer le type de cette nation et en altérer la beauté. Cependant le sang grec est encore vanté, et les femmes de ce pays tiennent un rang distingué dans les sérails, où elles sont souvent préférées aux beautés circassiennes et géorgiennes. Les Grecques d'Ionie sont surtout renommées pour la beauté de leur sang.

Quant à l'Italie, la partie méridionale est célèbre par la beauté des femmes. Les Siciliennes, surtout les Palermitaines, moins belles que les Romaines, sont plus agréables, tirent mieux parti de leurs charmes et ajoutent à leur effet ce que la grâce et l'expression ont de plus séduisant. A Naples les hommes sont plus beaux que les femmes, j'en ai trouvé pourtant beaucoup qui valaient bien leurs sœurs, les belles Palermitaines.

La beauté des femmes romaines a quelque chose de transcendant, beauté qui résulte principalement de la régularité des formes et de l'ensemble des traits : c'est un type indigène. La forme du visage est grande, bien dessinée, toutes les parties en sont harmonieusement disposées, chose caractéristique, qu'on rencontre jusque dans les dernières classes de la population. Rien de plus beau qu'une belle tête romaine, disent les peintres. D'autres s'exaltent sur la perfection des mains des femmes romaines, et d'autres encore admirent la pureté de forme et les développements de leurs épaules dont les Romaines elles-mêmes sont très-fières et dont elles font une exhibition qu'elles savent bien faire valoir.

Les Toscanes sont également de belles femmes, d'un sang magnifique.

Chez les femmes lombardes le mélange avec l'étranger a singulièrement altéré le type primitif. Cependant ces provinces sont renommées pour la beauté des femmes, principalement Milan.

En Allemagne, en Suède, en Danemark, en Angleterre et en France, la beauté féminine rappelle entre tous les autres types les types antiques de la Grèce et d'Italie.

Les femmes suisses ont des charmes moins robustes, mais plus éloignés du caractère de la véritable beauté.

Je finirai cette revue en parlant des femmes de la chaîne des Apennins douées comme leurs sœurs lombardes d'un embonpoint bien marqué; néanmoins il ne manque pas de belles femmes dans ce pays, surtout à Turin. Je m'en suis persuadé à une soirée théâtrale au palais philharmonique, où l'élite de l'aristocratie se réunit pour assister à des comédies jouées d'une manière remarquable par des membres de ce cercle : cette société est dirigée par la gracieuse et spirituelle comtesse Irène Della Rocca.

A l'occasion de cette soirée, je ne puis qu'exprimer toute ma reconnaissance à l'érudit comte Charles Alfieri du plaisir que je lui dois, d'avoir assisté à un spectacle qui m'a laissé de si agréables souvenirs.

Que dois-je dire de la beauté esthétique, cette qualité sublime de la beauté qui est devenue bien défectueuse de nos jours et qui a fait subir à l'homme une si déplorable transformation? Oui, avouons que la matière absorbe presque tous les sentiments élevés de la société dont le refrain est : *Money is the question*. Pauvre esthétique, tu n'es donc connue que de nom, pour te remplacer pas une impression fugitive qui s'arrête à l'objet sans pénétrer l'âme : centre de tout sens et de tout sentiment, qui nous explique la différence entre le sens et le sentiment. En effet tandis que la beauté sensuelle se contente d'une taille légère, de mouvements souples, de la grâce de l'éclat et de la fraîcheur, charmes passagers qui suffisent pour plaire chez la femme à peau noire, au nez épaté, aussi bien que chez la femme à peau blanche et au nez droit. La beauté esthétique au contraire nous prémunit contre l'écueil de la volupté. Il faut donc bien distinguer le sentiment du charme de la beauté physique et artistique. Mais c'est justement par la fausse interprétation de l'*objectif* et du *subjectif* ou du matériel et du spirituel qu'on pèche contre l'esthétique en confondant la *sensation* avec le *sentiment* proprement dit.

Or, pour produire un vrai sentiment, il est nécessaire que l'impression soit de l'objet à l'âme, comme centre du vrai sentiment, du bien ou du mal. L'impression seule reste sans reflet, jugée par le sens lui-même, qui n'avait envoyé que de faibles rayons à l'activité de l'âme. Il en résulte que dans le jugement superficiel de la beauté physique comme de la beauté artistique, les moyens justifient souvent le but. Une telle beauté restera toujours sans éloquence, incapable de produire sur nous aucun de ces grands effets. On est frappé à l'aspect de la beauté d'une grande image historique, à la vue d'une madone de Raphaël, à l'audition d'une symphonie de Beethoven, au spectacle d'une belle tragédie de Shakespeare. Les modes ridicules de nos jours contribuent pour beaucoup à la défaillance de la beauté esthétique remplacée par les attributs de la vanité et de la coquetterie. Mais grâce au bon sens public, l'observation nous démontre que cette beauté n'a pas entièrement disparu de nos mœurs. Oui, il est des femmes qui par le calme de leur physionomie, la pureté de leurs cœurs, la modestie de leur maintien, ont quelque chose de la Divinité. Rien n'égale l'innocence de leurs mœurs et même celle de leurs pensées. C'est en Allemagne et en Angleterre que j'ai étudié cette vie patriarcale de la femme. Si les femmes anglaises, comme dit Henriette Wilson, pèchent par l'excès des qualités les plus désirables de leur sexe, il n'en est pas moins vrai que leur caractère respire une sorte de virginité; aussi cette dignité se reflète dans toutes les productions de cette grande nation anglaise dont la puissance est incontestée.

Quant aux femmes italiennes nous en avons déjà parlé, elles ne manquent pas de qualités distinctives, ainsi que les Françaises qui ont l'avantage de nous frapper par la beauté de leur imagination et par leurs grâces proverbiales que les deux mondes envient. C'est dans cette conviction que j'approuve complétement le célèbre touriste français qui, poussé par l'esprit de nationalité, disait aux dames anglaises, dont il admirait les charmes, qu'elles avaient des grâces toutes françaises.

Certes ce madrigal était de meilleur goût que le compliment d'un autre Français à lord Palmerston, quand il lui disait : Milord, si je n'étais pas Français, je voudrais être Anglais, tandis que le noble lord répondit que, s'il n'était pas Anglais, il voudrait l'être : *Civis romanus sum!*

Ce qui avait si bien inspiré sir Henry Bulwer lorsqu'il disait :

Who hates England must hate him the most,

quiconque hait l'Angleterre doit le haïr lui-même (Palmerston) du fond de l'âme.

J'imiterai dans de pareils cas les sentiments de l'illustre lord, me rappelant toujours notre immortel Voeroesmarty qui nous a légué ces mémorables paroles gravées dans le cœur de tous les vrais Hongrois :

Hazádnak rendületlenül
Légy hive, o magyar!

(Dans ton amour pour la patrie, sois inébranlable, ô Magyar !)

CONSIDÉRATIONS GÉNÉRALES SUR L'ÉTAT PHYSIOLOGIQUE DES DEUX SEXES.

Désireux de rendre mon ouvrage aussi complet que possible, j'ai cru devoir faire précéder la physiologie spéciale de la femme d'un court traité de la physiologie générale des deux sexes, ce qui offrira peut-être autant d'intérêt à ce livre que d'utilité à la femme qui voudra connaître les fonctions physiologiques de ses organes.

Un autre sentiment m'a encore guidé : c'est le désir de simplifier le style de la partie scientifique de cet ouvrage, afin de le rendre compréhensible à toutes les classes de lecteurs auxquelles il est destiné.

Or, la définition de la physiologie générale (du grec *physis*, nature) nous apprend que c'est une science qui traite de la vie et des fonctions ou actions organiques par lesquelles la vie se manifeste; mais pour bien comprendre cette action physiologique, il faut aussi connaître l'action physique qui s'offre à notre vue dans la nature, sous forme de corps. Ces corps se

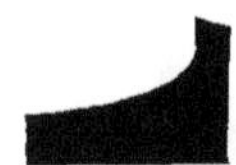

présentent comme *organico-animés* et *organico-inanimés.*

Nous n'avons pas à nous occuper ici des derniers; nous n'avons à parler que des corps *organico-animés ou physiologiques* exposant les organes dans leur état normal, par opposition à leur état anormal, pathologique ou maladif et à la philosophie ou idéal de la pensée inaccessible à la perception réelle de notre vue.

L'activité des organes physiologiques constitue la vie, qui se manifeste en nous par la nature dont la raison d'être est au-dessus de la compréhension humaine.

Cependant les esprits se sont efforcés de pénétrer les mystères de cette nature qui sait si bien cacher ces merveilles qui nous étonnent, mais qui nous laissent le vide de l'incompréhensible.

Tout ce que les philosophes ont pu savoir de la nature, c'est qu'elle est l'ensemble de tous les êtres qui composent l'univers, ainsi que l'ensemble des propriétés qu'un être tient de sa naissance, de son organisation, de sa conformation primitive, etc., etc.

Les anciens nous présentent la nature sous *l'emblème* de *Pan*, dont le nom en grec veut dire *tout*. Les Égyptiens, qui connaissaient déjà la qualité du beau sexe, peignaient la nature sous l'image de la femme, couverte d'un voile, pour faire entendre qu'elle est impénétrable.

Quant à moi, je me tiens à la nature qui nous présente, dans sa vaste étendue, *un règne animal* et *un règne végétal*, soumis à certaines lois matérielles qui se manifestent par la pesanteur, la cohésion et l'inertie. Au moment où les principes vitaux sont retirés aux corps appartenant à des règnes, ils tombent dans une décomposition chimico-organique ou putride, ce qui arrive lorsque, par des causes extérieures ou par des accidents intérieurs, la vie de nos organes a été menacée, amenant ainsi la destruction vitale inhérente à notre périssable existence.

Pour les fonctions physiologiques, elles règlent les lois de l'élaboration et de l'équilibre des matières de nos organes, qui ont besoin d'autant de restauration du dehors que le corps a usé et consommé au dedans. La qualité et la quantité de cette matière réparatrice influent plus ou moins sur le développement physique des organes, qui s'opère par le progrès fondamental de la nature et par le progrès vital de toute l'organisation. C'est ainsi que nous voyons les organes croître en volume et en poids, subir des évolutions et des changements jusqu'à ce qu'ils soient parvenus à leur croissance complète; une fois entièrement développé, l'organe reste tel qu'il est. Le besoin que le corps vital éprouve pour son existence du dehors se révèle par une sensation qu'on appelle *instinct-propre*, et que les anciens physiologistes ont appelée *irritation vitale*.

Quant aux secrets intérieurs de la nature et à ses merveilleuses manifestations, le sens humain, comme nous l'avons dit, n'a encore pu les pénétrer. Tout ce que nous savons par la physiologie, c'est l'opération que la matière du corps subit continuellement, et l'élaboration qui s'opère dans le tube intestinal, centre élaboratoire de toute nutrition, de toute sanguification, de toute excrétion et de toute sécrétion, qui ne cesse de fonctionner qu'au moment du complet anéantissement physique.

On a souvent comparé le labyrinthe, ou tube intestinal de l'homme, à une machine, en ce que tous deux demandent une activité identique pour que leurs rouages puissent jouer. Jusqu'ici c'est juste, mais sous le rapport de la puissance, la machine humaine est tout autre chose que la mahine mécanique dont la force motrice est purement et simplement dirigée par un mécanicien qui peut à son gré l'arrêter ou la mettre en mouvement, tandis que l'activité du corps humain ressemble à un appareil dont le mécanisme consiste dans la machine elle-même, dirigée par elle-même dans un mouvement continuel et involontaire; car on ne pourrait empêcher ni la respiration ni la circulation, dont l'arrêt serait la cessation de la vie. Le nettoyage de la machine humaine s'opère également par la machine elle-même, pendant sa marche, par la sécrétion et l'excrétion, réparant par la première ce qu'il a perdu par la seconde. Si elle vient à se briser par le fait d'un agent contraire à la nature ou par l'effet d'une destruction irréparable, la réaction vitale ne répondant plus aux influences externes, la décomposition se précipite et l'organisation subit l'effet irrésistible des forces catalytiques ou dissolvantes.

La physiologie de la machine humaine est donc tout autre chose que la physique qui se contente de constater la pesanteur ou l'électricité, tandis que la physiologie s'occupe de toutes les fonctions vitales des organes à chacun desquels la nature a confié le maintien de sa propre existence.

Ces fonctions, à l'exception d'une sensible différence, nous les rencontrons également dans la physiologie végétale.

En effet, si nous jetons un coup d'œil sur la vie des végétaux, nous trouvons qu'ils nous offrent des phénomènes analogues à ceux de la vie des animaux. C'est surtout la vie de la plante qui présente la physiologie par excellence, par sa naissance, ses espèces, ses différentes époques, sa croissance, par la circulation, la nutrition, l'altération de la matière, le mouvement des humeurs, l'absorption, la sécrétion et l'excrétion. Les plantes ont leurs organes respiratoires représentés par les feuilles, analogues aux poumons des animaux, et leurs vaisseaux aériens (trachées) répandus dans tous les organes, à l'exception du système cortical. L'air que respire la plante est plus pur que celui que respirent les animaux, car, tandis que, par l'effet de l'acte de la respiration, les animaux vicient l'air, en lui enlevant une portion de son oxygène qu'ils remplacent par de l'acide carbonique, les plantes, au contraire, sous l'influence de la lumière solaire, débarrassent l'atmosphère de ce principe impropre à la respiration animale et lui rendent de l'oxygène en échange.

Quant à la nutrition de la plante, elle se fait par les nombreux et fins canaux de ses racines et par les pores de sa superficie, puis se distribue par un merveilleux système compliqué d'un tube intestinal cellulaire, en forme de tuyau, dans les diverses parties, rejetant en dehors tout ce qui est devenu inutile.

L'homme est la personnification la plus parfaite du règne animal. Il a besoin d'être entouré de beaucoup plus de soins et demande une culture plus spéciale que les autres espèces du même règne. Il faut d'abord que la nourriture qu'il reçoit soit préalablement préparée par sa bouche essentiellement susceptible et délicate. Pendant que l'homme règne par le goût, les animaux n'ont que l'instinct pour les diriger. Le goût et l'instinct sont tous deux appelés à surveiller la nourriture propre à chacun des règnes végétal et animal, et à soutenir par des moyens différents leur existence vitale.

A la suite de cette courte introduction, nous allons étudier la physiologie proprement dite des organes groupés en différents systèmes. Nous entendons par système, en médecine, l'assemblage des parties composées des mêmes tissus qui le coordonnent, qui dépendent les unes des autres et sont destinées à des fonctions analogues; c'est ainsi qu'on dit le système *osseux*, le système *musculaire*, le système *artériel*, *veineux*, *lymphatique* et *capillaire*, le système *nerveux* et le système *splanchnique*. Nous allons les examiner l'un après l'autre, autant que le comporte notre sujet.

Commençons d'abord par le système osseux.

SYSTÈME OSSEUX.

Charpente forte et solide de notre corps, organe passif qui ne peut être dirigé que par l'activité musculaire, le système osseux est appelé squelette après la mort. Quand il est uni par des ligaments, il est appelé squelette naturel. Lié par des fils de fer ou de cuir ou par des bandelettes de caoutchouc, il est appelé squelette artificiel.

Le squelette est *divisé* en trois parties principales, en *tête*, *tronc* et *extrémités*. Vingt et un os intimement liés, sauf la mâchoire inférieure, forment la tête. Sept de ces os constituent le crâne, et quatorze forment la figure. Le crâne, qui forme la boîte osseuse du cerveau, est un assemblage d'os aplatis articulés entre eux au moyen de sutures. Il est composé, dans sa partie antérieure, de l'os frontal, et dans sa partie postérieure, de l'os occipital; sur les côtés et dans la partie supérieure, par les deux pariétaux, et dans la partie inférieure par les deux temporaux; au centre, enfin, par le sphénoïde, devant lequel se trouve l'éthmoïde. La région antérieure se nomme sinciput, la postérieure occiput, la supérieure voûte ou *vertex*, les latérales sont dites les tempes. La région inférieure est la base du crâne. Le crâne étant l'enveloppe du cerveau, la conformation de ce dernier influe nécessairement sur sa forme extérieure. L'étude des protubérances du crâne et des dispositions qui les trahissent fait le fondement de la science du docteur Gall, qu'on connaît sous le nom de cranologie, ou plus communément sous le nom de phrénologie. Pendant le premier âge le crâne a une forme ronde et petite, son diamètre est régulier, la substance de la texture osseuse est cartilagineuse, molle et élastique, mais se solidifie tous les jours. La Providence voulant aider la délivrance de la mère pendant l'accouchement, a sagement prévu cette mollesse et cette élasticité des os du nouveau-né, afin qu'ils puissent se restreindre pendant le passage à travers le canal osseux, dans la cage duquel il a été neuf mois emprisonné.

La deuxième partie du squelette, je veux parler du tronc, est formée en arrière par la colonne vertébrale dans toute sa forme longitudinale et composée de haut en bas de sept vertèbres cervicales, de douze vertèbres pectorales, de cinq vertèbres lombales et de l'os sacrum (composé de cinq fausses vertèbres d'un seul morceau) qui, à son extrémité, aboutit à l'os conique. Le devant est composé de la corbeille pectorale qui n'est autre chose que la réunion des douze côtes élastiques et courbes, qui s'avancent de chaque côté de la colonne vertébrale pour se rattacher à l'os sternum par les deux clavicules placées sur les premières côtes et les scapules qui unissent pour ainsi dire la corbeille pectorale aux côtes.

Quant aux extrémités, nous allons d'abord citer les os des extrémités supérieures qui consistent dans les scapules, l'humérus ou os *brachial*, l'avant-bras ou *radius ulna* et la main, divisée en os-racines (carpiens, métacarpiens et digitaux). Les carpiens sont subdivisés en huit osselets couchés en deux groupes de quatre ; le premier part du côté radial ulnaire, et forme l'os *scaphoïde* et les os *lunaire*, *triangulaire* et *pisiforme*. Le second groupe s'attache au premier et aux os digitaux ; il est composé des os *multangle*, *majeur* et *mineur*, et des os *capitatum* et *humatum*. Les os métacarpiens, rangés l'un à côté de l'autre, sont au nombre de cinq. Viennent ensuite les digitaux qui ont tous, excepté le pouce, trois phalanges qu'il est facile de reconnaître aux plis que forme la peau entre chacune d'elles.

Terminons par les extrémités inférieures ou abdominales du squelette, c'est-à-dire les os innominés qui, réunis, constituent le bassin et les hanches, puis le fémur, la rotule et le tibia qui à sa partie inférieure et intérieure est muni d'une tubérosité osseuse, la malléole interne vulgairement appelée la cheville, et l'os péroné qui se termine également, extérieurement et inférieurement par une autre protubérance osseuse qu'on appelle malléole externe, et par le pied. Ce dernier est un assemblage de sept os, les tarsiens, les métatarsiens et les orteils. Les tarsiens sont l'astragale, le calcaneum et l'os scaphoïde.

L'astragale est le seul os du pied qui serve le tibia à l'articulation. Le calcaneum est ensuite l'os le plus fort du pied; il forme le talon. La deuxième ligne des os tarsiens sont les os cunéiformes et l'os cuboïde. Enfin les cinq métatarsiens, couchés l'un à côté de l'autre, et les orteils terminent le squelette du pied. Chez les femmes dont le pied est très-bien formé on a constaté que le gros orteil est plus court que le second.

Considéré au point de vue physiologique, le système osseux est la base la plus solide et la plus absolument nécessaire du corps. Il est le piédestal de toutes les parties molles de l'organisme. Il nous sert comme appui, comme soutien, et il forme de larges cavités pour la protection des organes délicats et sensibles de la nutrition et de la circulation ; il sert à l'insertion des muscles, et il est l'indicateur des vaisseaux et des nerfs. La forme des os du squelette diffère d'après les fonctions qu'ils ont à remplir, ainsi les larges sont plus propres à former des cavités, comme nous les constatons dans les os de la tête. de la poitrine et du bassin, tandis que ceux des extrémités sont longs et ceux des mains et des pieds sont courts. Quant aux vaisseaux des os, on les trouve seulement en grande abondance chez l'enfant. Les os ne possèdent pas de contractilité ; cependant, à la longue leur forme est susceptible de changer comme on l'observe au moignon d'un os amputé qui peut se rétrécir en cône, ainsi que dans le resserrement qui s'opère dans la mâchoire après l'extraction de la dent, dans l'orbite après la perte de l'œil, et dans le foramen optique après la perte du nerf optique : phénomènes qui démontrent la fonction rétractive et absorbante des os. En se desséchant les os perdent en volume, mais ils conservent la même forme et la même grandeur, et ils résistent à la putridité avec tant de fermeté qu'on a trouvé des os tout entiers d'animaux qui peuplaient le monde antédiluvien. Les os se décomposent à l'air ; ils résistent au feu jusqu'à un certain point, néanmoins dans le désert on s'en sert comme combustible. Cette résistance est attribuée au principe minéral, et ce principe prévaut dans les os des adultes et il augmente davantage dans la vieillesse. C'est pourquoi le membre est plus susceptible de fracture à ces âges que dans tout autre.

Nous constatons le contraire dans les os du premier âge où prédomine la substance cartilagineuse, surtout dans les os verticaux, qui ont une grande tendance à *s'émietter*, pour ainsi dire, ce que nous observons dans la maladie anglaise qu'on appelle *rachitisme*. On voit alors que l'équilibre entre les os et les muscles étant rompu, ces derniers prennent le dessus et cette rupture provoque ces déformations qu'on remarque notamment chez les pied bois, etc. Il y a des éléments qui participent puissamment à tout ce qui concerne le système osseux : je veux parler des cartilages et du périoste.

Le *cartilage* constitue une certaine partie de la charpente ; citons celui des côtes, du pharynx, du larynx, de la trachée, des bronches, ainsi que les fibro-cartilages membraneux qui sont d'une grande flexibilité, tels que ceux des paupières, des narines, de l'oreille et de l'épiglotte. Le tissu cartilagineux est d'une extrême nécessité pour envelopper la surface articulaire des os ; il revêt les têtes des os cylindriques qui servent à l'articulation et leur donne cette flexibilité élastique que nous admirons dans l'articulation du bras et du fémur, dans l'acétabulum et le genou, ce qui permet aux danseurs et aux saltimbanques de faire tout ce qu'ils veulent de leurs jambes.

Le périoste (du grec *peri osteon*) est une membrane fibreuse intimement liée à l'os qu'elle enveloppe et revêt de toutes parts, excepté dans les endroits où il est recouvert par le cartilage. Le périoste, de la même structure que le péricrâne (enveloppe crânienne), contribue à l'accroissement des os en leur fournissant par sa face interne une exsudation albumineuse qui passe ensuite à l'état cartilagineux et finit par s'ossifier. Le périoste est susceptible de s'enflammer soit par l'effet de causes externes telles que chutes et contusions, soit par suite d'un vice scrofuleux, rachitique ou syphilitique : c'est alors le cas de la maladie qu'on nomme *périostite*. Cette membrane est pleine de vaisseaux et de nerfs. C'est de là que provient cette douleur cruelle et insupportable dont souffrent les malades atteints d'affections syphilitiques et goutteuses.

SYSTÈME MUSCULAIRE.

Les muscles (du latin *musculus*, en grec *mys*) sont la chair qui couvre nos os ; ce sont des organes fibreux qui, sous l'influence de la volonté ou de certaines irritations étrangères, se raccourcissent dans la direction de leurs fibres, et produisent ainsi les mouvements divers des êtres animés. Les fibres musculaires sont très-sensibles à l'action du galvanisme. La couleur du muscle est rouge, mais cette rougeur se perd par la macération, c'est-à-dire quand il a été détrempé dans l'eau froide ou qu'on l'y a laissé séjourner assez de temps pour que le principe colorant se dissolve. Quand un muscle se contracte, ses deux extrémités se rapprochent par l'effet d'un plissement en zigzag, suivant la longueur de ses fibres.

On appelle point fixe des muscles celle de ses extrémités qui reste immobile pendant la contraction, après laquelle les fibres reviennent à leur état de relâchement et de repos. L'action musculaire dépend du fluide nerveux, qui a beaucoup d'analogie avec le fluide électrique. La contraction musculaire dépend de l'action, ainsi elle augmente dans la colère, dans l'épilepsie, les fièvres, et elle diminue dans l'état naturel et normal. Elle gagne en intensité d'après l'exercice plus ou moins prolongé auquel on se livre. Nous divisons les muscles en intérieurs ou involontaires : tels sont le cœur, l'estomac, la vessie et les muscles intestinaux destinés aux fonctions organiques, et en muscles volontaires ou externes, très-rouges et charnus, s'implantant sur les os moyens et sur les tendons et les aponévroses. On a divisé les muscles en parties moyennes ou charnelles qu'on appelle le ventre et extrémités, qui sont les cordons tendineux et les queues. On les a également divisés d'après leurs fonctions en fléchisseurs, en extenseurs, sphincters et lévateurs. Haller s'est longuement préoccupé de la fonction physiologique de ces organes, le grand homme voulant s'assurer si leur irritabilité dépendait des fibres musculaires ou de l'influence nerveuse des muscles. Mais tout ce que l'anatomie et la physiologie ont pu attester de positif jusqu'à ce jour, c'est qu'ici comme dans tout ce qui vit dans le corps, les nerfs ont la plus grande influence. En effet, coupez un nerf en deux, et le muscle perd de la force de sa contractilité. Quant à la sensibilité musculaire, comme elle ne procède que des nerfs sensitifs, son irritabilité est moins marquée; ce que l'existence musculaire exige avant tout, c'est un vif procès nutritif. Cependant trop de substance augmente le volume du muscle en provoquant l'hypertrophie, c'est-à-dire l'opposé de l'atrophie qui provient d'une continuelle inactivité et d'un repos musculaire trop prolongé. La substance musculaire perdue par maladie ou par blessure n'est pas réparable, et un muscle coupé en deux ne guérit pas par les fibres musculaires, mais par la reproduction d'un nouveau tissu. L'exercice musculaire exige que la contraction et la dilatation se fassent d'une manière égale, ce qui donne au muscle une résistance plus longue à la fatigue. Tout le monde peut observer que rester trop longtemps debout au même endroit fatigue beaucoup plus qu'une longue marche, car l'exercice inégal cause plus de lassitude qu'un exercice régulier. Disons encore que plus le muscle est couvert de parties molles, plus son action est assurée, et que plus un exercice exige de forces, plus sont nombreux les muscles qui se réunissent pour terminer l'action. Nous voyons cela à la scapule où un grand nombre de forts muscles prennent leur insertion, ce qui facilite et assure la grande activité à laquelle sont exposés le bras et les épaules, et la force qu'exigent souvent leurs fonctions. Les muscles n'ont pas beaucoup de prédispositions à l'inflammation, malgré la grande quantité de vaisseaux qui les environnent. Ce ne sont que les tendons qui en sont souvent atteints, ce qui est extrêmement défavorable, en ce qu'ils peuvent être détruits et priver ainsi les muscles de leurs fonctions. C'est dans les tumeurs profondes et les hydropisies que les muscles se développent au triple de leur volume. Ces maladies leur retirent l'affluence du sang et produisent l'innervation par la compression, d'une grande artère ou un étourdissement, ou une anesthésie. Il existe un malaise musculaire qu'on appelle crampe ou spasme, contraction involontaire et douloureuse des muscles. Une contraction spasmodique de tous les muscles à la fois est appelée *tétanos*. Les spasmes tétaniques sont d'une violence extraordinaire, puisque la contraction musculaire est capable de provoquer des fractures, comme nous le constatons chez les chevaux colériques. Il y a encore une autre forme de spasme qu'on appelle *opisthotonos* qui courbe le tronc en arrière. Les contractions musculaires qui se répètent très-fréquemment font fléchir les os et provoquent des pieds bots, des torticolis, des ankyloses, et des déviations de la colonne vertébrale. Il n'y a pas encore longtemps, on a beaucoup pratiqué la section des tendons musculaires, la myotomie et la ténotomie pour remédier aux pieds bots ou strabisme, etc. ; mais on n'a jamais obtenu de résultats complétement satisfaisants. Cette opération, au contraire, amène souvent la paralysie de la fonction vitale du muscle; quand les nerfs se trouvent blessés, on leur enlève ainsi l'innervation ou principe nerveux.

SYSTÈME SANGUIN.

Tous les organes qui contribuent à la circulation du sang appartiennent à ce système : ainsi le sang, le cœur, les artères et les systèmes lymphatique, capillaire et veineux, tandis que les vaisseaux aériens bilieux, glandulaires et spermatiques en sont les auxiliaires.

Le sang que l'Écriture appelle le corps fluide, est tantôt clair et vermeil, tantôt foncé et noir; il remplit les vaisseaux artériels et veineux qui le conduisent à tous les organes de notre corps. Disons ici qu'on appelle conducteurs sanguins proprement dits les tubes membraneux plus ou moins volumineux des artères, des veines et du système lymphatique, tandis que les vaisseaux aériens, bilieux, glandulaires et spermatiques ne sont que des conduits. Le sang a une pesanteur spécifique de 1,052 à 1,057, une saveur salée et une odeur particulière un peu nauséabonde. On distingue dans le sang deux parties essentielles, des globules et un liquide qui porte le nom de *plasma*. Ce liquide est de l'eau contenant en dissolution de la fibrine, de l'albumine, de la potasse et de la soude, combinée avec des acides phosphoriques, alcalins et diverses autres substances. Tiré des vaisseaux, le sang ne tarde pas à se coaguler après deux ou cinq minutes, et à former une masse cohérente, gélatiniforme qui par l'effet de la coagulation de la fibrine, se resserre peu à peu en exprimant un liquide clair et jaunâtre. Ce liquide formé de l'albumine et de l'eau qui reste dans le *plasma* est appelé *serum*. On donne le nom de *caillot* à la masse qui surnage alors et qui est elle-même composée de fibrine coagulée et de globules infiniment petits en nombre incalculable, ronds ou aplatis, formant des disques élastiques plus pesants que le *serum*.

Le sang est dit artériel ou veineux. Le sang artériel est d'un rouge plus vif, d'une odeur plus forte que le sang veineux, d'une pesanteur spécifique moindre ; sa température moyenne est de 40 degrés centigrades. Le sang veineux est d'un rouge brun et d'une odeur faible, sa pesanteur spécifique est un peu plus forte et sa température est de 38 degrés centigrades.

Le sang rouge doit sa couleur au contact de l'air atmosphérique dans les poumons. Le sang artériel et le sang veineux diffèrent l'un de l'autre par la quantité de gaz que tous deux contiennent en dissolution. Il y a plus d'oxygène dans le sang artériel et il est aussi plus riche en eau.

D'après l'analyse d'un chimiste habile, la proportion moyenne des principes constituant le sang, serait : chez l'homme, de 14,9 globules, 0,27 fibrine, 5,7 albumine et 76,7 eau ; chez la femme, de 12,77 globules, 0,26 fibrine, 5,90 albumine et 78,70 eau.

Le principe alcoolique du sang est un stimulant particulier pour tous les organes sécrétoires, c'est-à-dire qu'il peut accroître, diminuer ou même supprimer leurs fonctions. L'inflammation sanguine intercepte ainsi les vaisseaux capillaires par une coagulation qui empêche la sécrétion. Or, par exemple, si la préparation bilieuse vient à être interrompue dans le foie, le coloris bilieux se dissout dans le plasma sanguin, lui donne son teint et se confond avec le système glandulaire et lymphatique, en un mot avec tout le tissu nutritif, d'où résultent la jaunisse et l'ictère. L'odeur bilieuse

se fait également sentir dans l'urine et dans la sueur.

Nous voyons donc que le sang est le conducteur essentiel de la vie physique et de l'état de santé. Lorsque sa composition s'altère, il devient la cause de nombreuses maladies : par exemple, dans les affections franchement inflammatoires, telles que la pneumonie, la pleurésie et la péritonite, la fièvre augmente dans une proportion notable.

Dans les fièvres éruptives, au contraire, telles que la rougeole, la scarlatine, la variole, le sang diminue considérablement ; il en est de même dans la chlorose, dans la plupart des maladies chroniques, dans la suppression de la menstruation, l'épuisement par excès, et à la suite de saignées répétées, où le chiffre des globules sanguins s'abaisse sensiblement. Mais c'est surtout dans les maladies d'étisie, qui nous offrent le spectacle navrant de la consomption accompagnée de sueurs, de diarrhées et d'hydropisies locales du pied, symptômes de l'*atrium morbi*, c'est là que toutes les sécrétions du sang deviennent aqueuses, putrides et infectes, pour ne cesser qu'avec l'*ultima ratio* du malade.

Abordons maintenant en quelques mots le conducteur du sang, je veux parler du cœur, des artères, des veines, et démontrons le mouvement merveilleux du cœur et les fonctions physiologiques de la circulation du sang, élément vital et nutritif de tous les organes du corps humain. Commençons par le cœur, muscle creux et ovoïde, dont le volume est un peu plus considérable chez l'homme que chez la femme; il a la grosseur du poignet d'un adulte, et il est situé au milieu de la poitrine; sa pointe est dirigée à gauche et en bas. Le cœur est séparé intérieurement en deux moitiés adossées l'une à l'autre et partagées chacune en deux cavités, l'une supérieure appelée oreillette, qui prend le nom d'oreillette droite ou d'oreillette gauche, suivant les côtés. L'autre, inférieure, appelée ventricule, dite également selon les côtés, ventricule droit ou ventricule gauche.

L'oreillette et le ventricule droits constituent ce qu'on appelle le cœur pulmonaire, et l'oreillette et le ventricule gauches forment le cœur aortique. Les oreillettes communiquent avec les ventricules par un orifice muni d'une valvule ou soupape appelée *triglochine* ou *tricuspide* à droite, et *mitrale* ou *bicuspide* à gauche. Elle est disposée de telle sorte qu'elle permet au sang de passer de l'oreillette dans les ventricules, mais qu'elle s'oppose, en se fermant, au reflux de ce liquide des ventricules dans l'oreillette.

Le sang veineux qui arrive de toutes les parties du corps par la veine cave, pénètre dans l'oreillette droite, de là dans le ventricule droit qui, par sa contraction, l'envoie aux poumons; ce fluide est transformé en sang artériel et apporté dans l'oreillette gauche, puis dans le ventricule gauche; enfin, par la contraction de ce ventricule, il est poussé dans l'aorte qui le distribue dans toutes les parties du corps.

Disons encore que la propriété la plus remarquable du cœur est celle de se contracter et de se dilater alternativement, et que, pendant que les deux oreillettes se resserrent, les deux ventricules se dilatent et vice versa, et que les contractions des ventricules s'appellent *systole* et leurs dilatations *diastole*. Pendant chaque systole les parois des ventricules se durcissent, le cœur se raccourcit, se recourbe un peu en avant et va frapper de sa pointe la partie antérieure de la poitrine, vers la sixième ou la septième côte gauche.

Dans l'état de santé, le cœur bat en général environ 75 fois par minute; le pouls est un peu plus accéléré pendant l'enfance; il se ralentit au contraire dans la vieillesse. Dans l'état de fièvre l'accélération s'élève de 90 à 120 ou 150 pulsations.

Conducteur le plus puissant du système sanguin, l'aorte s'élève d'abord au-dessus du cœur, passe ensuite derrière cet organe, en faisant une courbure appelée *crosse* de l'aorte, et redescend sur le devant de la colonne vertébrale jusqu'au bassin, où elle se divise en deux branches principales appelées *iliaques primitives* qui se rendent à chacun des deux membres inférieurs. De la poitrine, la crosse de l'aorte donne les artères carotides interne et externe qui se rendent à la tête, et les artères sous-clavières qui se rendent aux membres supérieurs.

Ainsi, on a divisé l'aorte en partie descendante qui nourrit les organes de l'abdomen, et en partie ascendante qui va au thorax, au cerveau et aux extrémités supérieures. Ce qui fait immédiatement reconnaître une artère, c'est le battement appelé pouls. Il naît de l'impulsion vive et brusque que le cœur imprime au sang qui s'élance dans l'état de santé avec une force plus ou moins intense dans l'intérieur des artères et de l'élasticité des parois artérielles. La plus petite ouverture pratiquée à une artère donne lieu à un jet de sang qui sort par saccade à chaque contraction du cœur. La compression de ces vaisseaux ouverts, faite entre le cœur et la plaie, arrête immédiatement la sortie du sang. Chaque artère est formée de trois membranes superposées, l'une externe, fibro-cellulaire, l'autre moyenne dite tunique artérielle ou membrane propre des artères, et la troisième interne qui est le prolongement de celle qui tapisse les ventricules du cœur.

En étudiant la physiologie du système sanguin, nous apprenons que sa fonction est considérée comme une fonction d'irritabilité provenant de la force contractive et expansive des vaisseaux ou artères.

Quoique les anciens anatomistes aient soutenu que les artères ne sont que des organes passifs qui se contractent pendant le flux et le reflux du sang, néanmoins on ne peut pas contester leur contractilité vitale lorsqu'on voit, par le froid, les impressions et effets nerveux les artères cutanées se contracter et donner à la peau cette pâleur qu'on appelle *cutis anserina* (chair de poule), provoquée par la contraction des tissus. Au reste, on n'a qu'à observer sur les vivants la contractilité artérielle lorsqu'une artère est coupée ; elle est moins visible lorsque l'expérience est faite sur un cadavre : la contraction se fait alors d'une manière longitudinale. Quant à la vitalité des artères, elle dépend de la vie même. Plus celle-ci est vigoureuse, plus l'élasticité et la contractilité des artères sont vives. Quant à leur sensibilité, elle est insignifiante, car les nerfs qui se trouvent dans leurs parois intérieures ne sont pas d'une nature sensitive. On aurait tort d'admettre la sensibilité dans les artères, quand elle a l'air de se manifester en certains cas lors de l'opération de la ligature ; car il peut très-bien arriver que l'opérateur, en liant l'artère, lie avec elle quelques fils nerveux. Mais il est parfaitement démontré que l'artère possède une vive contractilité. Des expériences ont été faites sur différents animaux, sur des grenouilles même qui, après qu'on leur avait laissé perdre tout leur sang, et après que le spasme s'était calmé, commençaient de nouveau à s'agiter lorsqu'on chatouillait avec la pointe d'une épingle l'intérieur de l'aorte.

La même force de contractilité des artères, nous l'observons après l'injection des liquides chimiques dans un cadavre; l'artère alors, comme si elle était vivante, présente la pulsation artérielle. Nous la remarquons également sur les vaisseaux de la matrice pendant la grossesse, nous observons alors une dilatation et une contraction considérables. Le froid et les

affections nerveuses, telles que la frayeur, qui arrêtent souvent le sang, n'ont leur raison d'être que dans la contractilité artérielle des vaisseaux, à laquelle la plus ou moins grande sensibilité du système nerveux contribue également. C'est aussi pourquoi, une fois admise l'extrême sensibilité nerveuse de la femme, on lui voit si souvent ce teint pâle et jaunâtre qui est le symptôme d'une circulation anémique et irrégulière. On a vu d'autres exemples de la contractilité artérielle sur des chiens vivants, auxquels on avait coupé en deux l'artère crurale et le fascia, et l'hémorrhagie s'est complétement arrêtée.

SYSTÈME LYMPHATIQUE.

Nous avons dit plus haut que ce système appartient au système sanguin avec l'ensemble des organes qui concourent à la formation ou à la circulation de la lymphe, savoir les glandes et les vaisseaux lymphatiques.

Les vaisseaux lymphatiques découverts en 1650, par Audbeck et Bartholin, sont très-déliés et très-transparents. Leurs parois sont formées de plusieurs membranes, ils présentent dans toute leur longueur une suite de renflements produits par des valvules placées dans leur intérieur. Ces vaisseaux existent dans toutes les parties du corps; ils versent dans les veines les fluides blancs ou incolores qu'ils ont pompé à la surface des membranes, ou dans le tissu des organes, ils forment de nombreux ganglions d'où naissent des branches plus grosses qui aboutissent toutes par de nombreuses *anastomoses* (abouchements), à deux troncs principaux. L'un de ces troncs situé dans le côté gauche du thorax (creux de la poitrine) et appelé *canal thoracique*, reçoit les lymphatiques de l'abdomen et des membres inférieurs, ceux du côté gauche de la poitrine et du côté correspondant de la tête et du cou, et s'ouvre dans la sous-clavière gauche. L'autre, appelé grand vaisseau lymphatique droit, reçoit les vaisseaux lymphatiques du membre thoracique droit, du côté droit de la tête, du cou et de la poitrine, et s'ouvre dans la portion sous-claviculaire du tronc brachial droit.

Le tempérament lymphatique est celui dans lequel domine le système lymphatique; il est caractérisé par des chairs molles, une peau diaphane, un sang aqueux : c'est celui qui est le plus exposé aux engorgements.

Disons encore un mot de ce qu'on appelle

les vaisseaux capillaires. Ces petits vaisseaux fins, déliés comme un cheveu, et qui sont les dernières et les plus petites ramifications des veines et des artères, portent un liquide. Il est à peine possible de déterminer où ils commencent et où ils finissent; tout ce qu'on sait, c'est qu'ils forment des rets capillaires. Il y a des organes où on ne les rencontre pas, ainsi la glande du pénis et celles du clitoris et de la mamelle. Les vaisseaux capillaires contribuent à la nutrition, en ce qu'ils se mêlent aux éléments du sang.

SYSTÈME VEINÈUX. — SA FONCTION.

Les veines sont, ainsi que nous l'avons démontré, des vaisseaux destinés à ramener au cœur le sang distribué par les artères dans toutes les parties du corps. Ce sont des tubes cylindriques dont les parois, moins épaisses que celles des artères, sont comme celles-ci composées de trois tuniques, l'externe, de nature celluleuse; la moyenne, composée de fibres longitudinales, et l'interne lisse, polie, extensible qui se continue avec la membrane qui tapisse les cavités droites du cœur. La tunique interne forme un grand nombre de replis paraboliques nommés *valvules*, dont le bord libre est dirigé du côté du cœur; le sang qui parcourt les veines en se rendant au cœur, refoule ces valvules contre les parois des vaisseaux et continue son cours sans empêchement. Mais qu'une cause quelconque s'oppose à la marche de ce fluide et le repousse en sens contraire, les replis qui se trouvent distendus se relèvent et l'empêchent de rétrograder. Le sang des veines, dit sang veineux, est beaucoup plus foncé que celui des artères, il est d'un bleu presque noir. Les veines sont situées, les unes dans les profondeurs du corps, dans le voisinage des artères, les autres sous la peau.

Leur ensemble constitue le système veineux, dans lequel on distingue : 1° le système veineux général qui commence dans toutes les parties du corps par des ramuscules, et qui finit dans le cœur par les deux veines caves; 2° le système veineux abdominal ou de la *veine porte*, placée dans l'abdomen : il résulte des deux ordres de vaisseaux réunis par un tronc commun appelé la *veine porte*. On donne le nom de *système veineux pulmonaire* aux vaisseaux qui distribuent le sang dans les poumons, où il reçoit l'influence vivifiante de l'air et qui le ramènent ensuite dans les cavités gauches du cœur. Nous avons encore à mentionner les veines basilique, céphalique, et porte, arbre vasculaire dont le tronc, placé entre les intestins et le foie, a de 10 à 12 centimètres de long, et dont les radicules sont dans les intestins et les ramuscules dans le foie : d'où la distinction de la veine porte abdominale et de la veine porte hépatique. La veine porte reçoit le sang de l'estomac, de la rate, du pancréas, des intestins, et le porte dans le foie : de là son nom. D'après les expériences de M. Claude Bernard, c'est au système de la veine porte qu'appartient l'absorption des matières nutritives nécessaires à la régénération du sang. Elle peut aussi remplacer, au besoin, les vaisseaux chylifères, comme on le voit chez certains oiseaux. Il y a des veines qui se dispersent comme les veines extrafasciennes comme les veines sous-cutanées, sans artères, d'autres, comme les veines profondes, qui suivent les artères du même nom. L'expansion des veines du corps, de la tête et du cerveau, diffère de celle des artères, et les grandes veines caves supérieure et inférieure, la veine porte, les veines du poumon et du cœur, n'accompagnent les artères que jusqu'à une certaine distance, tandis que nous observons le contraire au cordon ombilical et au membre viril, où deux artères accompagnent une veine. Quant au volume des veines, il est plus fort que celui des artères; aussi la capacité du système veineux est-elle plus grande que celle des artères. D'après Haller, la proportion entre les veines et les artères est de 9 à 4. Les anastomoses veineuses représentent de nombreux *plexus*, entrelacement de plusieurs branches ou filet de nerfs ou vaisseaux quelconques, qu'on rencontre au col de la vessie, à la prostate; elles couvrent certaines parties comme le rectum, la moelle de l'épine dorsale, les articulations des os et la glande du pénis, etc. Ces plexus veineux sont les plus fortement représentés dans toutes les parties que nous venons de nommer, d'où vient cette grande hémorrhagie que l'on observe après l'opération qu'exige le *carcinome*, qui se développe souvent après de longues ulcérations vénériennes. La physiologie nous apprend que la tension physique des veines est plus grande, pendant que leur contraction vitale est plus légère que celle des artères. Aussi voit-on que la veine s'enflamme lorsque la circulation veineuse est gênée par quelque cause intérieure ou extérieure, ou par une forte affluence du sang, comme, par exemple, pendant une forte exaltation respiratoire ou effort, alors que les veines du cou se gonflent fortement.

Les veines, néanmoins, possèdent une certaine contractilité, comme nous l'observons après une irritation mécanique, ou une excitation galvanique, ou lors de l'application du froid, alors que la veine se rétrécit. L'expérience par l'essence de térébenthine, l'acide sulfurique, l'alcool et les solutions caustiques a également démontré la contractilité des veines. Des blessures aux veines guérissent facilement, comme nous l'observons dans la phlébotomie.

Disons encore qu'à la suite des maladies veineuses, il arrive des rétrécissements qu'on appelle *sténoses*, de même que leurs cicatrisations se nomment *oblitérations*, et leurs dilatations se nomment *varices*. Quant à l'inflammation des veines, elle peut être en certains cas mortelle, ce qui a fait dire à sir Astley Cooper qu'il se laisserait plutôt faire la ligature de l'artère crurale que de la veine *saphène*.

LA FONCTION RESPIRATOIRE.

Pour en finir avec le système sanguin, il nous reste à parler de la respiration et de la circulation du sang. Chez tous les animaux, la respiration a pour objet d'introduire dans les poumons l'air atmosphérique afin de mettre les matériaux du sang veineux, mêlés à la lymphe et au chyle, en contact avec cet air pour en compléter l'*hématose* et donner au liquide les qualités vivifiantes propres au sang artériel. Les organes chargés de cette fonction sont les poumons dans les mammifères, les oiseaux, les reptiles, les branchies dans les poissons et les mollusques; chez l'homme on compte, outre le poumon, d'abord le pharynx ou arrière-bouche, qui reçoit l'air de la bouche et des fosses nasales, et le transmet au larynx qui l'envoie à la trachée-artère ou prolongation du larynx. La trachée-artère se divise en deux canaux appelés *bronches*, lesquels, en se ramifiant à l'infini, forment les poumons, où l'air va purifier le sang. Le mécanisme de la respiration est tout entier dans les mouvements successifs de la contraction et de la dilatation de la poitrine ou thorax et par suite des poumons eux-mêmes, mouvements que produisent successivement l'inspiration et l'expiration de l'air atmosphérique; chaque mouvement respiratoire est ainsi composé de deux temps : celui par lequel l'air est introduit, inspiration, et celui par lequel le fluide est rejeté en dehors, expiration.

L'homme respire environ 35 fois par minute

pendant la première année de la vie, 25 pendant la seconde année, 20 à l'âge de puberté et 18 pendant l'âge adulte. Les mouvements respiratoires varient beaucoup selon l'état de santé : ainsi, la respiration est fréquente ou rare, vive ou lente, égale ou inégale. Lorsque sous un nombre donné de respirations il en manque une, la respiration est intermittente, elle est sonore ou insonore suivant qu'elle se fait avec ou sans bruit ; elle est ensuite sifflante, *suspirieuse*, plaintive, lorsque l'air chassé des poumons par l'expiration produit un gémissement ; elle est *stertoreuse* lorsqu'elle fait entendre une espèce de ronflement. On évalue à 4,500 centimètres cubes la quantité d'air contenue ordinairement dans les poumons, et à 655 centimètres cubes celle qui entre dans la poitrine à chaque inspiration ou qui en sort à chaque expiration.

Finissons par quelques mots sur la circulation, du latin *circulus*, dont nous avons plus haut détaillé sommairement le mécanisme. Découverte en 1619, par l'Anglais Harvey, elle prend sa direction pour ainsi dire circulairement. Le sang des veines versé dans l'oreillette du cœur par la veine cave supérieure et inférieure, passe dans le ventricule droit correspondant ; de là il va dans les poumons par les

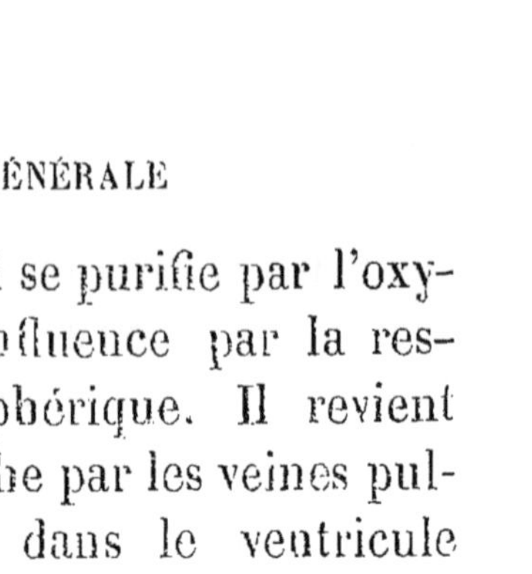

artères pulmonaires, où il se purifie par l'oxygène, dont il reçoit l'influence par la respiration de l'air atmosphérique. Il revient ensuite à l'oreillette gauche par les veines pulmonaires, puis il passe dans le ventricule gauche du cœur et de là dans l'aorte, gros tronc artériel qui, par ses branches, distribue le sang dans toutes les parties du corps. C'est pourquoi on a fait la distinction de la circulation pulmonaire et de la circulation par le corps, d'où viennent les noms de *grande* et de *petite circulation*.

SYSTÈME NERVEUX.

Pour bien comprendre les fonctions physiologiques du système nerveux et sa puissance vitale qui dirige la sensibilité et l'irritabilité, en un mot tous les mouvements de notre existence, il faut connaître la conformation du cerveau, de la moelle épinière et des nerfs. C'est ce que nous allons étudier rapidement avant de parler de la fonction physiologique de ce système.

Le *cerveau* (en latin *cerebrum*), nom vulgaire de l'encéphale, dessine ordinairement toute la masse contenue dans l'intérieur du crâne, masse qui se compose du cerveau proprement dit et du cervelet. Le cerveau proprement dit occupe toute la partie supérieure et antérieure de la cavité du crâne, s'étendant du front aux fosses occipitales supérieures et bornée en arrière par un repli de la dure-mère qui s'appelle tente du cervelet. Sa forme est symétrique, régulière, ovoïde, légèrement comprimée sur les côtés et aplatie en dessous. Sa face supérieure est divisée par une scissure profonde, en deux moitiés appelées hémisphères cérébraux, et présente à sa surface un grand nombre d'éminences (*flexus*) arrondies, ondulées, appelées circonvolutions cérébrales. La face interne du cerveau offre la commissure des nerfs optiques, un tubercule cendré, la tige et la glande pituitaire, la protubérance cérébrale, le *septum lucidum*, la glande pinéale, les ventricules moyens et latéraux.

Toute la masse du cerveau est contenue dans trois enveloppes, membranes appelées *méninges*, la pie-mère, l'arachnoïde et la dure-mère : cette dernière est la plus externe des trois. On distingue dans le cerveau deux substances : la corticale, grisâtre, molle, spongieuse, d'où naissent les filaments nerveux ; la médullaire, blanche, plus ferme, parsemée de rameaux vasculaires qui constituent ces mêmes filaments.

Le cerveau est, avec la moelle épinière qui en

est le prolongement, l'organe le plus important chez les animaux vertébrés; il est comme le réservoir de la sensibilité, des mouvements et de la vie. C'est le siége de l'intelligence chez l'homme et de l'instinct chez les animaux. Cet organe ne peut être blessé, comprimé ou mal conformé, sans que l'être auquel il appartient ne soit frappé de mort, de paralysie, d'idiotisme ou de quelque affection mentale. Au contraire, il a été reconnu aussi bien pour les différentes classes d'animaux que pour les divers individus dans l'espèce humaine, que l'intelligence grandit en proportion du volume du cerveau et de son parfait développement. Cependant toutes les parties ne sont pas également importantes dans l'appareil cérébro-spinal; la vie paraît surtout résider dans une portion fort resserrée, située vers la nuque, au point de réunion du cervelet et de la moelle allongée : c'est ce que des anatomistes appellent le nœud vital.

La moelle épinière, prolongement du cerveau, est reconnue comme une partie du système nerveux. Elle occupe toute la colonne vertébrale ou épine dorsale où elle donne naissance aux nerfs spinaux. La moelle épinière est sujette à des maladies fort graves que nous appelons *myélites* (ramollissement) provoquées par des excès sexuels, le rachitisme et le sang vicié.

On rencontre cette substance plus ou moins molle, douce et grasse renfermée dans l'intérieur des os longs, où elle occupe le canal dit médullaire. La moelle paraît formée de l'agglomération de petites vésicules membraneuses qui enveloppent un liquide huileux dont la consistance varie suivant l'endroit où il se trouve; ainsi donc dans les os longs elle est plus substantielle qu'entre les lamelles du crâne où elle est appelée *diploé*. Il est bon de dire ici qu'Ébel a cherché, lui, celle de la largeur de la moelle allongée vers sa base comparée à la plus grande largeur du cerveau. Dans l'homme ce rapport est d'un à sept; dans le dauphin d'un à treize et dans le macaque d'un à cinq. Il résulterait de cette règle que le dauphin aurait beaucoup plus d'intelligence que l'homme. Je laisse cette conclusion àM. Ébel; je crois qu'il a parlé un peu au hasard. Pour moi, je m'en réfère à Aristote, Pline, Galien et presque tous les physiologistes modernes qui ont dit que de tous les animaux l'homme offre la plus grande proportion de cervelle, et que c'est la haute raison qui distingue notre espèce. Le crâne de la femme contient 3 à 4 onces de moins de cervelle que celui de l'homme;

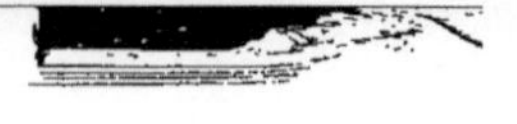

aussi la capacité de son cerveau est moins considérable.

Les nerfs représentent des cordes blanches qui servent de conducteur à la sensibilité et aux mouvements. Les nerfs sont composés de fils particuliers qui prennent naissance dans le cerveau, et comme nous l'avons dit, dans la moelle épinière. Ils se réunissent en racines, et les racines se divisent en branches pour se perdre dans la substance des organes.

Les nerfs sont de deux sortes : les uns fermes, d'un blanc brillant, se répandent principalement dans les muscles du tronc et de la peau ; les autres, d'un gris rougeâtre, plats et unis ensemble, appartiennent surtout aux viscères et accompagnent les vaisseaux sanguins. Les premiers sont appelés *nerfs cérébro-spinaux* ou nerfs de la vie animale. Ils forment un certain nombre de paires qui se détachent du cerveau et de la moelle épinière.

Parmi les paires, plusieurs se rendent aux organes des sens, ainsi les nerfs optiques, les nerfs olfactifs, les nerfs auditifs ou acoustiques et les nerfs du goût ; les autres portent la sensibilité à la peau, aux muscles du tronc et des membres, et le mouvement à ces derniers. Tous ces nerfs ont deux racines, l'une antérieure et l'autre postérieure, qui se réunissent bientôt à un seul cordon nerveux.

Les nerfs du second système sont appelés nerfs de la vie organique, et leur ensemble forme le nerf *grand sympathique* ou *trisplanchique*. C'est au moyen de ce nerf que nous ressentons le besoin d'aliments, l'impression de la faim et de la soif, la douleur intérieure; il sert à l'accomplissement des fonctions des viscères. En un mot, il n'est pas la plus minime fonction de notre corps à laquelle ce nerf ne donne la première impulsion.

Quant à la surexcitation nerveuse telle que nous la constatons, surtout chez la femme, elle donne lieu à de graves et dangereuses maladies.

CONSIDÉRATIONS PHYSIOLOGIQUES SUR LE SYSTÈME NERVEUX.

Bichat divisait le système nerveux en système animal et en système végétal. Chacun d'eux se partage en partie centrale et en partie périphérique. Le système animal réside dans le cerveau, la moelle épinière et dans les nerfs des deux. L'ensemble de ces trois parties présente le système cérébro-spinal. Quant au système végétal, son influence s'étend principalement à la nutrition, la circulation, la sécrétion et l'excrétion, en un mot à toutes les fonctions organiques indépendantes de notre volonté.

Mais quoiqu'il y ait une ligne de démarcation entre les fonctions des deux systèmes animal et végétal, ils diffèrent plutôt par leurs propriétés anatomiques que par leur construction. Leur divergence physiologique n'est pas moins précaire que l'anatomique, car les nerfs de l'un et de l'autre de ces systèmes se confondent très-souvent par un échange de leurs fibres nerveuses; cependant il est des cas où l'un agit seul sous l'influence des fibres nerveuses de l'autre. Nous en trouvons un exemple chez les animaux vertébrés où les nerfs du système cérébro-spinal peuvent entièrement remplacer le système végétal qui n'existe pas. Néanmoins on a observé que les nerfs des deux systèmes sont de deux sortes, les uns qui vont sans interruption de leur origine à la fin sans augmenter ni diminuer en volume et qui ne donnent jamais de rameaux, et les autres, au contraire, qui subissent quelques changements, se mêlent au système lymphatique et forment le *nerf ganglionnaire*. Les ganglions résultent d'un entrelacement des fibres nerveuses et des vaisseaux unis entre eux.

Les anastomoses sont des nerfs qui se réunissent également au moyen d'embranchements.

On dit qu'elles servent à la circulation du sang et du fluide nerveux que l'on suppose exister dans les nerfs.

PROPRIÉTÉS PHYSIOLOGIQUES DE LA PARTIE ANIMALE DU SYSTÈME NERVEUX.

Disons d'abord qu'il n'y a pas encore longtemps qu'on a cherché à approfondir la fonction physiologique du système nerveux par la voie expérimentale ou physique. Il a fallu un Bell pour oser le premier attaquer ce système, auquel les anciens craignaient de toucher à cause du respect qu'ils professaient pour lui quand ils disaient que les nerfs étaient dominés par des esprits qui se cachaient dans les nerfs cérébro-spinaux. Aussi tout l'incompréhensible a-t-il été attribué à l'influence nerveuse. *Charles Bell*, Anglais spéculatif, qui, lui, n'avait pas peur des esprits, a donc osé détruire la superstition et citer les nerfs devant le forum de la science. C'est ainsi que nous avons acquis beaucoup d'éclaircissements sur les fonctions physiologiques du système nerveux, qui jusqu'alors n'était guère connu que de nom. Il est vrai qu'aujourd'hui même nous ne comprenons pas plus l'action des nerfs que la nature de leur existence. Probablement nous ne les comprendrons jamais. Néanmoins nous connaissons les lois qui obéissent à l'activité vitale des nerfs et qui analysent les phénomènes pour les réduire à de simples principes. Ainsi nous savons que les nerfs sont les conducteurs des impressions qu'ils transmettent des organes centraux à la partie périphérique et *vice versâ*. Cette transmission se fait avec une rapidité incalculable. Quant à la direction des nerfs, elle a lieu de deux manières; ainsi ceux des nerfs qui dirigent l'impression *centripétalement* sont appelés sensitifs ou nerfs de sensibilité, ou cérébro-spinaux et ceux qui dirigent *centrifugalement* sont les nerfs motoriques ou nerfs des mouvements. Or le cerveau et la moelle épinière sont le centre du système animal, les ganglions celui du système végétal.

La sensation nerveuse (qui peut être provoquée par une impression mécanique chimique, ou dynamique) se fera sentir d'après la qualité du nerf. Si c'est un nerf sensitif, il produira la sensibilité ; si c'est un nerf motorique, il produira la contraction du muscle auquel il aboutit. Il est bon de faire remarquer en passant que la douleur, impression de la sensibilité, se fait seulement sentir par le nerf sensitif.

Il est encore reconnu comme loi permanente et stable que l'impulsion nerveuse a la propriété de fixer le degré et le mouvement du sentiment nerveux. Les fonctions physiologiques telles que la déglutition, la modification des mouvements respiratoires, comme la toux, l'éternument, etc., sont produites à la fois par des nerfs sensitifs et motoriques ou involontaires, et elles sont connues sous le nom de mouvements réflexes. Comme la sensation nerveuse produit la réaction de l'irritation du nerf, le nerf est l'expression de sa vie et de la manière dont il agit. Pourquoi un nerf réagit-il sur la sensibilité, un autre sur les mouvements? voilà ce que la science n'a encore pu approfondir. Ce qui est certain, c'est qu'il y a des nerfs qui produisent des impressions spéciales et fixes : ainsi les nerfs des sens, et d'autres qui sont destinés à dénoncer la sensibilité générale, et les sensations de plaisir, de douleur, de chaleur, de froid, de compression, de résistance, etc., etc.

Je dois encore parler de l'irritabilité des nerfs qui résulte de la réaction nerveuse sur l'irritation. Selon que l'irritabilité est plus ou moins grande, plus ou moins grand sera le réflexe nerveux. L'irritabilité est donc le moyen et le réflexe le but. C'est d'après cette sage subordination de l'une à l'autre que nous comprenons le besoin de repos et de sommeil, car en donnant du repos à l'irritabilité nerveuse, on en donne à la sensibilité.

Quant à la contractilité nerveuse, il paraît qu'elle n'est pas grande, ainsi que le démontre l'expérience du nerf coupé en deux, qui ne se contracte que très-peu, et la légère contraction qu'il offre est plutôt attribuée à sa gaîne qu'à ses fibres. Mais la régénération des nerfs est assez prompte quoique leurs éléments nutritifs soient très-légers, c'est, à ce qu'on présume, à cause de la trop petite quantité de sang qui se trouve dans la moelle des nerfs. Cependant le nerf coupé en deux se réunit après la guérison par des filaments nerveux, lorsque toutefois il n'est pas d'une grande importance.

CONSIDÉRATIONS SUR LES PROPRIÉTÉS PHYSIOLOGIQUES DU SYSTÈME VÉGÉTAL.

C'est surtout le système du grand sympathique et les ganglions qui sont les représentants de ce système qui, comme nous l'avons dit, étend son influence sur la nutrition et la circulation, recevant des fibres nerveuses du système cérébro-spinal. On a beaucoup discuté sur l'influence réciproque que ces deux systèmes exercent l'un sur l'autre. Ainsi, *Volkmann* reconnaît dans le système végétal des éléments indépendants du système cérébro-spinal, tandis que *Valentin* le soumet à une dépendance presque entière de celui-ci. Il y a des fonctions physiologiques auxquelles prend part tout le système nerveux, tels que la palpitation du cœur, l'oppression de la poitrine, le changement de couleur du visage au moment de certaines émotions, etc., etc.

Il y a des cas où les nerfs cérébro-spinaux peuvent suspendre leur action et prendre une attitude entièrement passive, comme on le voit dans le sommeil, l'évanouissement et l'apoplexie. Nous en trouvons un autre exemple dans la digestion, la nutrition et la circulation, ce qui prouve que la partie végétale du système nerveux possède, comme le dit Volkmann, de la vitalité animale et végétale tout à la fois ou sensitive et motorique. Mais cela n'empêche pas que les deux systèmes agissent l'un sur l'autre par l'influence réciproque de leurs branches nerveuses. Par cette connaissance précise de la fonction physiologique du système nerveux, on est parvenu à perfectionner le traitement des maladies nerveuses et à distinguer la partie centrale ou sensitive de la partie périphérique ou motorique des nerfs.

Par la connaissance physiologique du système nerveux, nous savons diagnostiquer la maladie, appelée *prosopalgie* ou douleur *fothergille*, provenant d'une irritation continuelle du nerf facial, pour la guérison de laquelle on opérait autrefois la section de nerfs qui étaient dépourvus de sensibilité.

Aujourd'hui, on sait également par Bell, que la sensibilité des nerfs provient de leur racine antérieure et leur mouvement de la racine postérieure, ce qu'il est important de connaître dans les cas d'opérations.

Bell, Bichat et Muller nous ont légué de ces grandes expérimentations physiques sur la nature de la vie physiologique des nerfs, ainsi que sur leurs propriétés. Par la physiologie des nerfs nous comprenons aussi la différence qui existe entre les deux actions nerveuses basées sur des qualités physiologiques distinctes : je veux parler de la paralysie anesthésique qui suspend la sensibilité et de la paralysie proprement dite qui enlève le mouvement.

Quant à la section nerveuse, nous savons également par la physiologie que lorsqu'on a à faire cette opération, on ne doit pas la pratiquer à l'extrémité qui correspond avec les parties centrales, mais bien au côté périphérique du nerf. Couper un nerf dans son centre, c'est enlever la vie à l'organe auquel il appartient.

Puisque nous parlons de la section des nerfs, je dirai que mon illustre compatriote, le professeur Hyrtl, recommande aux chirurgiens qui ont à pratiquer l'opération, de porter le premier coup sur le nerf, car une fois le nerf divisé, toute blessure subséquente causera moins de douleur.

Ceux qui ont assisté à des opérations comme la castration, ont entendu les cris de douleur des patients à cette époque où l'on ne pratiquait pas encore l'anesthésie, car la section des nerfs termine l'opération au lieu de la commencer.

Cette extrême sensibilité des nerfs fait beaucoup souffrir les malades, et le professeur Hyrtl nous raconte, à ce sujet, l'amputation du bras de *Nelson*, où l'opérateur, en se hâtant, avait lié quelques branches nerveuses importantes avec la ligature des artères, ce qui occasionna à l'illustre Anglais des douleurs si atroces qu'on fut obligé de relâcher les artères.

S'il ne s'agissait que de petits nerfs étranglés avec l'artère, la chose serait sans conséquence; mais il n'est pas de même quand il s'agit de rameaux nerveux importants.

Nous finirons ces considérations physiologiques en disant que chaque irritation nerveuse a une glande sur laquelle elle agit. Ainsi la colère irrite le foie, la volupté excite les testicules, la peur agit sur les reins, la tristesse sur la glande lacrymale, tandis que la gaîté factice, produite par le vin, agit sur tout le système glandulaire.

CONSIDÉRATIONS SUR LA PHYSIOLOGIE DES SENS.

L'homme est né avec le besoin de connaître et de se rendre compte de toutes les impressions qui le frappent. Il est donc nécessaire qu'il soit pourvu d'organes qui lui sont indispensables autant que l'air qu'il respire. Ce n'est qu'à l'aide des sens que nous pouvons comprendre les phénomènes du monde externe et les modifications qui se manifestent dans notre corps et notre âme. Malgré les différences apparentes des sens, ils ont entre eux les rapports les plus intimes par la ramification des nerfs. Par les sens nous apprenons l'impression matérielle qui se communique à la sensation intérieure, ou la modification éprouvée par l'âme à la suite de l'impression. Il peut y avoir impression sans qu'il y ait sensation, par exemple dans la paralysie, et quelquefois sensation sans qu'il y ait impression comme dans les rêves.

On distingue des sensations extérieures qui proviennent des objets extérieurs et qui exigent l'action des organes des sens, et des sensations intérieures, qui naissent sous l'influence des stimulants intérieurs : telles sont celles qui provoquent l'appareil digestif et qui donnent naissance à l'appétit.

Une fois le sens frappé par un objet intérieur ou extérieur quelconque, un ébranlement se produit qui est transmis à un centre sensitif interne qu'on appelle sensation, qui paraît être le reflet de l'âme. Cette transmission se fait au moyen de cet appareil merveilleux du système nerveux que nous avons décrit.

Les sens déjà connus des anciens sont : la vue, l'ouïe, l'odorat, le goût et le tact ; ils correspondent à autant de classes de sensations et à autant d'organes, tels que l'œil, l'oreille, le nez, le palais et la peau. Les opérations de ces sens sont désignées par les mots de vision, d'audition, d'olfaction, de gustation et de toucher. On les a divisés en externes qui ont la faculté de s'exercer par l'intermédiaire des organes du corps, comme la vue et l'ouïe, et en intérieurs ou facultatifs du jugement qui forment la conscience, le vrai sentiment et qui apprécient le bien, le mal, le beau de la morale et du goût esthétique. Les philosophes, bien qu'ils soient tous d'accord sur la grande importance des sens, dans l'acquisition de nos connaissances, diffèrent néanmoins dans leur manière de les juger. Ainsi Aristote, Épicure, Diderot et Condillac disent que les sens sont l'unique source de toutes nos idées (*nihil est in intellectu quin prius fuerit in sensu*), et les autres qui ont à leur tête Platon, Leibnitz et Kant, disent que le sens ne vous fournit que les connaissances premières (*nihil est in intellectu quin prius fuerit in sensu nisi ipse intellectus*). Il y a encore une secte, celle des sceptiques, dont les uns considèrent les sens comme le seul fondement de la certitude, tandis que les autres leur refusent tout crédit en s'appuyant sur les illusions auxquelles ils nous exposent.

D'après ce que nous venons d'admettre, il est évident que les organes sensuels forment le lien qui unit l'esprit de l'homme au corps physique, auquel ils donnent la première impulsion pour son développement intellectuel, l'élévation de son esprit et dont ils enrichissent les idées et la compréhension.

Avant de donner la description spéciale des sens, je désire parler de certains sens de l'homme qui sont moins intenses, mais plus délicats et plus variés que chez les animaux. *Démocrite* disait que les dieux et les bêtes avaient des sens plus parfaits que l'homme, lequel est placé entre eux comme un moyen terme. En effet, l'ouïe paraît moins sensible chez l'homme que dans le lièvre et dans l'oiseau. L'homme ne peut pas ouïr d'aussi loin les bruits faibles qu'entendent la plupart de ces animaux. Il en est de même pour l'odorat. Ainsi nous savons que le chien évente le lièvre de loin ; le sanglier découvre, à travers une couche épaisse de terrain, les émanations des truffes, et les *vautours* venaient d'Afrique à Marseille dévorer les cadavres des Romains immolés à l'ambition de César. Il n'y a que l'odorat de l'homme sauvage qui a les canaux olfactifs aussi développés que celui de certains animaux. On sait que des Brésiliens et des Péruviens distinguent à la piste un Espagnol d'un Français. Mais, en revanche, c'est le tact et le toucher qui est à la perfection de l'homme, parce que ses mains et ses pieds sont privés de poils ; aussi le tact de la femme est beaucoup plus sensible que celui de l'homme, car ses mains ont beaucoup moins de poils que le mâle.

Le tact, qui a pour organe principal la peau ou enveloppe cutanée du corps, est le plus universel de tous nos sens, car il n'est pas une influence physique ou morale à laquelle la peau ne soit plus ou moins intéressée. La peau est parsemée de nerfs sensitifs qui lui donnent cette sensibilité particulière qui la distingue et se manifeste d'après la sensation de la douleur ou de la volupté que l'objet provoque sur cet organe, sensibilité à laquelle l'activité musculaire contribue essentiellement en ce qui concerne le toucher qui nous fait connaître l'étendue, la forme, la qualité, la solidité de la surface des corps. Elle est également sillonnée de vaisseaux cutanés qui saignent à la moindre égratignure. Outre la peau et son épiderme, ce sont les glandes, les tissus cornés et les cheveux qui appartiennent au sens du toucher. Je ne parlerai spécialement que des cheveux, ornement physique des deux sexes.

Les cheveux se composent de deux parties essentielles : le bulbe ou racine qui reçoit sa nutrition d'une glande située dans le derme, et la tige ou cheveu proprement dit ; ce dernier est lui-même formé de deux côtés superposés, l'un intérieur, qui reçoit des nerfs et des vaisseaux sanguins et contient une moelle, *pigment*, à laquelle les cheveux doivent leur couleur ; l'autre extérieur, tubulaire, transparent et analogue à la substance des tissus cornés des animaux.

On y trouve par l'analyse : du fer, du soufre,

de la chaux, de la silice et une huile dont la couleur varie avec celle des cheveux. La forme, la couleur, le nombre des cheveux varient suivant le sexe, le pays, le climat et les races.

Les cheveux sont fins et soyeux chez les blancs, laineux et crépus chez les nègres : ils sont extrêmement sensibles aux variations atmosphériques; l'humidité les allonge et la sécheresse les contracte, aussi s'en sert-on dans la construction de l'hygromètre, instrument qui sert à apprécier le degré d'humidité de l'air, c'est-à-dire à mesurer la force élastique de la vapeur d'eau qu'il renferme. Les cheveux subissent certains changements; ils deviennent blancs ou tombent par le progrès de l'âge ou par suite de maladies d'albinisme propres à certains individus dont la peau est blafarde ou d'un blanc fade, et dont les yeux rouges et pâles ne peuvent supporter la lumière du jour. Cette anomalie est due à l'absence du *pigment*, matière qui colore la peau, les yeux et les cheveux. On appelle ces individus *albinos;* on en trouve surtout en Afrique parmi les nègres, plus que dans tous les autres pays; ce qui leur a fait donner le nom de nègres blancs. On a observé que les albinos mâles sont généralement impuissants, mais que les femmes peuvent devenir mères. Chez les animaux, l'albinisme est très-fréquent. C'est à cette maladie qu'est due la blancheur du poil chez les éléphants, les serins, les cerfs, les chiens, les lapins et chez certains merles ; car le merle blanc, pour être rare, n'en existe pas moins. Il y a une autre maladie des cheveux qu'on appelle *canitie*, du latin *canus*, blanc, qui blanchit les cheveux à une époque prématurée dont on ne connaît pas parfaitement la cause, et qui se produit souvent très-soudainement ; de sorte qu'on a vu des personnes dont les cheveux ont blanchi en quelques heures après une émotion violente.

Une autre maladie des cheveux, c'est l'*alopécie*, du grec *alopex*, renard, à laquelle sont surtout sujets les animaux atteints de la gale. Cette maladie a beaucoup de ressemblance avec la calvitie, mais elle s'en distingue en ce que la chute résultant de l'alopécie est temporaire, tandis que celle résultant de la calvitie est permanente. La calvitie, du latin *calvus*, *chauve*, est donc la privation absolue des cheveux. On dit qu'elle est naturelle, mais bien rarement. Elle est accidentelle quand elle arrive subitement à la suite d'une maladie ; elle est prématurée quand elle survient dans la jeunesse, et dans ce cas elle est ordinairement le résultat d'excès; elle est naturelle aussi quand elle est due au progrès de l'âge et incurable malgré toutes les promesses de guérison que le charlatanisme insère à la quatrième page des journaux. Ce qui est constant, c'est que le progrés de la canitie comme ceux de la calvitie peuvent être hâtés par les fatigues du corps et celles de l'esprit, par les excès de tous genres, les émotions fortes et les chagrins.

Comme moyen curatif on a beaucoup recommandé de raser fréquemment la région dénudée (ce que je ne recommanderai pas, de peur de perdre encore le peu de cheveux que l'on a). Je recommanderai plutôt des lotions émollientes si la peau est sensible et irritée, et toniques, au contraire, lorsqu'il s'agit de réveiller l'action des follicules pileuses; on y joindrait des frictions faites avec un mélange d'huile d'amendes douces et de rhum.

LA CHEVELURE.

Il ne serait pas sans intérêt de dire deux mots sur la chevelure et les coiffes. Rien n'a été plus soumis aux caprices de la mode que la chevelure : les Hébreux portaient les cheveux dans toute leur longueur; les prêtres seuls se les faisaient couper; les Grecs les portaient aussi fort longs en les partageant sur le front, et ils les frisaient de manière à en former un toupet. Les premiers Romains portèrent les cheveux longs jusqu'à l'an 454 de Rome (300 ans av. J.-C.); depuis ils les portèrent courts, et une chevelure longue devint la marque des mœurs efféminées. Chez les Gaulois, au contraire, et chez les Francs la longue chevelure était une marque d'honneur et de noblesse : on sait que les Mérovingiens sont vulgairement appelés les rois chevelus. Plusieurs peuples barbares de la Germanie réunissaient les cheveux en un gros faisceau lié derrière la tête; chez la plupart des peuples anciens une tête rasée était un signe d'esclavage, et encore aujourd'hui plusieurs ordres monastiques portent les cheveux ras en signe d'humilité. Les mahométans et les Arabes se rasent complétement la tête : il en est de même des Chinois; mais ceux-ci gardent au sommet une houppe quelquefois très-longue. En France on porta les cheveux longs jusqu'à François Ier, qui pour cacher une cicatrice qu'il avait au visage, amena la mode de porter la barbe longue et les cheveux courts. Louis XIII changea cette mode, et c'est ce qui amena l'usage des perruques, qui acquirent sous Louis XIV une dimension extraordinaire. Sous Louis XV on commença à porter la poudre et la queue, dont l'usage se maintint en France jusqu'à la fin du XVIIIe siècle. Vinrent alors la chevelure à la Titus et les différentes sortes de coiffures que nous voyons aujourd'hui, et qui, grâce au bon goût de nos dames, diffèrent des coiffures d'autrefois qui avaient leur nomenclature, telles que coiffe à la duchesse, à la solitaire, à la chien, à la mousquetaire, à la croissant, à la firmament, à la dixième ciel, à la souris, etc., coiffes qui demandaient presque l'assistance d'un serrurier pour être parfaites.

ORGANE VISUEL.

L'œil, dans lequel sont représentés tous les systèmes de notre corps, est composé du globe oculaire et de ses annexes. C'est un des plus délicats et des plus précieux sens de l'homme. Milton l'a bien senti, lorsqu'il a médité son *Paradis Perdu*, lui aveugle, forcé d'avoir recours à sa femme et à ses deux filles qui écrivaient sous sa dictée. Soignons donc cet organe, véritable merveille, couché dans l'orbite osseux et solide du crâne.

Il est composé de la sclérotique, appelée vulgairement le blanc de l'œil, percée en arrière pour le passage du nerf optique, de la cornée transparente, de la choroïde, de l'iris, de la rétine, du corps vitré, du corps cristallin et du corps lenticulaire. Ces organes sont divisés par le cristallin en deux chambres. Le globe oculaire est formé d'après les lois physiques d'une vraie chambre noire de la plus haute perfection. Quant aux parties accessoires qui servent à la protection du globe, ce sont les paupières, les sourcils, les cils, la glande lacrymale et les muscles oculaires.

LE GOUT.

Le goût, du latin *gustus*, est le sens qui perçoit et discerne la saveur; l'organe principal du goût est la langue, surtout sa partie antérieure les bords qui sont recouverts de papilles nerveuses très-sensibles. Quant à l'impression produite par les corps sapides, elle est d'autant plus forte qu'ils sont plus semblables et mieux divisés; le goût s'émousse par des impressions trop violentes et trop multipliées, de même qu'il se perfectionne par l'exercice, comme nous le voyons dans la digestion des comestibles et des boissons et dans la faim. Le goût est très-actif quand la faim se fait sentir;

quand celle-ci est calmée, les saveurs sont moins bien perçues et deviennent désagréables même.

Le goût s'altère par l'effet de l'âge et des maladies, il fournit par là de précieuses indications aux médecins, notamment dans les fièvres bilieuses, les maladies de l'estomac et les empoisonnements, etc.

L'OUÏE.

L'ouïe est le plus puissant en ce que il anime les autres sens, il est celui par lequel on perçoit les sons. Il a pour organe les oreilles qui siégent des deux côtés du crâne, et qui sont composées, 1° de l'oreille externe formée du pavillon ou auricule et du conduit auriculaire ou auditif externe; 2° de l'oreille moyenne logée dans l'os temporal, de la trompe d'Eustache et des quatre osselets qui sont le marteau, l'enclume, l'os lenticulaire et l'étrier; 3° de l'os interne logé plus profondement dans le rocher de l'os temporal, qui comprend le labyrinthe. Les rayons sonores sont successivement reçus et réfléchis dans toutes ces cavités, jusqu'à ce qu'ils viennent ébranler le nerf acoustique situé dans la cavité la plus profonde.

La caisse du tympan est la partie où les ondes sonores viennent aboutir ; sa membrane agitée par l'air, en se mouvant, communique aux marteaux les vibrations qu'elle éprouve ; du marteau, elles sont transmises à l'enclume, de l'enclume à l'os lenticulaire, et de celui-ci à l'étrier; elles pénètrent ensuite dans le vestibule et dans le limaçon et finissent en faisant leur impression sur le nerf auditif. Quant aux animaux, l'organe de l'ouïe n'est bien distinct que chez les vertébrés et les mollusques céphalopodes.

L'ODORAT.

L'odorat est un luxe de sens et celui qui perçoit les odeurs ; son siége est dans le nez (*nasus* en latin), éminence osseuse composée de deux parties, les os nasaux et la partie moyenne le cartilage, située au milieu de la face de l'homme et qui forme la partie extérieure de l'organe de l'odorat. Le nez est tapissé à sa face intérieure de la membrane muqueuse ou pituitaire, toujours humide et dans laquelle se ramifie à l'infini le nerf olfactif ; il n'est pas sûr que les odeurs agissent sur ce nerf par l'ébranlement ou la présence matérielle des molécules odorantes. Ce sens nous procure des jouissances délicieuses, mais souvent aussi il est la source de sensations désagréables. Chez la plupart des animaux c'est un guide sûr qui leur fait rechercher ou éviter telle ou telle nourriture. Il y a un grand nombre d'espèces, le chien par exemple, chez lequel l'odorat est beaucoup plus parfait que chez l'homme; chez les oiseaux l'odorat ne paraît pas développé, l'excellence de leur vue y supplée parfaitement.

CONSIDÉRATIONS SUR LE SYSTÈME DIGESTIF.

Ce système forme dans toute son étendue le canal ou conduit naturel qui passe tout le long du corps, depuis la bouche jusqu'au *rectum*. L'activité vitale de ce tube consiste dans l'extraction de la substance nutritive des aliments et de leur transformation en sang, qui est le moyen le plus vivifiant de notre existence. La production continuelle de la matière nutritive et l'évacuation de celle qui est devenue inutile et morte, voilà la fonction constante du tube intestinal; cette activité est confiée aux organes digestifs. Comme le chimiste, lorsqu'il a séparé une matière simple d'un corps composé, la soumet à toute espèce d'analyse, la divise, la coupe en infiniment petits, la pulvérise, l'altère par des liquides, la traite par des acides, la verse d'un ustensile dans un autre, lui applique de nouveaux agents réactifs en rejetant le reste des matières qui ont perdu toute leur force réactive, de même le tube digestif fait subir à la matière alimentaire différentes fonctions successives, à commencer par la mastication suivie de la salivation, la déglutition, la digestion stomacale et intestinale, pour finir par la sécrétion et l'excrétion.

La cavité buccale qui comprend les dents et les glandes salivaires, les organes de la déglutition, c'est-à-dire la trachée et l'œsophage, les organes digestifs de l'estomac qui sont le gros intestin avec ses annexes, les organes glandulaires, le pancréas, la rate et le *rectum*, forment dans leur ensemble ce qu'on appelle le canal intestinal ou le tube du système planchnique.

Spécialement je ne ferai mention que des dents, parce que la dentition enlève souvent les enfants les mieux portants; les dents sont placées dans les deux mâchoires supérieure et inférieure. Avant d'en faire la description, je vais esquisser en peu de mots la conformation de la bouche qui forme l'entrée du canal alimentaire; elle est circonscrite en haut par la voûte palatine, en avant par les lèvres, en arrière par le voile du palais et le pharynx et sur le côté par les joues. Les parois de la bouche sont tapissées par une membrane muqueuse, les gencives, la langue et les glandes salivaires. La bouche renferme en outre l'organe du goût, elle sert à la respiration, à l'articulation des sons, à la succion et à la mastication. Or cette mastication se fait au moyen des dents. Elles sont au nombre de trente-deux, savoir : huit incisives sur le devant, quatre canines des deux côtés, huit molaires dont les quatre dernières ne poussent que très-tard et qu'on appelle *dents de sagesse*. Chaque dent se compose d'une couronne que nous voyons, d'une racine implantée dans une cavité appelée alvéole et d'un col qui sépare la racine de la couronne; placées dans la mâchoire, les dents sont sans contredit un des pricipaux charmes de la femme, surtout quand elles ne sont pas empruntées à l'art du dentiste. Quant au caractère physiologique des dents, quoique la nature commence presque dans la première période leur développement dans l'embryon, dans le troisième mois, la formation des dents ne commence que dans le sixième ou septième mois après l'accouchement. C'est alors qu'on voit paraître aux mâchoires inférieures les petites dents, et après un intervalle de quatre à six semaines les autres se montrer.

Par sa qualité extérieure, la dent appartient au système osseux, et par son développement aux tissus cornés. Il est démontré que la dent est en rapport avec la membrane muqueuse de la bouche et qu'elle a ses vaisseaux et ses nerfs, qu'elle possède un procès nutritif, qui n'est pas assez connu, mais qui existe et la preuve ce sont les maladies auxquelles les dents sont sujettes, et les métamorphoses auxquelles elles sont exposées pendant certaines maladies, telles que l'étisie, la fièvre typhoïde et les maladies dentaires.

LA MASTICATION.

La mastication divise les aliments solides pour qu'ils soient plus facilement imprégnés de salive, avalés et digérés. La perfection de la mastication exerce la plus grande influence sur la digestion et par suite sur la santé.

Salivation, dite ptyalisme, est une sécrétion surabondante que la salive détermine soit d'une manière locale par l'usage des masticatoires irritants, soit d'une manière générale sous l'influence d'une cause qui agit sur toute l'économie et notamment des préparations mercurielles. Dans ce dernier cas, elle est acompagnée d'un goût cuivré et du gonflement des gencives; l'haleine devient alors fétide et les dents semblent allongées et vacillantes. Les purgations combattent la salivation maladive; mais la salive qui se mêle au bol alimentaire est un liquide qui humecte la bouche. Sécrétée par les glandes salivaires la salive est une humeur inodore, transparente et un peu visqueuse. D'après Berzelius, la salive est composée de 992,9 part. d'eau, de 2,19 d'une matière animale particulière soluble dans l'eau de 1 — 4 de moins de 1 — 7 de chlorhydrate de potasse et de soude de 0 — 9 de lactate de soude et de matière animale et de 0,2 de soude. D'après M. Bernard il y aurait trois espèces de salives : la première lubréfie, la seconde imbibe, pénètre les aliments et en dissout les principes solubles et la troisième qui favorise la perception des saveurs.

LA DÉGLUTITION.

C'est une fonction physiologique par laquelle les aliments, de la bouche passent dans l'estomac. La luette, l'isthme du gosier, ouverture qui occupe le fond de la bouche, le pharynx ou arrière-bouche, l'épiglotte, valvule fibro–cartilagineuse au-dessous de la base de la langue et l'œsophage sont les organes par lesquels le bol mastiqué doit passer dans l'estomac par l'ouverture cardiaque.

LA DIGESTION.

Du latin *digerire* (dissoudre), est une fonction en vertu de laquelle les substances alimentaires introduites dans le corps, y subissent une élaboration qui les partage en deux portions, ayant chacune une destination essentiellement différente, l'une servant à la réparation du corps, l'autre destinée à être rejetée au dehors. Chez l'homme, après le travail préliminaire de la mastication, les aliments sont transmis comme nous l'avons démontré par la déglutition dans l'estomac. Là, le bol alimentaire est dissous par le suc gastrique ; il subit en même temps les douces pressions des parois membraneuses et contractiles de l'estomac ; soumis à l'influence de la chaleur ou de l'humidité il se trouve après quatre ou cinq heures converti en une pulpe grisâtre et homogène qu'on appelle le *chyme*. Celui-ci passe par petites portions à travers une ouverture qu'on appelle le pylore de l'estomac, dans le gros intestin, *duodenum*, où sa présence produit une excitation qui détermine un afflux de bile et de fluide pancréatique dont le contact lui fait subir une seconde digestion. Ainsi *élaboré* par ce fluide, la masse chymeuse passe dans les intestins grêles ou vaisseaux *chylifères* ou absorbants, en extrayant les éléments nutritifs qui sous le nom de chyle sont portés dans le torrent de la circulation.

A mesure qu'il fournit l'absorption, le chyme prend une couleur plus foncée et une consistance plus grande; modifié encore par les mucosités intestinales il arrive au gros intestin où il se réduit et se colore de plus en plus et acquiert une fétidité qu'il n'avait pas jusqu'alors; enfin parvenu au *rectum* il est rejeté en dehors comme *caput mortuum*.

L'ABSORPTION ET L'EXCRÉTION.

La première se fait par les vaisseaux absorbants, comme nous l'avons décrit; les vaisseaux lymphatiques qui absorbent et pompent, tant à l'intérieur qu'à l'extérieur de tous les organes, un fluide dit lymphatique, qu'ils transmettent dans la masse du sang par l'excrétion; tout le résidu, devenu inutile à l'économie animale est expulsé, tels que la sueur, la salive, l'urine, les matières gazeuses, séreuses, muqueuses, bilieuses et fécales, que nous décrirons dans la partie pathologique de cet ouvrage.

PARTIES ESSENTIELLES DE LA PHYSIOLOGIE.

Pour compléter l'étude physiologique dont je viens d'exposer les principaux systèmes qui constituent l'organisation du corps, j'ajouterai dans ce résumé général les organes accessoires directement ou indirectement intéressés aux fonctions de ces systèmes. Il est vrai que j'ai souvent touché à l'anatomie, mais c'était indispensable pour donner une idée exacte de la physiologie, qui traite les fonctions par lesquelles la vie se manifeste et de laquelle est inséparable l'anatomie, qui s'occupe essentiellement de la structure des organes.

En effet, la physiologie sans l'anatomie est un corps sans âme, leur séparation est absolument impossible. La physiologie, comme l'avaient traitée Hippocrate, Aristote et Gallien (*De usu partium*), qui, les premiers, ont donné des notions sur les fonctions de la vie, n'était rien à côté de celle qui commence avec Harvey, qui fit faire le plus grand pas à cette science, lorsqu'il découvrit la circulation du sang. Mais c'est surtout Haller, le premier, qui donna à la physiologie le nom qu'elle porte, et cette science a été cultivée depuis par Bichat, Muller, Belle, Magendie, Claude Bernard, etc.

Les physiologistes se divisent en deux camps : les uns expliquent tout par le mécanisme ou par les actions chimiques : tels sont Baglivi et Boerhaave; les autres admettent, pour expliquer la vie, un principe immatériel, qui est l'âme : tels sont Stahl et ses disciples, auxquels appartient l'École de Montpellier ; tous sont appelés des vitalistes.

Au milieu de ces deux systèmes, l'expérience m'a appris qu'il est faux et dangereux de s'attacher à une doctrine exclusive et erronée, quoique tout système renferme du vrai et du bien. Il faut donc savoir faire un choix éclairé dans ce qui paraît le plus raisonnable et ce qui paraît toucher de plus près à la vérité, c'est ce que j'ai fait. C'est cet esprit qui m'a guidé en écrivant ce livre, et qui me guide dans toutes mes actions intellectuelles et morales. Ainsi, je reviens à la description des organes accessoires intéressés aux fonctions des divers systèmes.

Je commence par le TISSU, produit primitif de nos organes (*cytoblastème*). Ce tissu est d'une grande élasticité et d'une grande contractilité, et il est le véritable siége de tous les vaisseaux et de tous les nerfs. De là l'extrême sensibilité douloureuse qu'occasionnent les maladies qui réduisent plus ou moins son volume d'après l'organe atteint. Mais grâce aussi à la force reproductive de ce tissu, il sert de moyen équivalent là où l'organe a été enlevé par opération, comme nous le voyons, par exemple, pour le testicule et le globe oculaire, dont il comble souvent les lacunes.

La faculté résorbante de ce tissu n'est pas moins grande, comme nous l'observons dans l'infiltration maladive qui paraît et disparaît avec la même rapidité.

Il est des cas où le volume de ce tissu peut être hypertrophiquement augmenté par des excroissances cutanées en produisant de fausses membranes et des oblitérations. Tout cela nous donne une idée de l'énergie et de l'activité végétative de ce tissu connu généralement sous le nom de *tissu cellulaire*.

Il prend diverses dénominations, suivant les organes qu'il matelasse. C'est ainsi qu'il y a des tissus cellulaires sous-cutanés, sous-membraneux, sous-séreux et parenchymateux.

Il y a des cellules qui ne servent qu'à des organes propres; ainsi avons-nous des cellules hépatiques, musculaires, nerveuses, osseuses, etc.

Grâce à la physiologie moderne, nous avons aujourd'hui acquis la certitude que l'individu se développe dans toute son existence normale ou anormale par la suite continuelle de la vie cellulaire. Disons d'abord qu'on entend par cellule une espèce d'organe d'une forme tantôt ronde, tantôt angulaire ou rameuse, qui présente une vessie microscopique qui contient un grain et un fluide. Il faut observer qu'on ne doit pas confondre la vie cellulaire avec une amorphe, qui n'est qu'une masse qui vit par l'influence des nerfs et des vaisseaux. Les cellules se manifestent par une vie propre à ces organes, et la fonction, ainsi que le produit de l'activité des cellules, leur masse et l'échange de leurs matières, est stipulée par leur dépérissement et par leur reproduction.

Comme tous les organes sont formés de beaucoup d'éléments vitaux et de beaucoup de cellules hétérogènes (l'homéomérie d'Anaxagore), qui vivent et qui fonctionnent isolément, il y a des cas où une quantité de cellules peut s'affecter et se rétablir sans que tout le système cellulaire soit atteint ou menacé dans son existence. Or chaque cellule répète le même procès, qu'on appelle le procès vital des organes; c'est-à-dire que cette cellule grandit, produit une postérité, et, pendant que cette postérité vit et se propage par la matière nutritive qu'elle reçoit du sang, comme blastème, la cellule mère se meurt et disparaît absolument d'après les lois des corps organiques, qui croissent et décroissent, et qui finissent par leur complet anéantissement physique.

Voilà à peu près l'idée que l'on peut se faire de la vie cellulaire, comme germe et semence de l'organisation.

La première cellule germinante étant un produit de la vie cellulaire de l'organisme fondamental, contient, dans sa force productrice et dans la matière organique qui l'avoisine, toutes les réquisitions nécessaires pour la reproduction d'une organisation future. Et pour qu'elle se développe d'une manière active et fructueuse, il ne faut que l'influence d'une réaction ou d'un charme spécifique qu'offre la semence.

Il en est de même pour l'acte de la génération. La cellule germinative de la femme mise en contact avec la matière séminale de l'homme suffit pour la reproduction d'un autre être. Néanmoins, il y a deux conditions nécessaires pour une heureuse reproduction : d'abord, c'est que la cellule germinative soit saine, et ensuite que la semence qui doit y pénétrer ne soit pas défectueuse.

Passons aux autres éléments physiologiques.

LA GRAISSE.

On la rencontre en quantité plus ou moins grande chez tous les individus sains. Elle sert à arrondir les formes, mais elle se consume dans les longues maladies. On a dit que la graisse possède quelques éléments nutritifs, mais le contraire est suffisamment démontré par la physiologie, en ce que la graisse ne peut empêcher de mourir de faim les hommes même les plus robustes et les plus corpulents. Il faut en chercher la raison physiologique dans le défaut d'azote, élément nutritif, dont tous les tissus albumineux et fibreux doivent être pourvus.

TISSUS CORNÉS.

Ce sont des lames cornées, des ongles qui proviennent, selon les uns, d'une couche épaisse et durcie des corps muqueux de la peau; selon d'autres, ils résultent de points agglutinés. Ils se composent essentiellement d'albumine et de phosphate de chaux.

ÉPITHÉLIUM.

C'est un épiderme mince, composé de cellules dont la membrane intérieure recouvre les muqueuses. La physiologie moderne a donné beaucoup d'importance à l'épithélium, qui, d'après les anciens physiologistes, ne servait qu'à protéger la membrane muqueuse qu'il recouvre.

L'épithélium n'est donc pas un élément mort qu'on expulse comme un crachat. Les métamorphoses qu'il présente, la vie de ses grains et de ses cellules parlent assez pour prouver son existence et sa vitalité, qu'on constate partout où se trouve une membrane muqueuse dont il reçoit les vaisseaux et les nerfs.

LES MEMBRANES.

Les membranes sont des organes minces, souples, dilatables, de structure variée, de couleur blanche, grise ou rougeâtre, destinées à absorber, à exhaler et à sécréter certains fluides ou à envelopper d'autres organes. On les divise en : 1° *membranes muqueuses*, qui versent à la surface libre des mucosités plus ou moins abondantes ; elles tapissent les conduits, les cavités, les organes creux, les orbites, le nez, la bouche, l'anus, les canaux urinaires, et communiquent à l'extérieur par les diverses ouvertures dont la peau est percée ; elles sont parsemées d'une grande quantité de cryptes ou follicules qui fournissent une humeur visqueuse, nommée mucus, espèce de substance mucilagineuse végétale, plus ou moins consistante et abondante, sécrétée et de différentes couleurs, d'après l'irritation et les différentes maladies qui les atteignent. Souvent ces muqueuses forment une sorte de peau interne, qui a un grand rapport avec les tissus cutanés ; elles sont revêtues d'un véritable épiderme, qui est l'épithélium dont nous venons de parler.

La sensibilité de la membrane muqueuse est très-grande. Elle est subordonnée à l'influence des nerfs ; aussi est-elle sensible à la tête, à cause des nerfs cérébro-spinaux, et les maladies de la tête et des yeux sont-elles plus douloureuses : cette grande sensibilité se trouve également dans le sens de l'odorat et du goût. Dans le laryux, la membrane muqueuse est aussi très-sensible : ce qui le prouve, c'est que le moindre corps étranger provoque l'éternuement, la toux ou le vomissement. Cette sensibilité de la muqueuse se fait sentir de même dans les organes de la nutrition et dans les altérations de tissus, ainsi que par l'exhalation indispensable à la santé ; cette irritation provoque donc la sécrétion plus ou moins abondante des tissus muqueux, dont la quantité et la couleur changent suivant l'état de santé ou de maladie. — 2° *Les membranes séreuses ;* elles sont couvertes d'une sérosité qui facilite le glissement des organes les uns sur les autres ; elles sont composées de deux parties distinctes, quoique continues, disposées en forme de sacs sans ouvertures, et qui se divisent à leur tour en membranes séreuses proprement dites, telles que les plèvres, le péritoine, l'arachnoïde, et en membranes synoviales qui revêtent les surfaces articulaires. — 3° *Les membranes fibreuses*, qui toutes sont continués entre elles et aboutissent au périoste ; elles ont leur centre commun, et constituent, outre le périoste, les aponévroses, les capsules et les gaînes fibreuses, les articulations des tendons, la dure-mère et la sclérotique. — 4° *Les membranes composées* se divisent en séro-fibreuses comme la face interne de la dure-mère, et en fibro-muqueuses comme la fosse nasale et les gencives.

LE PÉRITOINE.

Enveloppe séreuse qui tapisse la cavité de l'abdomen, se prolonge sur la plupart des organes qu'il contient, les enveloppe en totalité ou en partie, et maintient leurs rapports respectifs au moyen de nombreux prolongements et de replis ligamenteux, telles que le *mésentère*, les *épiploons* et le *mésocolon*. Le péritoine est une espèce de sac extrêmement mince, qui recouvre comme un tablier tous les organes abdominaux, sans les contenir dans son intérieur, et dont la surface interne lisse et humectée de sérosités est partout en contact avec elle-même. La maladie du péritoine est appelée *péritonite ;* elle est fréquente chez la femme, et la fièvre puerpérale de la femme en couches n'est qu'une inflammation du péritoine, maladie très-dangereuse, mais qui l'est moins, toutefois, quand elle provient de causes externes telles que chutes, coups, etc., etc.

Il y a une autre enveloppe qu'on appelle *fascia* ou aponévroses, qui veut dire en latin *bande*. Nous avons plusieurs de ces *fascia*, telles que la *fascia iliaca* ou aponévrose, la *fascia lata* de la cuisse, la *fascia superficialis* qui couvre les muscles de l'abdomen, et la *fascia transversalis*, qui naît de l'aponévrose du grand muscle oblique, et se perd dans le tissu cellulaire du muscle transversal.

LE RÉSEAU.

Du latin *rete*, entrelacement des vaisseaux sanguins et des nerfs, forme une espèce de filet ou de rets. Nous avons plusieurs réseaux, celui de la base du cerveau, le réseau de Malpighi et les corps muqueux ou corps réticulaires de la peau.

LA LYMPHE.

Du latin *lympha*, est un liquide contenu dans les vaisseaux lymphatiques. Elle est très-coulante, claire, transparente, d'un jaune pâle ou verdâtre, inodore et d'une saveur salée. Elle a des réactions fortes, alcalines, elle contient des corpuscules en moins grande quantité que le sang ; au bout d'un quart d'heure environ, la lymphe extraite de ses vaisseaux forme une gelée incolore, dont ne tarde pas à se séparer une masse réticulée qui finit par se resserrer en un grumeau.

La quantité de fibrine va en augmentant depuis l'origine du système lymphatique jusqu'à son embouchure dans les vaisseaux sanguins. Le sérum de la lymphe n'est autre chose que de l'eau contenant une petite quantité d'albumine et de graisse avec différents sels.

LE CHYLE.

Du grec (*chylos*, suc ou humeur), est un fluide qui forme le sang; il est séparé des aliments pendant l'acte de la digestion, puis les vaisseaux dits chylifères le pompent à la surface de l'intestin grêle et le portent dans le sang. C'est un liquide blanc, opaque, qui est à peu près de l'espèce du lait. Abandonné à lui-même, il se partage comme le sang en sérum albumineux et en caillot. Par le chyle se fait la chylification, c'est-à-dire l'élaboration qu'éprouve le chyle dans l'intestin grêle sous l'influence de la bile, et du suc pancréatique, élaboration qui rend apte à fournir le chyle et action absorbante que les vaisseaux chylifères exercent sur le chyme à la surface des intestins et qui a pour résultat la formation et la circulation du chyle.

La chylification se fait dans l'intestin *duodenum*, où elle commence, et dans l'*ileum* où elle finit. D'après Magendie, la quantité de chyle versé dans la circulation est au moins de 190 grammes par heure, pendant les deux ou trois heures que dure la chylification, mais hors le temps de la digestion, il n'y a que très-peu de chyle, et après quatre heures d'abstinence, les vaisseaux chylifères ne contiennent plus que de la lymphe.

LES GLANDES.

Du latin *glans*, sont des organes mollasses composés de vaisseaux, de nerfs et d'un tissu particulier, qui sont destinés à opérer une sécrétion, c'est-à-dire à tirer du sang les molécules nécessaires à la formation du fluide nouveau, et à porter ce fluide au dehors par le moyen d'un ou plusieurs canaux sécréteurs.

On compte seize glandes proprement dites : deux lacrymales, six salivaires, deux mammaires, les testicules, les ovaires, le foie, les reins et le *pancréas*.

Le pancréas est profondément situé dans l'abdomen au niveau de la douzième vertèbre dorsale; son parenchyme est grisâtre et le suc pancréatique, versé avec la bile dans l'intestin du *duodenum*, concourt à la digestion. D'après Claude Bernard, le rôle principal du pancréas dans la digestion est de faire digérer les graisses.

Plusieurs de ces organes, outre leurs canaux excréteurs, possèdent des réservoirs particuculiers dans lesquels des fluides particuliers aussi s'amassent, séjournent plus ou moins et subissent une légère modification : telle est la vésicule du fiel pour la bile, et la vessie pour l'urine. L'ordre des glandes ainsi définies ne comprend que celles que les anciens nommaient conglomérées, parce qu'elles sont en effet des amas irréguliers de plusieurs petites glandes simples renfermées dans une même membrane. Celles qu'on appelle conglobées forment un ordre spécial des solides organiques, celui des ganglions. Nous avons d'autres glandes collectives, formant des follicules ou cryptes, telles que les glandes de Brunner et celles de Payer, les glandes de Meibomius situées à la base des cils, qui sécrètent quelquefois une espèce d'humeur qui donne de la souplesse à ces derniers.

Si la sécrétion d'une glande est surabondante, elle agit en diminuant la sécrétion d'une autre, et l'on dit alors que les deux glandes se trouvent dans une position d'antagonisme, c'est-à-dire opposées l'une à l'autre. Ainsi l'on voit diminuer la sécrétion laiteuse par une augmentation de la sécrétion d'une glande intestinale, comme la diarrhée et la sécrétion urinaire par la sueur. La même fonction se fait dans l'hydropisie qui peut être affaiblie par la diminution de la secrétion séreuse, par des moyens diurétiques. Dans toutes ces maladies sécrétoires et dans tant d'autres, on remarque toujours le principe d'antagonisme entre deux glandes dont la sécrétion peut être élevée et diminuée en les excitant l'une contre l'autre. L'activité des membranes est très-grande ; l'équilibre étant interrompu entre la sécrétion et l'absorption, par faiblesse, ivresse ou autre cause, la sécrétion augmente avec rapidité, surtout dans la membrane séreuse, comme nous le voyons dans l'hydropisie abdominale et scrotale. La reproduction de ces membranes n'est pas moins vive, ainsi qu'on l'observe dans les deux maladies que nous venons d'indiquer et dans l'humeur aqueuse, après l'opération de la cataracte où l'eau se reproduit avec rapidité. Moins rapide est la sécrétion aqueuse de la liqueur du péricarde dans le sac du cœur et celle qui a lieu dans la cavité de l'arachnoïde, qui est la sécrétion cérébro-spinale.

CONSIDÉRATIONS GÉNÉRALES SUR LA DIFFÉRENCE DES FONCTIONS DU TUBE INTESTINAL DES DEUX SEXES.

Cette fonction varie d'une manière assez remarquable. Commençons d'abord par la *mastication* moins énergique chez la femme qui manque plus souvent que l'homme des deux dernières molaires. D'autres particularités consistent dans la digestion; ainsi l'estomac chez les femmes est beaucoup moins volumineux; leur foie est très-gros et tout le canal digestif jouit d'une irritabilité et d'une sensibilité plus grande, de manière que les femmes supportent moins de nourriture à la fois que les hommes.

La fonction digestive montre aussi une variété entre les deux sexes, en ce qu'elle se fait avec une plus grande rapidité chez les femmes. Cependant leur consommation d'aliments est beaucoup moins considérable et le besoin de la faim ne paraît pas les presser et les tourmenter d'une manière aussi impérieuse que chez l'homme. En Angleterre, où tout est calculé, les résultats de la statistique, appliqués à l'économie, portent pour les hôpitaux et les prisons la dépense d'un homme beaucoup au-dessus de celle d'une femme, et tandis que les hommes ont toujours été reconnus comme des prodiges de digestion et des êtres qui jouissent de la faculté de dévorer une grande quantité de nourriture, par opposition, les femmes fournissent le plus grand nombre d'exemples de modération et d'abstinence prolongée. On lit dans la *Bibliothèque britannique* deux faits d'abstinence prolongée que nous citons, et dont l'homme n'a jamais présenté d'analogues.

C'étaient deux femmes qui souffraient depuis des années d'épilepsie, et ne se nourrissaient que par quelques cuillérées de médicaments aqueux et un peu d'eau. Ce peu de liquide qu'on administrait à ces malheureuses ne pouvait être introduit dans la bouche qu'après avoir fait une opération, opération qui consistait, d'après les feuilles anglaises, dans l'extraction de deux dents, car les mâchoires de ces malades, convulsivement serrés, s'opposaient à l'introduction de toute espèce d'aliments. L'action digestive s'est éteinte graduellement; l'aveuglement est survenu et une double paralysie les a privées de tout mouvement et de tout sentiment des parties inférieures, depuis le diaphragme, à l'exception du gros orteil. Les malheureuses, ainsi mutilées dans leur moyens d'être, ne vivaient plus que de l'action de quelques sens qui n'ont pas souffert de dérangement, de celle du cerveau, de la circulation et d'une force antiphysique générale qui suspendait la décomposition et la putréfaction dans ces corps à moitié morts et désorganisés. D'après la *Revue britannique*, les deux pauvres malades portaient des goîtres qui leur étaient survenus depuis leur maladie; circonstances qui me paraissent en contradiction avec les rapports ordinaires, en ce que cette difformité procède de la qualité de l'eau qu'on boit. Or les deux malades n'en avaient pas bu, puisque leurs mâchoires étaient convulsivement serrées et ne s'ouvrirent qu'après des semaines et des mois.

Quant aux boissons, les femmes auxquelles des professions pénibles ou des habitudes vicieuses n'ont pas enlevé une partie de leurs attributs ou de leurs charmes, elles en usent aussi moins abondamment que les hommes, surtout des boissons vineuses et alcooliques, et si notre ivresse est accompagnée quelquefois d'une franche gaieté et d'une sorte de plaisir, celle des femmes est repoussante et hideuse. Les femmes, considérées relativement au choix et à la préférence de certains aliments, diffèrent encore beaucoup de l'homme par des particularités bien sensibles. Ainsi l'appétit des femmes est beaucoup plus varié. Le désordre, la perversion de la puissance nerveuse leur donne dans plusieurs circonstances des caprices, des goûts bizarres que le médecin respecte et satisfait autant qu'il est possible de le faire sans nuire à la santé. Certaines qualités d'aliments que dédaignent les hommes sont aussi recherchées par les femmes ; c'est ainsi que pour arriver au sublime de l'idéal, le style grec perfectionnait la nature et déifiait ce chef-d'œuvre en le dépouillant de toute expression capable de rappeler la partie matérielle et les besoins de l'humanité. Cette délicatesse, ce raffinement des fonctions nutritives que l'imagination voudrait supposer dans l'objet de son culte sont presque réalisés chez ces femmes nerveuses et réduites, par le luxe et la noblesse, à ne plus exister, pour ainsi dire, que par la sensibilité. C'est surtout à l'organisation de la femme ainsi modifiée que s'applique la remarque d'Hippocrate : *Nam corpus muliebre minus dissipatur quam virile*, c'est-à-dire les déperditions du corps de la femme sont moins considérables que celles de l'homme. En effet, il y a des êtres qui jouissent d'une sensibilité dont les fonctions ne se font presque pas sentir. Ces femmes transpirent à peine; leurs urines sont claires et limpides; toutes les excrétions sont presque nulles; le dégagement de la chaleur est sans énergie; les aliments sont peu substantiels et en petite quantité : en un mot, la vie de la nutrition paraît presque suspendue, se trouve réduite à son minimum d'action, tandis que la vie générale semble s'être réfugiée dans les sens, dans le cerveau et, en général, dans les foyers de l'action nerveuse, dont les irritations brusques et peu ménagées occasionnent alors une longue suite d'affections douloureuses et d'indispositions. Ces mêmes différences entre les deux sexes que nous venons de signaler de la mastication, digestion, nutrition et boisson, nous les trouvons également dans l'absorption qui est une suite, un complément de la digestion; nous les trouvons encore dans le vaste appareil qui lui est affecté, c'est-à-dire des vaisseaux lymphatiques beaucoup plus développés et qui jouissent d'une vitalité plus active chez les femmes : cette différence est un des traits les plus remarquables du tempérament qui est le plus naturel à la construction des femmes; les glandes lymphatiques répondent aux vaisseaux et produisent également dans la même proportion. Les circonstances de la grossesse et l'allaitement paraissent encore augmenter le développement et l'énergie des vaisseaux lymphatiques. La physiologie nous apprend ensuite comme chose certaine que cette prédominance des vaisseaux lymphatiques et de leurs glandes dont la qualité absorbante est toujours plus prête à s'exalter, est la raison que les femmes sont plus sujettes à de certaines maladies comme nous l'observons dans les affections lentes telles que la phthisie tuberculeuse, le cancer, etc., etc..., qui envahissent quelquefois une partie de l'organisation par leurs développements et par la succession prolongée de leurs symptômes funestes. Le système sanguin nous montre aussi une grande différence des deux sexes. Ainsi dans l'organisation mâle, les veines sont plus développées, plus grosses, plus remplies, et les maladies qui dépendent de leur circulation laborieuse dans l'abdomen et dans le cerveau sont beaucoup plus fréquentes. La mélancolie des hommes, leur ambition, leurs habitudes moins expansives, la violence de leurs passions en général et peut-être la nature de leur esprit, sont en partie, comme leurs affections maladives, des résultats de cette plénitude des veines ; tandis que chez les femmes, au contraire, les artères jouissent d'une plus grande énergie ; le poumon, qui en est le centre, a plus de sensibilité et plus d'irritabilité, et s'affecte aisément sous l'influence d'une multitude de causes physiques et morales ; réaction que nous observons pendant le développement de la phthisie féminine. Le pouls de la femme est moins ample, plus prompt, plus serré, et, à l'époque où l'organisation tout entière paraît prendre part au travail de la menstruation, il a une plénitude bien marquée ; il est inégal, dur et fréquent, assez dilaté, quoique tremblotant et marqué de rebondissements légers. Quant au sang, les physiologistes distingués affirment que les femmes paraissent avoir une plus grande quantité de sang ; qu'elles ont des hémorrhagies plus fréquentes, plus considérables, et qu'en général leur sang se porte moins abondamment à la surface et aux extrémités. A ces différences, il faut ajouter que les poumons sont moins étendus et plus divisés chez la femme ; que leur cœur a moins de volume ; que leur tissu des artères et des veines est moins serré ; enfin que la grosseur plus considérable de l'aorte descendante est une augmentation sensible dans le nombre des vaisseaux artériels qui se distribuent aux différentes parties du bassin, montre les sources du sang dont la matrice fait une si grande consommation ; ce qui explique aussi pourquoi, chez les femmes, les membres inférieurs sont plus volumineux et plus développés. A ces vues, à ces phénomènes que nous venons de comparer et qui appartiennent bien évidemment à la vie de nutrition, il en est un que nous n'avons pas encore indiqué, et qui relativement à la vie intellectuelle, à la vie de relation, prouve jusqu'à quel point nos divisions des productions et des actes de la nature sont exactes dans les deux sexes : ce phénomène, cette fonction, c'est la voix qui, par la plus sage économie dans les moyens, est produite par les vibrations imprimées à l'air, dépouillée de ses principes vivifiants et modifiée au moment de son expulsion de manière à exprimer toutes les formes du sentiment, toutes les nuances de la pensée.

Ces nouveaux actes de la vie diffèrent essentiellement dans les deux sexes. Si nous interrogeons l'anatomie et la physiologie sur les causes de toutes ces différences par lesquelles varie la voix de la femme et de l'homme, ils nous expliquent que la glotte chez la femme ne s'agrandit pas à l'époque de la puberté dans la même proportion que dans l'homme; que le larynx est moins volumineux, et que la langue, les muscles et les organes de la parole en général, étant, comme toutes les autres parties de la femme, moins rigides, moins serrées et plus dociles, c'est pourquoi les jeunes filles doivent parler plutôt que les enfants mâles et opposer moins d'obstacles à vaincre dans ce genre d'éducation. Il faut encore mentionner la forme du cartilage thyroïde de la gorge, moins prononcée, et qui n'offre pas ce relief saillant et âpre comme dans l'homme, ce qui doit aussi contribuer à la disposition particulière extérieure des organes de la voix féminine. Quant aux sécrétions spéciales de la transpiration et de la sécrétion urinaire, elles appartiennent aux mêmes classes que la sécrétion des larmes, de la salive, du suc gastrique, de la bile, du lait et de la semence, qui sont gardés comme autant de filtres actifs et animés de la nutrition, de la sanguification, qui sont plus riches chez la femme, et dont on peut modifier et changer à volonté les produits par l'application de différentes causes d'irritation. Ainsi toutes ces sécrétions sont beaucoup plus faciles à augmenter chez les femmes dont l'organe sécrétoire du système lymphatique et glandulaire est plus actif que chez l'homme. En effet, quoi de plus facile à produire qu'un accès de colère chez la femme? quoi de plus aisé que d'irriter sa glande lacrymale? Il en est de même de la sécrétion laiteuse, car on voit que le lait d'une bonne nourrice s'altère subitement par l'influence d'une violente émotion. Les femmes nous montrent les mêmes anomalies dans leur urine, qui d'habitude est beaucoup moins chargée et plus souvent rapprochée des caractères particuliers que lui impriment les affections spasmodiques. Chez les nourrices, elle contient moins de phosphate de chaux que chez les autres femmes. La suppression des règles et la grossesse rendent l'urine plus épaisse, comme les crampes la rendent plus claire. Quant aux fonctions générales de nutrition, fonctions qui sont la nutrition proprement dite, la calorification et la transpiration générale, elles offrent, dans l'organisation propre à la femme des différences telles, qu'elles prouvent jusqu'à quel degré de profondeur le cachet du sexe paraît avoir pénétré. Le siége et l'instrument de ces grands phénomènes de la vie sont formés, suivant toutes les probabilités physiologiques, par un parenchyme nutritif jeté, répandu par la nature dans tous les organes dont il forme la base. Ce procès nutritif ainsi que la disposition de son organe est plus abondant chez les femmes. En un mot les circonstances des sexes impriment à la nutrition ainsi qu'aux tissus où ils sont produits des différences de caractères assez remarquables. Cette nutrition nous offre une véritable assimilation, une métamorphose de la matière nourricière, qui, diversement préparée dans les différents organes, devient partie musculaire dans le muscle, substance vasculaire dans les vaisseaux, liqueur laiteuse dans les mamelles, partie cérébrale et peut-être fluide éthéré dans le cerveau. Cette fonction de nutrition commence immédiatement après la conception; depuis cette époque jusqu'au moment où l'ébauche humaine se dessine dans l'embryon, elle est moins active, suivant Hippocrate, chez l'individu mâle que dans l'individu du sexe opposé. D'après ce père de la médecine, l'embryon mâle serait formé trente jours après la conception, et l'individu femelle quarante jours après la même époque; affirmation qui paraît être en contradiction avec les fonctions physiologiques en ce que la marche de la fonction nutritive des femmes se fait avec beaucoup plus de rapidité, et que leur structure intérieure, leurs formes externes et les facultés des femmes se développent d'une manière très-prompte. Oui, la nutrition chez les femmes est très-vive, et outre cela on voit le corps de la femme ordinairement à vingt ans aussi formé que celui de l'homme l'est à trente ans. Les diverses époques de la femme ont aussi une grande influence sur son procès nutritif, qui languit chez quelques-unes jusqu'à la période où les organes sexuels entrent en action. Finalement la grossesse et l'allaitement influent aussi sur leur procès nutritif, car nous voyons des femmes qui maigrissent pendant ces deux époques, tandis que d'autres conservent pendant toute leur durée une fraîcheur et un embonpoint qui disparaissent aussitôt après.

RÉSUMÉ.

Voilà la médecine d'aujourd'hui, qui est toute autre chose qu'elle n'a été jadis, où philosophe et médecin étaient synonymes, et où les médecins ne savaient pas mieux raisonner sur la maladie que les philosophes sur l'incompréhensible. Tout ce que les médecins savaient était leur *humidum et callidum*, contrairement à la médecine moderne qui, dans les immenses progrès qu'elle a faits, donne d'éclatantes preuves de son dogme fondamental. Une rechute est impossible, car la civilisation de notre époque a détruit les rêves des facteurs polaires et des forces extraordinaires; toutes ces jongleries mystiques ont disparu : aujourd'hui on analyse conformément aux fonctions naturelles, et l'on agit ensuite; aujourd'hui tout empirisme vulgaire est banni de la vraie science; aujourd'hui le monde se présente à nos regards dans toute son intelligence, qui ranime la parole morte par la pensée vitale, par des réflexions, des jugements et des observations, au moyen desquels il attire l'œil et l'esprit, dans un intérêt qui lui était autrefois complétement inconnu. C'est cet ensemble d'éclaircissements de la matière, cette lumière et cet esprit qui forment la science.

Mais malgré les immenses progrès qu'a faits la science de la physiologie et de la pathologie par d'assidues et exactes recherches, il est cependant à craindre que les trésors scientifiques acquis n'exercent qu'une influence négative sur le traitement pratique des médecins. J'ose en attribuer la raison à ces praticiens qui tiennent encore à la doctrine du scepticisme et à l'art conjectural des méthodistes qui voyaient toutes les parties de notre corps ou trop tendues (*strictum*) ou trop relâchées (*laxum*) ou tendues d'un côté pendant qu'elles étaient relâchées de l'autre (*mixtum*), ou à ceux qui tiennent à Claude Gallien, qui disait que la maladie est quelque chose de contraire à la nature; elle doit être combattue par ce qui est contraire à la médecine; de là son aphorisme (*contraria contrariis curantur*), ou d'autres qui suivent encore Boerhaave qui attribuait toutes les maladies au mouvement et à l'altération des liquides. Il y a encore des médecins qui se rangent à l'illustre phalange des sages observateurs qui mettaient toute leur gloire à répandre l'œuvre d'Hippocrate, comme Sydenham, Huxham, Baglivi, etc., etc.; je ne parlerai pas des disciples de Brown et de Broussais qui comptent aujourd'hui une grande partie d'adeptes dans la médecine. Brown, qui rangeait les maladies en deux classes, c'est-à-dire, en sthénique et en asthénique, école qui domina longtemps l'Angleterre, l'Allemagne et l'Italie, tandis que Pinel la repoussait pour la remplacer en France par un monstre qu'il appelait *adynamie*. Broussais fut plus heureux en appliquant, avec l'esprit français, à sa doctrine le titre heureux de Médecine physiologique qui consistait, d'après ce doctrinaire, dans le resserrement ou la contractilité par laquelle la matière vivante se manifeste. C'est Broussais qui a eu la fausse idée qu'il faut localiser les maladies, ne voulant reconnaître point ou très-peu d'affections générales. Le traitement de Broussais est connu sous le nom d'antiphlogistique ou de saignée à outrance qui a fait beaucoup de victimes. Je préfère encore la rêverie de la doctrine homœopathique en ce qu'elle ne fait pas de mal au public trop crédule. Cette doctrine, que le premier jongleur peut exploiter sans la moindre étude préliminaire, en ce qu'elle se base sur sa posologie des millionièmes, a pour règle fondamentale le *similia similibus curantur*.

Grâce à l'éclectisme médical de nos jours, l'ancien empirisme sans base solide a disparu ; empirisme qui prenait la pathologie pour la physiologie. Aussi est-il arrivé aux médecins de cette époque comme au prophète avec le vent : il entendait son sifflement et voyait les ravages qu'il avait occasionnés, mais il ne savait pas d'où il venait et où il allait. Mais l'école rationnelle d'aujourd'hui, basée sur la physiologie, nous fait comprendre la nature de la maladie par les fonctions naturelles et les lois qui les dirigent. Cette école, nous la devons à trois hommes qui ont transformé la science médicale dans cette puissante réforme, dont la médecine moderne se glorifie : je veux parler de Bichat, de John Hunter et Virchow.

Bichat fut le premier qui s'est efforcé d'approfondir l'organisation de l'homme et d'étudier la transition naturelle de l'état normal et anormal ou l'état physiologique et pathologique. Si le grand ouvrage de Bichat : « *Recherches sur la vie et la mort*, » n'est resté qu'un torse inachevé, à cause de la mort rapide qui l'enleva à la fleur de l'âge, néanmoins cet ouvrage est devenu l'étude de tous ceux qui se sont sérieusement voués à la science médicale. Bichat est surtout le créateur de l'histologie, élément germinatif de notre organisation physique et de toutes les fonctions des organes sécréteurs et excréteurs. C'était Bichat qui le premier travaillait pour remplacer la pathologie humorale par une autre plus positive, la pathologie solidaire ou cellulaire. Bichat a étudié la composition des organes des différents tissus dont il admettait le nombre de vingt et un. Il a démontré que les anomalies pathologiques ne se trouvent pas dans les organes, mais dans les tissus composés, en d'autres termes, que la maladie qui frappe l'organe n'est pas un produit extraordinaire et nouveau, mais qu'elle se développe comme état extraordinaire dans le tissu normal; remarquable découverte qui a porté le coup mortel à l'ontologie.

Le deuxième grand réformateur de la médecine est *John Hunter*, qui a le mérite d'avoir donné la physiologie comme base de la pathologie.

Et à côté de ces deux grands hommes, Bichat et Hunter, que la France et l'Angleterre s'honorent d'avoir vus naître, se range l'illustre savant de la Germanie spéculative, *Virchow*, dont le remarquable ouvrage sur la pathologie cellulaire fait le tour du monde; ouvrage qui est la tranformation totale de la méthode des recherches, c'est-à-dire de *la déduction* à l'induction.

Il est vrai que cette méthode a été déjà longtemps désignée par Aristote, Bacon et Newton comme le chemin unique qui conduit aux grands résultats de la science naturelle. Mais sur le champ de la médecine, c'est Bichat, Hunter et Virchow *seuls* qui ont le mérite d'avoir ouvert un chemin positif qu'on peut suivre avec sûreté et en toute confiance.

Ici je m'arrête en m'inclinant respectueusement devant les hommes éminents qui ont considérablement augmenté les recherches anatomo-physiologiques, et qui ont élevé la médecine à la hauteur exceptionnelle où elle est placée. Je passe maintenant à la physiologie spéciale de la femme.

PHYSIOLOGIE SPÉCIALE DE LA FEMME.

La femme a une physiologie spéciale, précisément parce qu'elle est femme, et c'est dans le système sexuel ou dans les fonctions de ses organes que consiste principalement cette physiologie ayant pour but la conception et la production. Cette destination est ce qui imprime un cachet particulier à l'organisme entier du sexe féminin. Comme la femme est destinée à la procréation, son organisation entière est calculée pour produire et pour suffire à une double vie. La fonction sexuelle de la femme montre ainsi une tendance prédominante, tandis qu'elle n'a qu'un rôle subordonné chez l'homme. Déjà la situation des organes génitaux de la femme nous démontre cette différence: internes chez l'une, ils sont externes chez l'autre et semblent n'y être en quelque sorte qu'un hors-d'œuvre; la femme a pour caractère de recevoir, l'homme de donner: chez l'un règne l'activité et chez l'autre la passivité, la réceptivité et la flexibilité. Outre ce signe caractéristique, il y a d'autres traits qui distinguent l'organisation de la femme, c'est d'abord une grande *flaccidité de sa fibre*, ce qui fait qu'elle incline davantage à l'atonie et au relâchement; ensuite c'est le système nerveux qui est plus irritable et plus impressionnable, de sorte qu'il faut peu de chose pour accroître la sensibilité de la femme jusqu'au degré morbide. De légères actions suffisent pour amener une vive réaction et pour développer les sympathies extraordinaires chez la femme. Ensuite ce sont la chylification et la sanguification, plus rapides et plus abondantes, qui prédisposent à des hématoses ou conversion du chyle en sang, calculée pour la nutrition d'une seconde vie. C'est pourquoi les femmes qui n'ont point d'enfants sont plus souvent disposées à des maladies que les autres.

Nous trouvons également un plus grand embompoint et une élasticité plus grande chez les femmes stériles et à la cessation de la menstruation ou retour d'âge.

Tous ces principes physiologiques qui caractérisent la femme sont favorisés par la puissante influence de son système utérin et ganglionnaire qui se fait sentir sur son organisation entière. L'état hystérique n'est qu'un seconde nature de la vie utérine chez la femme, qui participe à toutes les influences physiques et morales.

La femme serait souvent en danger si l'excitabilité et l'irritabilité de son caractère avaient de la durée dans le déploiement de leurs forces.

De tout cela il résulte que l'organisation de la femme n'est point stable, car nous la voyons passer de l'activité à la passivité, et *vice versa*. La femme, pour tout dire, en grandissant, même en vieillissant, garde beaucoup du caractère de l'enfance.

DESCRIPTION ANATOMO-PHYSIOLOGIQUE DU SYSTÈME OSSEUX DE LA FEMME ET SA DIFFÉRENCE AVEC CELUI DE L'HOMME.

Nous trouvons au premier aspect que la charpente osseuse de la femme est sensiblement plus courbe que celle de l'homme, le tronc respectivement plus allongé, la poitrine moins large, tous les os plus grêles, plus blancs, leurs reliefs et leurs saillies moins exprimés; enfin toutes les cavités et les empreintes sont buccinées avec moins de force et de profondeur que chez l'homme.

Les épaules sont moins écartées du tronc et la clavicule, bien formée, n'offre pas une arête si tranchée ni si saillante. Les os des bras ne s'éloignent pas autant de l'axe du corps, ce qui limite l'étendue des mouvements.

Mais c'est surtout le bassin qui forme la principale différence entre la conformation de l'homme et celle de la femme.

Lorsque nous observons ce merveilleux réservoir osseux dans son état de destruction, quand le chirurgien dérobant ses débris à la tombe, pour l'interroger avec le scapel, l'analyse, le décompose et le réduit à la partie fondamentale, c'est-à-dire au squelette, le bassin ne nous laisse certes point entrevoir l'idée des mystérieuses et prodigieuses transformations qui s'opèrent dans son enceinte pendant la vie.

Examinons cette cage osseuse lorsque le principe de la vie s'est évanoui.

Ce bassin, placé au bas du tronc, repose sur les os les plus solides du squelette et, faisant équilibre avec la colonne vertébrale, est la partie la plus caractéristique de la femme, pour répondre directement aux fonctions spéciales de son sexe.

Quant à l'architecture de l'ensemble du bassin, nous trouvons qu'elle forme trois parties qui sont : *les os innominés*, *l'os sacrum* et *l'os coccygien.*

Les os innominés, ou hanches, s'unissent en

arrière par une amphyartrose à l'os sacrum qui forme la suite de la colonne vertébrale.

L'os sacrum, composé de cinq fausses vertèbres séparées par une fente l'une de l'autre, présente des trous pour le passage des vaisseaux et des nerfs qui vont au canal vertébral.

L'os coccix, qui termine la colonne vertébrale à l'extrémité de l'os sacrum, est lié par les *cornea coccigea* avec les *cornea sacralea* de la dernière vertèbre de l'os sacrum. Cette articulation, qui n'offre chez l'homme aucune mobilité, en présente chez la femme et contribue à faciliter la délivrance.

Les os innominés sont les plus minces, les plus plats et les plus larges de tous les os mixtes du squelette.

Ces os se divisent en trois parties : les parties latérales, qui forment les hanches proprement dites, couvertes des muscles du siége ; l'os ischion avec son corps et rame ascendant et descendant.

Quant au diamètre du bassin, nous avons à son ouverture supérieure : 1° le diamètre antéro-postérieur qui, du milieu du promontoire de l'os sacrum, va au bord supérieur de la symphyse ; 2° le diamètre transversal des lignes innominées, 3° et 4° les diamètres obliques qui vont de la symphyse sacro-iliaque, d'un côté, au tubercule ilio-pubien opposé.

Dans l'ouverture inférieure du bassin, nous avons :

1° L'antério-postérieur qui va de l'os coccygien jusqu'au bord de la symphyse pubienne (ce diamètre s'agrandit à cause de la mobilité de l'os coccygien) ;

2° Le diamètre traversal qui va d'une tubérosité pubienne à l'autre.

Dans la concavité du petit bassin nous avons le diamètre transversal qui va de la troisième et quatrième fausse vertèbre de l'os sacrum au milieu de la symphyse des os pubiens et le diamètre transversal qui unit le centre des deux, l'*acetabulum.*

Pour avoir une idée juste de la position du bassin féminin, il faut le poser ainsi que la *conjugale* avec l'horizon d'un angle de 60 degrés. Cet angle donne une expression mathématique pour cette soi-disant inclinaison du bassin, qui ne varie que très-peu chez les différents individus. Chez les hommes, il est constant et de quelques degrés seulement plus aigu que chez les femmes.

Lorsqu'on a donné au bassin cette inclinaison, on trouve que le sommet de l'os coccygien est placé un peu plus haut de sept lignes que le bord inférieur de la symphyse des os pubiens.

Examinons maintenant le caractère anatomique du bassin féminin, qui se distingue, par sa largeur et sa brièveté, de celui de l'homme, qui est plus étroit et plus haut.

C'est l'acte de l'accouchement qui nécessite cette différence, à l'avantage du mouvement et de la tête de l'enfant, lequel sort plus facilement par l'anneau d'un bassin large et moins profond.

La largeur du petit bassin s'accroît doublement chez la femme, et pendant que la forme du bassin masculin est conique, celui de la femme prend la forme cylindrique; ainsi le bassin gagne dans toute sa circonférence, dont la cavité est plus grande, plus large, plus évasée et plus divisée en arrière de l'os sacrum. La même différence existe dans la longueur qui est plus grande que la ligne de l'arcade et des os pubiens.

Comme l'*acetabulum* et les tubérosités ischiatiques se trouvent plus séparés, l'arcade pubienne est aussi plus ouverte et plus ample chez la femme que chez l'homme. Les apophyses descendantes et ascendantes des os ischions, qui se présentent tournées à leur axe, contribuent aussi à cet élargissement. C'est pourquoi leurs bords internes paraissent en avant. La platitude et la forte déviation en arrière de l'os sacrum, ainsi que la grande mobilité de l'os coccygien, contribuent aussi à l'agrandissement du petit bassin.

Quant au grand bassin, il n'offre pas de différences; ce qu'il y a de particulier, c'est que les os innominés du sexe féminin sont plus étroits et plus bas que ceux du sexe masculin.

Pour en finir avec la cage osseuse du bassin, voici la table intéressante et importante qui présente les différences du petit bassin chez les deux sexes :

OUVERTURE PELVIENNE.

	Chez l'homme.		Chez la femme.
	cent.		cent.
Conjugale	4 »	. . . .	4 3
Diamètre transversal . .	4 9	. . . .	5 »
— oblique	4 6	. . . .	4 8
Circonférence de la ligne innominée.			
	15 »	. . . .	16 6
Calvum pelvis.			
Diamètre direct	4 »	. . . .	4 6
— oblique. . . .	4 »	. . . .	4 3
Diamètre perpendiculaire de la ligne arcade à la tubérosité ischiatique.			
	4 »	. . . .	5 6
La plus grande circonférence.			
	13 6	. . . .	15 6
Ouverture pelvienne inférieure.			
Le diamètre variable droit du bout de l'os coccyx.			
	2 9	. . . .	3 4

Diamètre constant droit de la symphyse sacro-coccyx.

	3 6	.... 4 3
Oblique	3 »	.... 4 »

Il faut encore citer, comme intérêt physiologique du bassin féminin, le ramollissement des symphyses pelviennes, qui se fait vers la fin de la grossesse, et qui est déjà mentionné par Gallien, et constaté par Pineau et Hunter.

Un autre signe physiologique est celui des femmes *multipares*, chez lesquelles tous les diamètres du bassin paraissent un peu plus grands et la symphyse pubienne plus large que chez les primipares.

Du bassin animal se distingue le bassin humain, par sa largeur et par l'inclinaison des os innominés au dehors. Quant au bassin du *nouveau-né*, les différences du sexe sont à peine distinctes.

DESCRIPTION ANATOMIQUE DES ORGANES SEXUELS DE LA FEMME.

Disons d'abord un mot sur le caractère physiologique des organes sexuels féminins. Ils forment une suite de canaux qui aboutissent à cette double glande des ovaires, organes germinaux qui forment le caractère des organes essentiels et productifs de la femme. Ensuite les organes génitaux mâles sont, dès le commencement jusqu'à la fin, composés d'organes doubles, tandis que chez la femme il n'y a de doubles que les ovaires et leur canal. La matrice et le vagin sont uniques. Les diamètres des organes sexuels chez la femme sont beaucoup plus larges que chez l'homme, parce que l'acte de conception, la grossesse et l'accouchement exigent cet élargissement.

Une autre particularité qui distingue essentiellement les organes sexuels de la femme de ceux de l'homme, c'est que l'homme n'est intéressé pendant la conception qu'au moment de la copulation, tandis que la vie productive des organes sexuels de la femme commence à mûrir par le développement graduel de ses œufs (par la menstruation). Ce sont les ovaires, la matrice avec ses tubes fallopiens et le vagin qui forment les parties les plus saillantes pendant l'acte de génération.

LES OVAIRES.

Les ovaires sont pour le sexe féminin ce que sont les testicules pour l'homme, c'est-à-dire l'organe élaborateur du germe organique, et par conséquent le plus essentiel dans tout le système de l'*accouplement*, ce qui a fait dire à Buffon qu'il voyait des *testicules dans les ovaires*.

Leur caractère varie chez les filles qui n'ont pas encore menstrué, leurs deux surfaces sont lisses. Après un temps de plusieurs menstruations, de plusieurs conceptions et couches, elles deviennent gercées et inégales. Immédiatement avant l'apparition de la menstruation les ovaires sont, les plus grands, d'une pesanteur de 2 onces et demie. Avec l'avancement de l'âge, ils perdent en volume, ils changent de forme, ils s'amincissent, se durcissent et se réduisent dans la vieillesse au tiers de leur volume. Placés à l'entrée du petit bassin, dans une excavation derrière les ligaments larges de la matrice, les ovaires présentent, dans l'adolescence, la forme plate de l'œuf attaché par son propre ligament à l'ovaire. Les ovaires sont enveloppés du péritoine, l'unique séreuse qui ne les enveloppe pas complétement. Le parenchyme des ovaires est composé de tissus cellulaires, qu'on appelle *struma ovarii*, riches en vaisseaux, dans lesquels se trouvent enchassées douze à vingt vésicules de Graff (*folliculi Graffii*), qui contiennent un fluide clair et jaune appelé liquide des follicules, avec de petits grains attachés à un *disque* compacte qu'on appelle *discus poligerus*, qui, au moment du rût des animaux et pendant la menstruation de la femme, s'ouvre afin que la liqueur des follicules, avec le disque, se vide pour être expédié par le tube fallopien dans la concavité de la matrice. Le même acte se reproduit pendant la conception.

Au moment où les ovaires ont épuisé leurs provisions de grains de Graff, et qu'il ne se reproduit pas de nouveaux grains, alors la force génératrice de la femme s'éteint, comme nous le voyons à la cessation de la menstruation, à l'âge critique de la femme.

TUBES FALLOPIENS.

Les tubes fallopiens se trouvent au fond de la matrice, et passent en dehors à travers le ligament large. Chacun de ces tubes présente un canal long de 4 centimètres, correspondant avec la cavité de la matrice par l'*ostium uterinum*, s'ouvrant dans le sac du péritoine par l'*ostium abdominal*. Le tube fallopien embrasse les ovaires au moment où, par la rupture d'un follicule de Graff, un œuf sort des ovaires. Ainsi le tube de l'ovaire forme un véritable canal excrétoire de ces organes, qui, au moment de la période de l'embrassement sexuel, est lié à l'ovaire et qui plus tard seulement s'éloigne de lui. Le tube fallopien conduit l'œuf dans la matrice, dans la cavité de laquelle il disparaît, par absorption ou par la conception, transformé en embryon.

LA MATRICE.

La matrice présente la partie sexuelle la plus ample, et dans la cavité de laquelle se fait le développement de l'embryon. Le fond large et volumineux de la matrice est placé en haut, et son col en bas et tendant vers le vagin. Des deux côtés de la matrice sont attachés les ligaments larges qui passent dans l'enveloppe externe de l'utérus. Ces ligaments ainsi que les ligaments ronds ne sont que l'allongement de la substance utérine, qui passe par le canal inguinal, et se perd dans le *fascia superficialis*. Outre les ligaments longs et larges, il y a encore les ligaments vésico-utérins et recto-utérins, comme suite du péritoine qui continue à abriter la matrice, que certains vieux théologiens regardent comme devant disparaître au jour du jugement.

Quant à la différence du volume et de la forme de cet organe, il varie selon l'âge de la femme. Ainsi chez les filles qui ne sont pas nubiles la matrice est petite comme une amande, dure et aplatie ; mais aux approches de la puberté, la nature la met en exercice par les humeurs, qui augmentent son volume et sa dimension. La matrice devient alors plus mûre, plus molle, plus arrondie et plus grande.

Chez les femmes qui n'ont pas encore enfanté, la matrice ressemble à un triangle dont la base, comme partie supérieure, correspond au fond de la matrice, tandis que la partie inférieure tend vers le vagin. On distingue, dans cette dernière partie, l'orifice interne ou antérieur et l'orifice externe ou vaginal, lequel présente chez les femmes qui n'ont pas encore été mères une fente avec un lobe extérieur et postérieur. La forme de la matrice présente un muscle creux à l'extrémité supérieure duquel s'attache, pendant la grossesse, le placenta ; car cette espèce de gâteau, formé d'un amas des vaisseaux unis par une substance muqueuse, compose un ensemble qui fait adhérer à la matrice les enveloppes du fœtus.

La grandeur de la matrice est variable aussi selon l'âge de la femme ; ainsi chez, une jeune fille elle est d'une longueur de 2 centimètres et demi. Elle a deux enveloppes, l'une séreuse, celle du péritoine qui ne couvre que le corps et le fond de l'utérus; la seconde est une véritable couverture compacte qui consiste dans des fibres musculaires.

LE VAGIN.

Cet organe sexuel n'est pas autre chose que le tuyau qui conduit de l'utérus à la vulve externe et qui reçoit, au moment du *coït*, le membre viril (*vaginæ ad instar*). La longueur du vagin est de 4 centimètres et son diamètre oblique d'un centimètre; il est placé entre la vessie et le rectum et finit à l'entrée de la partie vaginale utérine.

LA VULVE.

Elle est externe et formée de grandes et de petites lèvres entre lesquelles se trouve une fente perpendiculaire qui conduit à l'embouchure de l'utérus et du vagin.

LE CLITORIS.

C'est chez les femmes ce que le membre viril

est chez l'homme, construit comme celui-ci, mais non perforé.

L'URÈTHRE.

Il est beaucoup plus court chez la femme que chez l'homme, et se termine au milieu de l'espace compris entre les petites lèvres et la vulve au-dessus du clitoris, qui n'a paru à Daubenton qu'une verge en miniature.

LE SEIN DE LA FEMME.

Le sein de la femme étant en rapport intime avec les parties sexuelles, je vais en faire ici la description et expliquer sa double destination.

Pendant l'état normal, en l'absence de la grossesse, le sein forme une partie séduisante de la beauté physique, et les femmes de l'antiquité lui avaient voué un culte tout particulier; elles en prenaient un grand soin pour lui conserver le plus longtemps possible sa forme virginale. Mais outre que la forme, la fraîcheur et le volume du sein dépendent beaucoup de la vie physiologique, du climat, de la nationalité et des mœurs de la femme, il est vrai aussi que son attrait dépend exclusivement des dispositions, de la constitution et de santé du sujet, dont le sein vient et disparaît selon l'influence physique et morale à laquelle il est soumis. Mais la beauté la plus brillante du sein de la femme consiste dans l'acte de la nutrition, comme glande lactifère pourvue de glandes sébaïques et de conduits lactifères qui finissent vers le pli le plus fin de la papille et de l'auréole, sensible comme tout le sein et formée d'une riche texture cellulaire qui lui donne sa forme ronde et sa molle et attrayante consistance.

Il me reste encore à mentionner quelques particularités des parties sexuelles dont la chirurgie s'est beaucoup occupée : je veux parler de l'hymen et de l'hermaphrodisme.

L'HYMEN.

Expansion membraneuse dont l'existence a été attestée et contestée par les anatomistes les plus justement réputés. Elle a été décrite, par ceux qui attestent sa présence, comme une membrane charnue, forte, mince chez les enfants, et plus épaisse chez les filles adultes. Elle est située au-dessus de l'orifice de l'urèthre, fermant en partie l'entrée du vagin. Cette membrane est percée, disent quelques physiologistes, d'une ouverture ronde, quelquefois longue, si étroite qu'on pourrait à peine y faire passer un pois chez l'enfant, et une grosse fève à l'âge de puberté.

Les uns la décrivent comme semi-lunaire, laissant une ouverture très-petite; pour d'autres, elle n'est qu'une chimère. De nombreuses expériences, faites sur des filles de différents âges, ont constaté qu'elle n'existe pas ordinairement.

Je me rappelle, à propos d'expériences relatives à cette expansion membraneuse, qu'à Paris, dans la salle de dissection de Clamart, un de mes amis, médecin brésilien, s'occupait de préférence de la recherche de l'hymen; mais, à dire vrai, je me suis peu occupé de connaître le résultat de ses expériences. Il y a des praticiens qui penchent pour l'affirmative, et qui ont expérimenté sur des cadavres de religieuses très-âgées, qui, suivant toute apparence, n'avaient jamais porté la plus légère atteinte ni à leur hymen ni à leur virginité. D'autres vont encore plus loin, et citent des exemples de femmes qui ont conçu sans que l'hymen fût rompu; mais ils se hâtent d'ajouter que dans des cas de faiblesse et de relâchement, cette même membrane étant susceptible, par son expansion, de céder sans se rompre, une femme déflorée peut paraître encore vierge, tandis que le déchirement de cette partie, par une cause étrangère au plaisir de l'amour, peut également faire accuser une vierge et engager un mari jaloux à reprocher injustement à sa jeune épouse une jouissance illicite et prématurée. On a fait sur ce système de jolis romans, celui de *Faublas*, par exemple, où il est dit qu'une dame de Lignoles était vierge, quoique mariée depuis deux ans. Le fait peut arriver, comme nous le voyons dans l'histoire de Théodoric, roi de Bourgogne, qui fut vaillant homme avec ses courtisanes et ne put jamais consommer son mariage avec Hermanberg, fille du roi d'Espagne.

Quoi qu'il en soit, on ne détruira jamais le ridicule qui s'est attaché à ce sujet : les choses qui font plaisir à croire sont toujours crues, quelque vaines et quelque déraisonnables qu'elles puissent être. A l'honneur de l'innocence, je veux seulement ajouter qu'on ne doit pas abuser du mot *virginité* qui est un être moral, selon Buffon, une vertu qui ne consiste que dans la pureté du cœur, et qui est devenue un objet physique dont les hommes, jaloux des primautés en tout genre, ont toujours fait grand cas, toutes les fois qu'ils ont cru l'avoir possédé exclusivement les premiers. C'est cette espèce de folie qui a fait un être réel de la virginité de filles qu'on a soumises à l'examen de matrones ignorantes, et on a exposé aux yeux de médecins prévenus les parties les plus secrètes de la nature, sans songer qu'une pareille indécence est un attentat contre la virginité.

L'HERMAPHRODISME ET SES APPARENCES.

Puisque nous avons parlé de l'androgyne humain dans le chapitre de l'histoire naturelle de la femme, c'est-à-dire de la confusion des deux sexes en un seul individu, j'ai cru devoir examiner l'hermaphrodisme, non comme une curiosité, mais comme intéressant au point de vue de la médecine légale, en ce qui touche l'impuissance et la stérilité.

Je dirai d'abord que tous les artistes grecs qui ont fait des statues d'hermaphrodites nous les représentent hommes par l'apparence extérieure des organes de la génération, et femmes par la forme du sein virginal, par les traits du visage, l'élégance de la taille, la mollesse et la douceur des contours. Toutes ces nuances bien finies de leurs chefs-d'œuvre ne sont qu'un idéal, une création admirable de l'art ; mais rien ne constate et ne prouve qu'ils aient eu des analogies dans la nature.

Pourtant l'hermaphrodisme est constaté par des hommes, comme Favarin, Mallerus, Sculrig qui, dans sa *Spermatologie*, rapporte des cas d'hermaphrodisme ; comme Pinel, qui cite l'exemple d'un androgyne dont les organes doubles étaient aptes à une double fonction. Au reste, il est connu que l'hermaphrodisme se présente tous les jours dans les plantes, dans les animaux à sang blanc, dans le limaçon, dans les étoiles de mer, les oursins, les sangsues, etc.

A notre époque, l'hermaphrodisme complet ne s'observe plus chez l'homme ; tout ce qu'on rencontre et qui peut même tromper l'observateur instruit, c'est un certain déplacement d'organes, une conformation vicieuse, différentes anomalies dans les organes mâles à peine ébauchés, ou dans quelques parties de l'appareil féminin trop saillantes, comme on le constate chez certains peuples où le clitoris présente l'aspect d'une véritable verge. En effet, la nature a un type plus constant ; elle le modifie de toutes les manières, mais sans jamais l'altérer en totalité ; fidèle à des lois qu'elle s'est elle-même prescrites, elle ne confond pas les attributs des êtres et leurs marques distinctives. Dans l'homme elle déguise assez souvent, pendant un certain laps de temps, la physionomie sexuelle d'un individu, mais les dispositions, les formes équivoques disparaissent à une époque fatale de la vie où tous les caractères du sexe se prononcent davantage, où même des dispositions qui avaient trompé le vulgaire sont appréciées par lui et rappelées comme un type, dont souvent elles ne sont qu'une modification légère, une simple altération. Alors, comme dans plusieurs autres circonstances, le merveilleux disparaît et s'évanouit à la lumière d'un examen approfondi et d'une sage observation.

LES DIVERSES ÉPOQUES, OU LES AGES PÉRIODIQUES DE LA FEMME.

Les époques périodiques les plus frappantes sont : 1° l'enfance; 2° la puberté; 3° l'âge adulte; 4° l'âge critique. Nous allons étudier ces diverses époques, qui influent si particulièrement sur la vie physiologique, pathologique et morale de la femme.

PREMIÈRE ÉPOQUE. — DE LA NAISSANCE A LA PUBERTÉ.

Commençons par les nouveau-nés, dont la vie est incomplète, à moitié achevée, d'une sensibilité et d'une irritabilité extrêmes, que le plus léger stimulant peut affecter. Cette vie ressemble à une fleur délicate qui s'épanouit aussi facilement qu'elle périt, grâce aux métamorphoses qui se succèdent d'un moment à l'autre, presque à notre insu. On dirait que le nouveau-né est tout simplement un animalcule, qui traverse une existence éphémère, comme ces fleurs si fraîches le matin que nous trouvons flétries le soir. Moribonds dans un instant, ils causent à leur mère, à peine reposée des douleurs de l'enfantement, des inquiétudes cruelles, quand on voit se ranimer tout à coup la face de ce petit être qui allait s'éteindre. Ces métamorphoses sont tellement générales et tellement constantes qu'elles échappent à notre attention. On ne s'occupe que des grâces de ces enfants, de leurs yeux si purs, de leurs rires innocents, de leurs ébats et de leurs cris, ce signe diagnostique de leurs joies et de leurs souffrances. Quant à la différence des deux sexes chez les nouveau-nés, elle est tellement insensible qu'il serait fort difficile de distinguer au simple regard Paul de Virginie. Chez le nouveau-né, la femme, comme l'homme, ne nous présente qu'une créature ébauchée, équivoque, incertaine. Leur existence participe à la même *morbidesse*, aux mêmes charmes et à la même délicatesse d'organes. On trouve en eux identité parfaite de mouvements, de besoins, de fonctions, de pouls. La digestion, la circulation, la sécrétion, l'excrétion et la nutrition se font chez tous les deux de la même manière, avec la même rapidité. Cette identité disparaît tous les jours à mesure que le développement se produit, de manière à ne plus permettre la confusion entre les deux sexes, ce qui arrive par la marche des événements naturels, toujours graduée, et se termine avec une sorte d'éclat.

Dans cette transformation si longtemps préparée, on voit une soi-disant petite femme qui se distingue par ses allures, par son élégance, par sa délicatesse, par sa tendresse, tandis que l'individu mâle semble marquer une sorte d'empreinte de virilité. Voilà donc les goûts instinctifs de la femme bien tracés; elle n'a qu'à les suivre et les régler avec son cœur qui se manifeste, dès l'âge tendre, dans ses amusements quand elle caresse ses poupées, qu'elle soigne et qu'elle habille avec tant de sollicitude et de grâce. Viennent ensuite les leçons, les maîtres, leçons sans fatigue, et l'apprentissage des soins du ménage.

Nous constatons que l'extrême sensibilité se manifeste plus chez la femme que chez l'homme, et que la femme reçoit une impression beaucoup plus vive que l'homme des objets extérieurs. L'homme laisse échapper certains détails et certaine nuances qu'une petite fille saisit avec une précision, une *affectibilité* et une finesse surprenantes. Il en est de même de l'organe de la voix qui est plus flexible chez la femme que chez l'homme; elle apprend plus vite à parler; en un mot, nous trouvons chez elle cette promptitude de sensations dont la nature a doué si richement son organisation. Rien de plus ravissant que le printemps d'une jeune enfant qui annonce de la sagacité et de la finesse, et qui promet ces qualités qui appartiennent essentiellement à la constitution féminine. Cette sagacité, cette finesse de l'enfant, nous les retrouvons dans toutes les phases que plus tard la femme devra parcourir. C'est ainsi que nous voyons graduellement se dessiner la vie de ces petites créatures qui embellissent tout autour d'elles par leurs piquantes étourderies, leur légèreté enchanteresse, aussi changeante que leurs tristesses et leurs joies, si variables et si rapides, que nous les voyons rire et pleurer au même instant. Terminons ces observations en disant que la mortalité dans cet âge est plus considérable que dans les autres. Elle les surpasse d'un quart. On l'attribue à la grande excitabilité et à la faiblesse de l'enfant qui s'épuise aisément par la propension aux congestions, aux inflammations, aux anomalies de la nutrition : aux hypertrophies, atrophies des humeurs, vers intestinaux et croup, maladies auxquelles cet âge est particulièrement sujet.

DEUXIÈME ÉPOQUE. — DE LA PUBERTÉ OU RÉVÉLATION DE LA VIE UTÉRINE.

Oui, la puberté est la révélation utérine qui s'empare de toute l'organisation de la femme qui l'épanouit et la fane, selon la qualité du sang, les bonnes ou mauvaises dispositions de l'organe sécrétoire, c'est-à-dire de la matrice. Cet organe paisible, végétant et solitaire chez l'enfant, acquiert aux approches de la puberté une activité dont les effets et les sympathies se reflètent sur toutes fonctions de la femme, qu'il domine. Il est beau de voir l'œuvre sublime de la nature, quand elle n'est pas contrariée par quelque obstacle morbide, s'épanouir dans ce moment du réveil utérin qu'on appelle la puberté, et qui donne à la femme ce cachet de *perfection physique* qui est son type distinctif particulier. Plus la fonction de la matrice est parfaite, plus nous voyons les phénomènes des organes correspondant à l'organe secrétoire se manifester dans leur éclat et leurs fonctions. Ainsi le sein se développe, son relief s'accroît, et les tissus cellulaires extérieurs de toutes les parties se gonflent.

La vitalité de ces tissus, loin de s'affaisser comme chez l'homme, sous les efforts des muscles, se prononce avec plus d'expression et donne à toute la surface du corps ces contours moelleux et élastiques, ce voluptueux embonpoint qui laisse une tout autre impression au toucher que ces graisses qui forment une simple accumulation dans les mailles des mêmes tissus. Il est frappant de voir, dans l'âge de la puberté, la nature préparer et développer tous ces organes, afin de mettre la femme en état de reproduire, et donner aux organes qui doivent servir à cette œuvre prodigieuse le degré de perfection qu'elle exige.

Nous ne parlerons qu'en passant des phénomènes qui se manifestent dans l'extérieur de la femme. Une expression toute nouvelle dans sa physionomie, un changement dans la voix, une prédominance dans le système sanguin, qui révèle les fonctions des organes sexuels, voilà les signes distinctifs les plus visibles de la physiologie de la femme à cet âge. On voit un arbre se développer par le progrès sensible de chaque jour, jusqu'au moment où les feuilles, confondues avec les fleurs, viennent frapper les regards. Il en est de même pour la femme. Cette époque ouvre à son âme un nouveau genre de sensations, et c'est alors, depuis la puberté jusqu'à l'adolescence, que la vie de la femme accuse cette ligne de démarcation qui la sépare de l'homme. C'est à cette époque, qui fait confondre les hommes avec les femmes, que se développe alors tout leur esprit, un grand degré de finesse vive et animée, qui sait tirer parti du moindre objet, pour attirer sur elle toute l'attention.

L'âge du puberté arrive plus tôt chez la femme que chez l'homme, grâce à la petitesse de ses organes. De là aussi la cause d'une plus rapide croissance et perfection du corps chez la femelle que chez le mâle, et de cette précocité, de cette vivacité de son moral comme de son physique ; mais par la même cause, la constance, la haute capacité, la profondeur, la force soutenue en sont exclues. Quant à sa nubilité, elle est hâtive, et la femme peut être mère, chez certains peuples, avant la maturité (ainsi, chez les Arabes et les Égyptiens, où les filles deviennent mères de neuf à onze ans).

C'est à l'époque de la puberté que se révèle chez la femme le charme inconcevable attaché à la différence des sexes, époque que le poëte appelle : l'*époque divine de la femme*, c'est à l'époque de la puberté et de l'adolescence qui se manifeste chez la femme par ce mobile puissant : l'amour ! C'est cette époque que La Chaussée a caractérisé avec ces mots charmants : « *à quinze ans on est du moins jolie !* » c'est d'elle que le duc de la Rochefoucauld a dit : que *les femmes peuvent moins surmonter leur coquetterie que leurs passions.* Si nous examinons l'état moral pendant cette deuxième saison de la femme, nous le trouvons non moins intéressant que son état physique, lorsque le développement de la nature, comme nous l'avons dit plus haut, n'est pas interrompu dans ses fonctions. Dans cette période la femme nous offre plusieurs modifications qui se manifestent plus ou moins rapidement, selon le caractère et le tempérament. Ainsi il y a des filles qui gardent plus longtemps leur naïveté enfantine que d'autres. Cependant les habitudes se perdent peu à peu. C'est surtout le sentiment de réserve, de curiosité prédominante qui se manifeste à cet âge, ainsi que l'avidité d'émotions qui se présentent comme les besoins les plus pressants. Ces émotions engendrent la passion de la danse, des spectacles et des fêtes ; c'est l'âge de la lecture des romans, que les jeunes filles dévorent et qui nuisent à leur moralité par l'idée et le désir de la réalité. C'est alors qu'elles déguisent leurs sentiments sous le masque de la dévotion, tandis qu'elles s'abandonnent pour le monde réel à tous les écarts d'une imagination exaltée. Autre phénomène! Ces raffinements féminins, qui commencent à se produire dans tout leur état naturel. se manifestent d'une manière attrayante chez la femme, à cette époque remarquable. La femme voit malheureusement trop tôt, et apprend trop vite ; aussi sait-elle bien profiter de son envie de plaire, quand elle fait connaître avec finesse tous ses avantages, dans la certitude qu'un si agréable spectacle attirera sur elle l'attention des hommes dont elle espère faire d'heureux esclaves. C'est ainsi que la femme concilie le désir de plaire avec le besoin du plaisir qui porte les sexes l'un vers l'autre. C'est ce sentiment qui s'exprime si ingénieusement chez la femme, par la vivacité ou la langueur des yeux, la transformation de toute sa personne qui dépeint toutes les aspirations qu'elle sait si bien cacher, et auxquelles elle donne l'apparence de la tendresse, de la pudeur et de la décence, pour dissimuler l'ardent désir de cette vie qui vient de se développer dans ses organes sexuels. En effet, plus j'ai étudié cette période chez la femme et plus j'ai été frappé des rapports existant entre l'âge de la puberté féminine et ce joli arbuste qu'on appelle la sensitive, espèce du genre *mimosa pudica* dont les feuilles sont composées de follioles délicates, élégantes, de couleur rouge, qui s'agitent aussitôt qu'on les touche. De même que la sensitive, qui a la remarquable faculté de se montrer sensible au moindre attouchement, la jeune fille, à l'âge de puberté, éprouve à l'approche de l'homme une sensation qui produit en elle une sorte de vibration sensitive. C'est cette puissance, symbole de la sensibilité et de la pudeur, qui a fait dire à Delille :

Qui ne croit reconnaître une vierge craintive,
Dans cette délicate et tendre sensitive
Qui courbant sous nos mains son feuillage honteux,
De la douce pudeur offre l'emblème heureux?

Nous terminons là ce qui regarde cette seconde période. La puberté commence en Europe à treize, à quatorze, à quinze ans; elle varie suivant les climats, la constitution et la vie physique de la femme, Elle se termine à vingt ou à vingt et un ans; quant aux maladies auxquelles elle dispose, elles sont moins nombreuses et moins dangereuses que pendant la première période.

TROISIÈME ÉPOQUE OU AGE ADULTE DE LA FEMME.

Cette époque va de vingt-quatre à quarante-cinq ans et n'offre aux physiologistes aucune étude particulière; quant au physique de la femme, nous trouvons un être parfait sans augmentation ni diminution, équilibré, sans prédisposition aux maladies. On constate qu'alors la mortalité est moindre qu'à tout âge. Au point de vue moral, c'est l'époque où l'amour conjugal, la tendresse maternelle, les détails d'économie domestique et le soin de l'éducation des enfants, préoccupent et doivent préoccuper toute sa sollicitude.

Des infirmités, une profession trop laborieuse, un exercice trop pénible, une trop grande susceptibilité nerveuse de l'utérus si prompt à s'affecter, peuvent troubler cet âge. Ces indispositions s'annoncent par des chaleurs et des congestions spontanées et intempestives de sang, à la tête et à la poitrine, signes précurseurs de la cessation de la menstruation qui peut détruire une partie des charmes que la femme a conservés de sa précédente saison. Toutes ces causes peuvent avancer la quatrième période, c'est-à-dire le retour d'âge, que nous allons étudier dans le chapitre suivant.

QUATRIÈME ÉPOQUE OU AGE CRITIQUE.

« Docteur, me disait une jolie parisienne, « dont l'automne était arrivé, pourquoi ne

« pouvez vous arrêter l'inflexible marche de « la nature? Que c'est beau d'être toujours « fraîche et jeune! quelle différence entre « cette ravissante époque du printemps qui « fleurit et celle de l'automne où les feuilles « commencent à jaunir, et à abandonner les « rameaux que l'hiver réduit à une si triste « nudité! — Madame, lui dis-je, moi qui suis « homme et qui n'ai ni votre beauté ni vos « charmes, moi aussi je voudrais retenir, si je « le pouvais, la destruction graduelle de cette « nature qui avance avec plus ou moins de ra- « pidité, pour anéantir les charmes que la pre- « mière saison de la vie a vu briller avec tant « d'éclat. Mais puisque c'est au-dessus de la « puissance humaine, je ne puis que vous re- « commander de ménager, aussi longtemps « que possible, ce que vous avez su si bien « conserver jusqu'à ce jour. »

C'est avec ce conseil et cette pensée que je quittai ma belle interlocutrice; je ne l'ai revue que plusieurs années après, quand elle me fit appeler pour me consulter sur son état qu'elle croyait alarmant. « Me voilà donc arrivée à « cette période qu'on appelle l'époque ré- « trograde, mon bon docteur! puisque vous « écrivez un ouvrage sur la femme, me dit-elle « amèrement, vous pouvez étudier sur moi les

« outrages de la nature, qui a cessé de se prêter « à mes prétentions, à mes calculs, à mes ha- « bitudes et à mes goûts. » Tout en lui disant le contraire, je n'en ai pas moins étudié sur cette femme hystérique tout ce que cette époque du retour d'âge offre d'intéressant pour le médecin. J'ai interrogé la soi-disant malade sur son état présent, tout en jetant mentalement un coup d'œil rétrospectif sur ses époques passées. J'ai acquis la persuasion que je n'aurais pu trouver un type plus frappant pour mon étude.

J'ai donc examiné ces modifications profondes provoquées par la révolution intérieure qui amène souvent de grands troubles à cet âge. C'est d'abord le changement qui se manifeste sur la vie sexuelle, qui influe singulièrement sur la manière de vivre. On peut dire que la quatrième époque de la femme est l'antipode direct de sa puberté et qu'elle demande plus d'attention de la part du médecin que la première. C'est bien avec raison qu'on a appelé cette époque *l'âge critique*, car tout ce qui était salutaire pour la première peut être funeste à la seconde. Disons-le vite, la cessation de la menstruation dans cette période donne une existence toute nouvelle à la femme; elle se produit généralement entre quarante-cinq et cinquante ans. Cependant cette époque varie suivant la constitution, le climat et le genre de vie.

Plus le physique est délicat, plus le moral est développé, plus la menstruation s'est produite de bonne heure, plus le tempérament est ardent, et moins la ménopause est précoce. Les circonstances contraires retardent l'apparition de la menstruation, ce qui vaut mieux pour la femme qu'une apparition prématurée. Dans ce cas, c'est le signe d'une constitution robuste; dans le premier, d'une constitution délicate, et cette dernière condition, disons-le, se trouve généralement dans les grandes populations. Ajoutons encore que la cessation de la menstruation a lieu de deux manières : ou elle s'arrête subitement, ce qui est fâcheux, car alors les organes ne sont pas préparés à contenir immédiatement cette sécrétion mensuelle; ou bien, et c'est ici le cas le plus avantageux et le moins nuisible à l'organisation de la femme, elle diminue graduellement, disparaît une fois, deux fois, puis devient de plus en plus rare jusqu'à ce qu'elle cesse tout à fait. Quelquefois il se présente une hémorrhagie comme symptôme de la cessation complète; d'autres fois, la menstruation persiste dans certains cas, avec des interruptions jusqu'à soixante ans et plus; enfin, dans d'autres cas, la cessation est précédée de chaleurs, de sueurs passagères ou même d'éruptions cutanées qui se manifestent comme des signes salutaires et critiques à cet âge. Une chose particulièrement propre à cette époque et très-significative, c'est que des femmes qui ont souffert à l'époque de la menstruation ou pendant les autres périodes commencent à jouir d'une bonne santé, à prendre des forces, à acquérir de l'embonpoint, et semblent pour ainsi dire rajeunir. C'est tout le contraire chez les femmes qui pendant les trois époques ont été atteintes de certaines maladies organiques telles que congestions à la tête, crachements de sang, maladies de cœur, de poitrine, de matrice qui existaient à l'état latent; ces accidents réveillent une nouvelle vie douloureuse, et conduisent souvent avec rapidité à l'issue fatale de l'existence de la femme.

CONSTITUTION ET TEMPÉRAMENT DE LA FEMME.

Ici, comme dans toute son organisation, nous trouvons cette moitié du genre humain entièrement différente de l'autre, supérieure en sensibilité, inférieure en force. Ainsi, tout en voulant éviter une monotone répétition, je ne pourrai guère échapper à cet écueil, à cause de l'identité que nous rencontrons dans toutes les parties de la nature de la femme, quoiqu'on dise que son image soit si difficile à reproduire. Il est vrai que les nuances varient à l'infini ; mais au fond on les constate pendant la vie comme après la mort. Partout nous trouvons cette délicatesse qui nous arrête et d'après laquelle nous devons juger que les forces physiques sont intimement liées aux forces intellectuelles et morales. Il suffit d'examiner seulement la différence du crâne chez les deux sexes pour se convaincre de cette vérité.

Chez l'homme, l'élévation ou la largeur du front, sa hauteur, sont des signes incontestables du développement du cerveau, siége de toute pensée et de toute force intellectuelle et morale. La femme, au contraire, s'enorgueillit de sa petite tête aussi bien que de ses petites mains et de ses petits pieds, auxquels elle tient plus que Socrate à la sagesse. La femme s'attendrit, l'homme s'élève. Tous ceux qui disent le contraire sont des philosophes qui contemplent, des hommes qui désirent et des amants qui rêvent. Si nous examinons la constitution et le tempérament de la femme, nous trouvons qu'elle se distingue comme en tout par la sensibilité et l'irritabilité toute particulière de son sexe, sensibilité provenant de la surexcitabilité du système sanguin, deux inséparables qui s'entre-choquent et se heurtent continuellement. Voilà la raison de la surexcitabilité nerveuse et sanguine de la femme; voilà aussi les deux facteurs cardinaux qui dirigent sa vie et qui sont concentrés dans la matrice, destinés à une double sanguification et à une double nutrition. Or, si nous considérons la matrice comme le siége de la plus sublime liaison des ramifications nerveuses et sanguines, nous devons dire que la vie utérine domine la femme et lui donne cette constitution et ce tempérament nerveux qui lui sont propres. C'est donc là certainement la combinaison par excellence de la sensibilité et de l'irritabilité de la femme. De là, la prédominance des affections nerveuses et sanguines qui constituent la sensibilité du corps et de l'âme, l'inégalité et l'instabilité de toute l'organisation féminine, qui font naître des spasmes et d'autres anomalies, telles que manque de chaleur, faiblesse de fonctions et mauvais état du flux qui est souvent trop abondant ou qui ne l'est pas assez. En un mot, c'est la constitution et le tempérament de la femme qui constituent le caractère physique, pathologique et moral de son sexe. C'est dans cette constitution qu'il faut chercher aussi la cause des passions, de la mélancolie, de l'hystérie et de tant d'autres affections nerveuses, qui prédominent dans les maladies chroniques et dans la partie faible du corps, sur laquelle les causes d'indispositions retombent le plus souvent.

Disons encore que l'hérédité, l'habitude, la manière de vivre, l'habillement, le climat, l'idiosyncrasie, l'antipathie et la sympathie, tout a une grande influence sur la sensibilité et l'irritabilité de la constitution du tempérament de la femme. C'est encore dans la constitution et le tempérament que réside la cause de ce passage subit de la douceur à la violence, qui donne aux traits de la femme cette laideur que nous observons dans ses moments de colère. Et c'est cette surexcitabilité nerveuse et sanguine dans la constitution et le tempérament de la femme, qui se reflète dans son intelligence, dans la vivacité extrême et la rapidité des sensations en général, dans la délicatesse de sa vue et de son ouïe, et dans la supériorité de son toucher. Ces particularités ont constamment occupé les médecins, car elles appartiennent en propre à la femme qui les présente dans toute sa promptitude, sa facilité d'opérations, son inconstance, sa mobilité et son éducation bonne ou mauvaise.

Cette constitution de la femme, nous la trouvons également développée d'une manière parfaite dans toute sa concentration facultative. C'est là que la femme peut dire : « Jamais un homme ne s'est assis à Delphes « sur le sacré trépied. Ce n'est qu'à une « femme que convient le rôle de Pythie. Il « n'y a que la surexcitabilité nerveuse d'une « tête de femme qui puisse s'exalter au point « de pressentir sérieusement l'approche d'un « Dieu, de s'écheveler, d'écumer, de s'écrier : « Je le sens, je le sens, le voilà le Dieu, et « d'en trouver le vrai discours : je veux brûler « le ciel avec une torche et éteindre l'enfer « avec cette eau, afin que l'homme n'aime son « Dieu que pour lui-même. »

Ce rôle ne convient qu'à la femme ; il caractérise sa constitution et son tempérament fondamental, et c'est cette constitution nerveuse et sanguine, si inhérente à ce sexe, qui règle ce droit et qui domine tout particulièrement la vie utérine et les révolutions auxquelles l'organisation de la femme est livrée.

Je me tourne maintenant vers les quatre fonctions les plus remarquables de la femme :

je veux parler de l'apparition de la *menstruation*, de la grossesse, de l'accouchement, en y comprenant l'époque de l'accouchée et de l'allaitement.

LA MENSTRUATION.

C'est la fleur de la vie sexuelle, le signe de l'aptitude à procréer, mais aussi le signe et le garant de la santé de l'organisme féminin (*signum et præsidium sanitatis*). De là l'importance extrême de cette fonction pour la santé et la vie de la femme. Plus la menstruation est régulière, mieux la femme se porte. C'est même à cette purgation mensuelle qu'il faut attribuer que les femmes sont moins sujettes à certaines maladies que les hommes ; elles résistent plus longtemps, la phthisie pulmonaire en est un exemple. Quant à la fonction de la menstruation, elle présente une double sanguification, qui nécessite une évacuation de l'excès du sang, destiné à la formation et à la nutrition du *fœtus*.

La menstruation n'est donc, à proprement parler, qu'un succédané de la grossesse, une sécrétion temporaire supplétive, qui a pour but de prévenir le danger de l'accumulation du sang, mais qui sert aussi à soustraire le genre humain à la nécessité physique de la satisfaction du besoin sexuel et à assurer la liberté morale.

Si cette sécrétion a lieu par l'utérus, c'est qu'elle s'est éveillée la première fois par l'exaltation de l'irritabilité de l'organe *utérin.* La menstruation doit donc être considérée, non pas comme un simple écoulement passif, mais comme une *sécrétion* active, critique, périodique, qui entraîne au dehors, non-seulement le sang, mais encore la productivité entièrement liée à ce liquide. De là aussi son influence si manifeste sur l'organisme entier; car la menstruation stimule et purifie, non-seulement la matrice, mais toute l'économie, comme le prouvent assez, chez beaucoup de femmes, le changement que subit la transpiration, l'haleine et le trouble qui survient dans les yeux, les petites éruptions et les changements qu'on remarque dans le système nerveux. Quant aux conditions de la menstruation, elles sont : que le sang coule en quantité suffisante, qu'il ait acquis les qualités stimulantes, force et chaleur, et que le système utérin jouisse du degré convenable d'irritabilité et de tonicité.

Ainsi une vie active et laborieuse retarde l'apparition du flux menstruel, pendant que l'oisiveté, au contraire, avance son époque. Il y a des cas rares où la menstruation ne se manifeste qu'à vingt ans ou même après le mariage. Un développement précoce annonce toujours une nature faible et un vif appétit sexuel. Il y a des femmes qui sont réglées deux fois par mois, et il y a eu une époque où l'on disait que la menstruation coïncidait avec les phases de la lune. Cette superstition a longtemps nourri l'opinion populaire, qui croyait à l'influence de cet astre sur les règles, appelées ainsi de leur régulière apparition. Néanmoins il faut avouer que l'atmosphère influe sur certaines femmes pendant la menstruation; il ne faut pas en faire une règle générale, mais ranger cette idée parmi les utopies. D'ailleurs, le flux menstruel est une espèce de crise, et les crises suivent (comme le démontre Hippocrate) une marche septénaire. Et comme le mois lunaire est composé de quatre septénaires, il n'est donc pas étonnant que chez quelques femmes, la menstruation réponde aux révolutions de la lune. Quant à la durée, la qualité et la quantité du flux, elles dépendent entièrement de la constitution physique et de l'état de santé de la femme. Il y a des femmes qui ont besoin de perdre beaucoup, les autres moins. Il y a des peuples sauvages chez lesquels la menstruation est inconnue. Il y a des femmes rendues fécondes sans avoir jamais été réglées. Pour nous, le flux menstruel régulier est le plus excellent dérivatif pour la femme; il la rend plus gaie, plus fraîche, plus saine, et empêche la suite de beaucoup de dangers que la suppression de ce flux dépuratif occasionne chez des femmes non réglées.

GROSSESSE.

C'est l'état de conception de la femme; elle se manifeste par la cessation menstruelle qui n'est qu'un suppléant nécessaire de la grossesse. Or si, après un court rapprochement qui a transporté deux individus, la conception était le fruit de leur coopération; si un mois après ce commerce, le flux menstruel, qui était alors régulier, cesse sa sécrétion, alors on doit présumer l'état qu'on appelle la grossesse, produit par le germe séminal qui a été déposé et fructifié dans les ovaires et conduit par le tube fallopien dans la matrice. Quant à la nouvelle production, son développement heureux sera d'autant plus favorisé que les circonstances des deux sexes étaient dans des condition avantageuses, c'est-à-dire d'une bonne santé d'abord et d'un âge mûr et pas trop divergent l'un de l'autre. Une trop grande jeunesse et un âge trop avancé sont aussi des conditions défavorables. La grossesse présente une vie double, une vie développée dans la vie, une exaltation de la productivité et de la sanguification. Donc, il n'est pas étonnant que les femmes soient incommodées pendant cet état anormal par des accidents qui leur sont entièrement étrangers pendant leur état normal.

Les accidents qu'on remarque le plus souvent chez la femme enceinte, surtout chez des primipares, sont : nausées, vomissements, maux de tête et maux de dents, taches et éruptions à la peau et autres différents symptômes nerveux de toute espèce, ainsi que des changements particuliers d'humeur et de tempérament.

Comme l'instant où la femme conçoit ne se manifeste en elle par aucune expression bien caractérisée, et que les suites de cet acte restent quelque temps couvertes d'un voile épais, il faut faire attention, surtout pendant les premiers mois, de ne pas prendre pour maladies ce qui n'est qu'un symptôme de la grossesse qui par un traitement pourrait dégénérer en fausse couche. Il faut donc temporiser jusqu'au moment où le mouvement de l'enfant vient mettre un terme à l'incertitude. C'est le moyen de prévenir des malheurs et de mettre à couvert sa conscience aussi bien que sa réputation. Il y a des cas où la menstruation peut s'arrêter sans qu'il y ait grossesse, et le sein peut également acquérir plus de volume. Le cas le plus fâcheux est celui d'une femme enceinte qui cache à dessein son état. Dans tous ces cas douteux, nos maîtres recommandent comme règle constante de toujours admettre d'abord l'existence de la grossesse et de se conduire comme si elle avait lieu. En ce qui concerne l'amour ou le rapprochement de l'homme et de la femme pendant la grossesse, on a admis différentes opinions. Les uns recommandent une grande modération et les autres ne la trouvent nullement nuisible. Ainsi, Mòriceau, qui n'avait point d'enfants avec sa femme, disait nuisibles les caresses de la femme à l'époque de la grossesse, pendant que Pline, qui avait produit vingt-deux enfants, disait que les caresses ne sont jamais nuisibles à la femme. Quant aux enfants illégitimes, une tradition populaire dit qu'ils ont plus d'esprit que les autres. On a dit aussi que ces enfants sont ordinairement le fruit d'un amour industrieux, dérivant de l'esprit de parents continuellement aiguisés par la ruse nécessaire à une tendresse traversée par des obstacles continuels, exercés par les artifices propres à tromper la jalousie et la vigilance des autres.

Toujours est-il que ces enfants sont plus beaux et plus forts que les autres, et pour le démontrer au père qui l'a délaissée, un naturaliste philanthrope recommande à la femme de passer souvent devant le père avec son enfant, afin qu'il compare ce qu'il a jeté à ce qu'il a préféré.

En tout cas le nouvel être, légitime ou illégitime, participe aux affections de la mère, il est devenu une partie de son individu ; elle lui fournit la matière propre à le nourrir et à le faire croître, il est animé par sa chaleur et sa vie, il n'est donc pas étonnant que les passions qui peuvent agiter sa mère passent jusqu'à lui. Quant à la communication entre la mère et le fœtus, elle tient intimement à la matrice, par le placenta et par le cordon ombilical. *La durée naturelle de la gestation* varie dans les différentes espèces d'animaux. Dans l'une, elle est de onze mois ; dans l'autre, de cinq ; dans celle-ci, de six semaines ; dans celle-là, d'un mois, et dans l'espèce humaine elle est communément de neuf mois. Ce serait outrager la raison que de recourir à l'autorité d'Hippocrate et d'Aristote pour établir un fait généralement admis, et qui frappe aussi fréquemment les yeux de la multitude; nous constatons néanmoins la réalité de quelques exceptions survenues dans l'ordre que la nature semble s'être assujettie à suivre constamment. Dans ce cas, nous appelons la prolongation de la grossesse, *naissance tardive*, et relativement à cette naissance, de nombreuses discussions se sont élevées concernant son impossibilité. Les uns disent que les lois de la physique s'opposent aux accouchements tardifs, disant que l'ordre de la nature qui a fixé la durée de la grossesse à neuf mois dans l'espèce humaine est invariable; tandis que la plupart des médecins et des naturalistes pensaient que le terme de l'accouchement n'est point aussi fixe chez l'espèce humaine que parmi les espèces des animaux. Je crois qu'il faut admettre à cet égard des variations chez l'une, comme dans les autres espèces.

Virgile ne dit pas le temps de la grossesse, il dit très-spirituellement en termes poétiques et harmonieux à un enfant provenant d'une grossesse prolongée, qu'il avait coûté dix mois de dégoût et de peine à sa mère :

« Matri longa decem tulerunt fastidia menses. »

Quant aux droits, les lois romaines ferment la succession aux enfants nés plus de dix mois après la mort du mari de leur mère. Les lois françaises adoptent le même principe, mais en d'autres termes ; elles déclarent que tout enfant né avant le trois-centième jour est légitime, et elles ajoutent que la légitimité de l'enfant né trois cents jours après la dissolution du mariage pourra être contestée. Mais ce n'est pas ici le cas de regarder une loi comme un oracle qu'on doive recevoir avec une soumission respectueuse. Du reste, la prolongation de dix à onze mois de la grossesse n'est le plus souvent l'occasion d'aucun danger ; lorsqu'elle a lieu, on pourrait d'une manière fondée l'attribuer à la mère qui s'est trompée dans son calcul, ou à des irrégularités de mouvement de la nature, ou de son assoupissement, ou aux troubles de quelques affections désordonnées dans le principe vital. Comme la nature fait tout à temps et tout bien, lorsqu'elle n'est point interrompue, on doit s'attendre que la femme qui suit exactement ses lois, accouchera au terme qu'elle a marqué pour cette opération, c'est-à-dire à la fin du neuvième mois.

L'ACCOUCHEMENT.

La Genèse, livre très-philosophique, dit que

Dieu condamna la femme, qui avait goûté le fruit de l'arbre de la science du bien et du mal, à un accouchement douloureux.

Je n'entre pas dans la métaphysique de la Genèse, mais je sais que si l'accouchement est douloureux, il est aussi l'opération la plus remarquable de la nature. Cet acte est le moment le plus important dans vie de la femme. Il faut voir dans cette opération, non-seulement un acte qui amène au monde un nouvel être vivant, mais encore une crise sérieuse pour l'organisme maternel lui-même. Quel admirable spectacle de la nature! Quel important acte de l'organisme qui développe la plus extraordinaire des catastrophes et des révolutions que l'économie peut subir! C'est ici que la nature déploie toutes les ressources de sa force médicatrice, toute sa puissance pour la conservation et le rétablissement de l'individu. Pour l'équilibre, la séparation et l'élimination; et ce qui le rendra merveilleux de toute éternité, c'est que, malgré les dangers de mille espèces qui l'accompagnent, les singulières métamorphoses qui ont lieu alors et le péril imminent auquel la vie se trouve exposée, il n'entraîne en général aucune suite fâcheuse, et loin de là même, il fait place, d'une manière évidente, à un rétablissement complet de la santé. L'objet mérite une sérieuse attention de notre part, et c'est pourquoi je vais étudier l'état pathogénitique qui précède l'accouchement, et les nouvelles circonstances qui animent l'acte lui-même de la parturition qui réunit tous les accidents imaginables.

Nous pouvons dire que toute femme qui vient d'accoucher est comme une blessée. Il y a donc chez elle disposition à l'inflammation, mais à une inflammation exsudatoire.

Quelles sont les causes qui déterminent l'accouchement?

Il serait aussi difficile de donner la raison de cet acte que d'exposer la raison des causes accidentelles et rares qui font retarder l'accouchement. On dit qu'on doit les tirer, ainsi que la détermination dans la femme, de son principe vital plutôt que de la disposition actuelle de l'enfant. Il y a des auteurs qui, dans un esprit humoristique, racontent que la détermination de l'accouchement naturel est la faim qui excitait le fœtus à se débattre et à s'échapper de la matrice ; les autres ont attribué sa sortie au besoin de respirer, quelques-uns au besoin d'uriner, quelques autres à la colique occasionnée par le *meconium ;* enfin chacun s'est mis à la place de l'enfant et lui a prêté les affections qu'il a le plus redoutées dans une prison pareille à celle où le fœtus est enfermé ; d'autres enfin prétendent que le viscère trop étendu de la matrice réagit contre l'objet qui la distend et l'irrite, et que l'accouchement est le fruit de cette réaction. Il serait difficile de préciser jusqu'à quel point ces hypothèses sont fondées ; néanmoins nous savons que l'enfant peut être mort dans le sein de la mère sans que l'accouchement se fasse avec plus de difficulté, et ce fait seul démontre que le fœtus est ou peut être absolument passif dans cette opération naturelle. Il est pourtant incontestable que c'est à la matrice qu'est confiée l'action primaire de l'expulsion du fœtus. Il y a des cas où la matrice survit quelquefois à la femme. Des exemples d'enfants nés spontanément après la mort de leur mère attestent ce fait. Par quelle stimulation, par quelle force la matrice et les muscles abdominaux se contractent, voilà ce qu'on ne sait pas. Bientôt la bonne nature reprend entièrement son ouvrage physiologique et mécanique pour finir l'acte capital qui avertit que la délivrance a commencé. Le sac membraneux où le fœtus est enfermé, et dont la nature sollicite l'expulsion, s'engage dans l'orifice de la matrice de plus en plus comprimée par les secousses combinées du fond de cet organe qui se rompt; les eaux qu'il contenait s'échappent, du moins en partie, et sont bientôt suivies de l'enfant.

O Rubens! je laisse à ton pinceau le soin de rendre cet état touchant avec les dernières impressions d'une douleur qui s'éteint et se mêlent encore dans la femme à la sérénité de la joie la plus pure; sérénité et joie qu'il n'est pas permis de goûter aux femmes de l'île de Fermose, près de la côte de Chine, avant l'âge de trente-cinq ans, car il est défendu à ces femmes d'accoucher avant cet âge, quoiqu'il leur soit libre de se marier longtemps avant l'âge de trente-cinq ans. Dans le cas où la femme devient enceinte avant cette époque, les prêtresses vont lui fouler le ventre avec les pieds pour la faire avorter avec autant et plus de douleurs qu'elle n'en souffrirait en accouchant. Pour la femme qui accoucherait avant cette époque, ce serait non-seulement une honte, mais un grand péché de laisser vivre un enfant avant l'âge prescrit. Ainsi l'on en a vu dont on a fait quinze à seize fois périr les fruits et qui étaient grosses pour la dix-septième fois lorsqu'il leur était permis de mettre un enfant au monde.

CONSÉQUENCES DE L'ACCOUCHEMENT.

Elles sont en partie une maladie réelle pour beaucoup de femmes, surtout pour ces malheureuses créatures qui accouchent à l'hospice de la Maternité, dans des conditions viciées et délétères, qui empoisonnent les êtres les mieux constitués par la nature, sans compter la fièvre qu'on appelle *puerpérale* qui les décime impitoyablement ; cruel spectacle qui m'a souvent ému jusqu'aux larmes ! Certes nous n'envions pas le triste sort des aliénés ; mais pendant que ces malheureux habitent des maisons hospitalières les plus magnifiquement organisées et éloignées de la ville, placées dans des lieux salutaires et bien aérés, nous voyons des êtres destinés à donner la vie à leurs semblables, condamnés à succomber dans des maisons où règne, les deux tiers de l'année, une contagion épidémique qui désole le médecin et les malades.

Quant à l'accoucheur qui doit surveiller l'accouchement, il existe une divergence d'opinions sur le sexe.

Les uns disent, avec raison, que la fonction d'accouchement tient à l'art de guérir, par conséquent qu'elle ne doit pas être exercée par des femmes, raison trouvée d'autant plus rationnelle que bien des circonstances imprévues peuvent se présenter pendant l'accouchement, que le médecin seul est capable de prévenir et qui, en son absence, pourraient devenir dangereuses pour la femme et l'enfant surtout.

On sait, de plus, combien l'accoucheuse aime à agir dans les tènèbres avant de faire appel au médecin.

Les autres disent au contraire que, pour la fonction de l'accouchement, la confiance plus entière et plus absolue qu'inspirent aux femmes des personnes de leur sexe, doit faire préférer l'accoucheuse. Il y a des raisons pour les deux opinions émises; mais il faut reconnaître que la capacité de l'accoucheuse est très-limitée. C'est ce que les femmes de la Grèce, qui accouchaient avec beaucoup plus de facilité que nos femmes d'aujourd'hui, ont déjà attesté par le nom qu'elles donnaient à leurs accoucheuses en les appelant : *Sage-femme*, ce qui veut dire, *coupeuse du cordon ombilical*.

LOCHIES.

Les lochies sont un flux à l'aide duquel la nature écarte le danger de l'accouchée et la ramène à la santé d'une manière facile et inaperçue. Elles diminuent la quantité et la plasticité du sang en même temps qu'elles rétablissent l'équilibre de l'activité organique.

On nous enseigne d'avoir toujours présent à l'esprit que la parturition et les couches ne constituent point une maladie, mais une opération normale, la plus naturelle et la plus nécessaire de toutes, en un mot une opération pour l'accomplissement de laquelle la nature a pris les plus sages et les plus admirables précautions. Or on n'a qu'à éviter de troubler le flux lochial et la sécretion du lait par un refroidissement, ou surcharge de l'estomac, ou émotion morale, et la nature fera tout.

Avant le terme des lochies, l'organisme et surtout le système utérin n'est point encore entièrement ce qu'il doit être. La femme en couche demande une grande attention, surtout dans les premières vingt-quatre heures, à cause de l'hémorrhagie utérine qui peut arriver. Quant au régime d'hygiène, il est très-recommandé, que la femme en couche, si elle n'est pas d'une forte constitution, garde le lit les premiers quinze jours, et qu'elle évite toutes les impressions physiques et morales ainsi que les écarts de régime. La première époque de l'accouchée est d'autant plus délicate qu'elle peut amener des escarres, le prolapsus de la matrice, l'hémorrhagie, et le pire de tout, la fièvre puerpérale. On portera également toute l'attention sur la chambre, qui doit être bien aérée; on surveillera sa propreté; on règlera la chaleur qui doit être modérée; couvertures pas trop pesantes; tout cela est très-important pour la santé de l'accouchée. A ce régime se rattachent encore des remèdes, *vulgo* lavements, comme très-bons préservatifs de la fièvre puerpérale, et des tisanes douces. Tous ces émollients calmeront la douleur de la matrice. Cette hygiène exigera moins d'attention chez la femme habituée à la simplicité et au travail que chez la grande dame. La raison est simple et naturelle; elle consiste dans la différence des mœurs, la manière de vivre et les impressions physiques et morales de l'une et de l'autre classe des femmes. Ainsi des voyageurs nous racontent que les femmes indiennes, les mères se baignent avec leurs enfants un instant après leur accouchement sans aucune aggravation dans leur état. Pendant que chez la femme habituée à la simplicité, la nature gradue son action, au contraire chez la grande dame habituée à une vie molle et inactive, la fonction de la matrice est moins vive et les contractions plus douloureuses et plus irrégulières. Il faut donc commencer de bonne heure à régler l'activité de la matrice et habituer la femme à se familiariser déjà pendant la grossesse avec son fœtus; et la femme sentira beaucoup moins les coups que lui lance souvent l'être qu'elle porte dans son sein. Je ne parlerai pas de la position que doit avoir la femme en couche, ni de celle qui convient à l'accoucheur; je laisse ces préceptes aux maîtres dans l'art d'accoucher.

SÉCRÉTION LAITEUSE.

On doit, dès avant l'accouchement, préparer le mamelon en le frictionnant de temps en temps avec un esprit aromatique, ce qui est le meilleur moyen d'en prévenir les gerçures. Le nouveau-né étant incapable, immédiatement après sa naissance, de faire usage des aliments solides dont la mère se nourrit, il fallait qu'il trouvât encore en elle des organes propres à lui faire une nourriture analogue à celle qu'il avait pendant qu'il était dans le bassin. Les seins sont donc cet heureux appareil qui va exercer la même fonction dont la matrice s'est acquittée pendant la grossesse, c'est-à-dire de la nutrition du fœtus. La mission de la matrice est terminée après l'accouchement; elle va écarter les débris de l'échafaudage qui soutenait l'enfant pour reprendre sa première assiette. Cela fait, la nature, par sa divine prévoyance, a, déjà avant l'époque de l'accouchement, disposé les mamelles aux fonctions qui leur sont propres. Ainsi lorsque l'accouchement est tout à fait terminé, elle y conduit, par torrents quelquefois, cette liqueur précieuse aussi agréable à la vue que flatteuse au goût, ce qui cause souvent le gonflement et des douleurs aux seins, provoquant quelquefois une espèce de fièvre laiteuse. C'est pourquoi il est d'un extrême avantage pour la mère ainsi que pour l'enfant de le mettre douze heures après sa naissance au sein de la mère, si quelques graves contre-indications ne s'y opposent pas, et de le suivre pendant quinze jours, dans le cas même où elle ne pourrait ou ne voudrait pas allaiter. L'avantage serait double : pour la mère d'abord, pour la débarrasser du lait; ensuite pour l'enfant, parce qu'il reçoit ainsi la nourriture qui lui convient le mieux pendant les premiers jours. Quant à la durée de l'allaitement, cela diffère selon les pays et la constitution plus ou moins forte de l'enfant. Chez nous, dans les pays civilisés, une époque de six, huit mois, jusqu'à un an, suffit en général. Les sauvages du Canada allaitent leurs enfants jusqu'à quatre, cinq et sept ans, pour les tenir dans un degré de chaleur continuel, comme disent les médecins, qui recommandent, en cas de manque de lait à la mère, de se servir du mamelon d'un animal.

PROPRIÉTÉS DU LAIT.

Il est certain que le lait est, après le chyle, la plus naturelle de toutes les liqueurs du corps humain. Le lait est une production active, toute particulière, que la nature ne prépare que pour un certain temps. Il est démontré que le lait disparaît, après une certaine époque, du sein. Disons encore que l'état de l'allaitement est d'une grande influence sur le physique et le moral, qui, peut-être directement, se communique au nourrisson, auquel il faut le sommeil abondant, et à sa mère une grande patience et une grande tendresse pour supporter l'importunité qu'occasionnent ces petits êtres. Néanmoins il faut éviter aussi cette grande susceptibilité qui ne permet point à la tendresse maternelle de les perdre un instant de vue. Ce que nous recommandons avant tout, dans l'intérêt du bien-être du nouveau-né, c'est que la mère ne s'écarte pas d'une fonction qui doit être sensible à son âme : je veux parler de l'allaitement, qui ne doit pas être confié à une étrangère. Une mère qui abandonne son nourrisson aux soins mercenaires d'une nourrice, l'expose au danger d'un lait qui ne doit pas toujours être analogue à sa constitution et qui peut même influer sur ses mœurs et sur son caractère, sans parler des maux physiques, dont les enfants sont souvent les victimes. Enfin la tendresse de l'enfant, dévolue à une autre qu'à sa mère, n'en remplit jamais la fonction. Tous les animaux faits pour nourrir leurs petits ne se reposent point d'un soin si cher sur d'autres. Un ancien philosophe a dit qu'une espèce dans laquelle le père et la mère ne montreraient de l'ardeur que pour engendrer et se déroberaient à l'obligation de nourrir le fruit, une telle espèce serait une dissonance dans la nature. Ces mêmes philosophes disent que la femme qui n'a pas nourri l'enfant qu'elle met au monde n'a rempli qu'à moitié sa tâche de femme. Dans le cas contraire, elle aurait ajouté à ses charmes, elle aurait contribué à augmenter la force en donnant à la société des citoyens vigoureux et sains qui auraient reçu d'elle, avec le lait, l'exemple d'un inviolable attachement au devoir sacré qu'impose la société.

DE LA SENSIBILITÉ.

C'est le plus brillant attribut de la vie. Cette admirable propriété comprend les développements divers et variés désignés sous les noms d'impressions, de sensations, de perceptions, d'idées, de sentiments, d'émotions et de passions ; l'homme et la femme possèdent au plus haut degré cette faculté, mais ils en jouissent à leur manière, et présentent sous ce rapport des différences très-remarquables. C'est surtout chez la femme que la sensibilité est très-vive, très-facile à émouvoir ; elle est sans cesse subjuguée par les objets extérieurs et très-peu susceptible de ces modifications profondes, de ces ébranlements prolongés que nous appelons raisonnement, réflexion, méditation. On a beaucoup disserté sur l'analyse de la sensibilité, on a étudié les considérations pour les mieux comparer dans les deux sexes, ainsi que les divers modes qui présentent le développement de leur sensibilité respective : 1° dans les sensations; 2° dans les fonctions; 3° dans la sensation générale de la force nerveuse sur l'organisation. Et si l'anatomie comparée n'a pu trouver une différence sensible entre la structure des organes des sens de l'homme et celle des sens de la femme, on n'a pas moins observé que chez la femme les extrémités nerveuses paraissent plus grosses, plus développées, que les papilles semblent avoir moins de rigidité, qu'une apparence pulpeuse s'y fait davantage remarquer, que leur affectibilité ou faculté de recevoir une affection ou une impression est plus vive, que la peau en général est plus blanche, plus délicate, plus animée.

Les organes des sens présentent des différences plus marquées, si on les compare sous un point de vue physiologique, c'est-à-dire relativement à leur action et à leurs phénomènes. Le toucher d'abord a plus de finesse et de profondeur chez les femmes; il saisit des nuances, des détails qui nous échappent. L'odorat possède encore une sensibilité plus exquise, plus raffinée, et les femmes jouissent et souffrent par ces sens plus que les hommes. La séduction la plus douce, la plus puissante est peut-être celle des fleurs et des parfums en général : leurs délicieuses impressions enchantent et enivrent, s'étendent, se propagent jusqu'aux organes de l'amour, et préparent le sentiment de la volupté et du plaisir. D'autres odeurs moins agréables, mais plus utiles, les émanations âcres, fétides agissent comme médicament et calment rapidement les accès de ce malaise endémique, dirai-je, de la femme, je veux parler de l'*hystérie*, dont il sera question dans la partie pathologique de cet ouvrage. Il y a des médecins qui prétendent distinguer par les parfums les maladies nerveuses qui ont leur source dans un dérangement de l'*utérus* de celles qui proviennent d'un désordre occasionné dans le sein même du système nerveux; de sorte que d'après ces médecins, les émanations aromatiques sont constatées comme salutaires dans un dérangement de l'utérus, tandis que ces moyens seraient nuisibles si le mal provenait d'un désordre du sein même du système nerveux. Il y a beaucoup de vrai dans ces observations, seulement ces messieurs ne doivent pas confondre l'odeur des fleurs et des parfums avec les aromates tels que l'amande, la camomille, la mélisse, etc., etc., qui sont d'excellents tonico-antinerveux employé avec succès dans l'hystérie. Les spasmes et d'autres irritations nerveuses sans fièvre, l'antipathie, la sympathie, l'idiosyncrasie jouent un grand rôle dans les maladies nerveuses des femmes; souvent l'odeur la plus simple est rejetée par la femme à cause de l'antipathie particulière provenant d'une anomalie de l'action nerveuse, telle que nous ne la rencontrons jamais chez l'homme. Il y a des femmes auxquelles l'odeur de l'éther donne des syncopes, tandis que pour d'autres l'éther est un calmant nerveux. Je connais une multitude de faits analogues parmi lesquels je citerai seulement l'odeur des appartements nouvellement peints et vernissés, qui incommode beaucoup plus les femmes que les hommes; les circonstances de la grossesse, l'époque de la menstruation de certaines femmes sont de véritables tortures pour le pauvre mari. Quant au goût, ce sens, comme l'a si bien observé le philosophe Saint-Lambert, est véritablement plus délicat, plus exquis chez les femmes. Les saveurs trop fortes les blessent, il leur faut des mets plus agréables que solides; la gourmandise épurée, raffinée chez les femmes, a une finesse, une délicatesse inconnues à nos palais moins sensibles, et dont les jouissances sont un plaisir beaucoup plus éloigné de la volupté.

La vue et l'*ouïe*, qui tiennent moins à la nutrition, qui sont les sens de l'intelligence, les sources et les moyens de la pensée, ont aussi leurs caractères féminins. La vue, chez les femmes, est rapide, active, mais la lumière trop vive la blesse et l'irrite.

L'*ouïe* est aussi plus sensible, mais moins forte. Les bruits guerriers, la musique bruyante ne l'émeuvent pas comme il convient; et quel que soit d'ailleurs le perfectionnement de leur éducation musicale, les femmes préfèrent toujours à la plus savante harmonie une mélodie douce et tendre, une combinaison moins compliquée et une succession facile et sentimentale de sons tendres et pathétiques.

Telles sont, en les présentant à grands traits, les différences que présentent les organes des sens chez les femmes. On peut y ajouter que toutes leurs sensations en général sont plus vives; que dans un temps donné, elles en éprouvent un plus grand nombre; qu'elles saisissent des nuances que les hommes laissent échapper; qu'enfin, toujours occupées par les objets extérieurs dont les actions se succèdent avec une étonnante rapidité, leur sensibilité est plus à la surface, plus disséminée et leurs perceptions moins profondes et plus fugitives.

Le cerveau comme les sens paraît offrir dans l'organisation des deux sexes, des circonstances et des particularités de structure difficilement appréciables. Sans doute que les différences présentées dans l'homme et dans la femme par les phénomènes dont cet organe paraît le théâtre et l'instrument dépendent de ces particularités cachées, de ces infiniment petits, que le physiologiste est forcé de reconnaître au delà du point où ses moyens d'expérience insuffisants et bornés le forcent de s'arrêter. Ces variétés dont le scalpel le plus exercé et tous les moyens d'analyse anatomique n'ont pu découvrir la cause, s'observent dans l'exercice des facultés intellectuelles. Chez les femmes, le mode d'organisation, l'éducation, l'habitude, les usages, tout s'est réuni pour donner au développement des facultés de l'esprit moins d'énergie et de profondeur, si l'on en excepte néanmoins quelques cas extraordinaires qui sont autant de phénomènes desquels on ne peut rien conclure, sinon que la nature réalise tous les possibles ; que sa marche a ses déviations, ses accidents, ou même qu'elle peut céder à la puissance de l'art, qui développe alors chez la femme des conceptions mâles, comme il force un arbre à se charger des fleurs et des fruits d'un arbre différent et étranger.

Ici les faits se pressent, se réunissent et prouvent qu'en effet l'action propre du cerveau, c'est-à-dire l'esprit, l'entendement et la pensée diffèrent dans l'homme et dans la femme, comme tous les autres phénomènes de leur organisation respective. On a remarqué que jamais les femmes n'avaient fait aucune de ces grandes découvertes qui donnent une longue immortalité et qui sont ordinairement le produit de la plus profonde méditation. On a aussi remarqué que les femmes n'avaient jamais fondé d'autre religion que celle de leurs charmes, et que le genre de leur esprit ne s'était pas encore élevé jusqu'à la composition du poëme épique, d'une grande partition d'opéra, d'une bonne tragédie et d'un tableau d'histoire. Ces différences peuvent sans doute dépendre en partie de l'éducation, de nos préjugés, de nos usages, ou de certaines circonstances qui exercent beaucoup plus le cœur des femmes que leur esprit : cependant il serait difficile de ne pas reconnaître aussi un effet, une influence de mode d'organisation plus sensible à l'extérieur, en proie à des sensations plus locales, plus éphémères. Les femmes doivent avoir nécessairement une imagination plus mobile que profonde, des idées plus faciles et plus brillantes que solides, des éclairs de pensées et rarement cette attention soutenue, cette faculté d'abstraire et de combiner, enfin cette puissance de méditation qui imprime un plus grand caractère aux différentes opérations de l'esprit.

Les femmes ont du goût, de la finesse : ainsi que leurs formes, leur esprit est plus agréable. La pensée dans l'homme est plus forte, sa sphère est plus étendue; et si les grâces de l'esprit, un talent aimable et facile brillent dans sa compagne, il oppose à ces avantages une conception plus vaste et plus profonde, les élans du génie et les résultats féconds de l'invention.

L'action spéciale du cerveau, les fonctions particulièrement affectées à cet organe, s'exercent donc chez les femmes avec moins d'énergie, elles y sont en raison inverse du degré de la sensibilité générale et de l'activité continuelle des sensations.

La réaction de la force nerveuse, l'influence de la sensibilité trop exercée et employée avec excès présente des phénomènes très-importants. Ces effets sont bien moins remarquables dans l'homme que dans la femme, dont la constitution est bien plus souvent livrée à ces désordres physiques et à ces indispositions désagréables, à ces symptômes alarmants que nous désignons sous les noms d'affections spasmodiques, de maladies nerveuses, le début périodique de la menstruation, de la grossesse, sa dernière époque, l'accouchement et ses suites, enfin toutes les variations remarquables que subit sans cesse la femme.

Tous ces effets ont une grande influence sur l'extrême susceptibilité qui caractérise l'organisation exceptionnelle de la femme, ce qui nous explique, par exemple, comment la pitié et la bienveillance des femmes est plus tendre, plus active, plus secourable ; et pourquoi leur imagination plus facile à émouvoir, plus susceptible d'exaltation s'abandonne si aisément à tous les excès, se pervertit, s'égare et se livre à toutes les illusions.

Des faits dont nous sommes chaque jour les témoins et différents traits historiques nous fournissent des exemples multipliés des effets de cette réaction nerveuse, qui tranche avec tant d'expression dans le tableau physiologique de la femme : ainsi, chez les individus de ce sexe, la raison, les facultés intellectuelles sont bien plus facilement dérangées, et l'un des principaux résultats de la statistique médicale nous démontre que dans les hospices, le nombre des femmes aliénées l'emporte toujours de beaucoup sur celui des hommes.

On sait aussi avec quelle facilité on parvient,

en s'adressant fortement à l'imagination des femmes, à porter le trouble dans tous leurs sens, et à leur donner à volonté des ravissements, des fureurs et des convulsions. Il faut se rappeler à ce sujet les grandes scènes d'inspiration et d'agitations spasmodiques que jouèrent à différentes époques, les devineresses, les pythies, les sibylles. Les anciens prêtres le comprirent si bien, que leurs plus fidèles initiés n'auraient point exécuté avec autant de succès ces pantomimes de convulsions, et qu'en général les femmes leur parurent devoir être préférées aux hommes dans tous les cas où il fallait offrir au peuple le spectacle de ce désordre de l'esprit et des sens que l'on regardait comme le témoignage le moins équivoque de la révélation.

Les excès de sainte Thérèse, la durée de ses contemplations, nous offrent un autre exemple de réaction nerveuse dont peut-être aucun homme ne serait capable. Il faut aussi remarquer que les femmes sont plus disposées que les hommes à croire aux esprits et à avoir des apparitions; qu'elles se livrent plus aisément à toutes les pratiques superstitieuses; que leurs préjugés sont plus nombreux; qu'elles ont fait en grande partie la fortune du mesmérisme, du magnétisme, du somnambulisme et du spiritisme, auquel les femmes s'abandonnèrent avec plus d'enthousiasme que les hommes; et parmi ces derniers, ceux qui ont partagé cette manie avec le sexe plus sensible et plus faible, devaient, pour la plupart, à des habitudes littéraires et à d'autres causes une constitution nerveuse très-féminine.

Répétons ce que nous avons déjà mentionné ailleurs, que, aujourd'hui même, dans un siècle de lumière, nous voyons encore les femmes payer des oracles et courir en foule chez les devins, chez les magiciennes et interroger l'avenir avec une confiance souvent dangereuse et qui les rend victimes de leur active et indiscrète curiosité.

Dans d'autres situations, on a vu la sensibilité des femmes prendre, dans son développement extraordinaire et par suite d'une direction fortement imprimée à leurs affections, un caractère de permanence et de profondeur bien plus étonnant que tous les effets de la mobilité extrême dans l'imagination. Dans ce nouveau genre d'exaltation, qui va souvent jusqu'à étouffer l'instinct, la voix de la nature, les femmes diffèrent encore beaucoup des hommes. Leur système moral se prête aisément à des habitudes forcées, à des vertus commandées par le législateur, et leur courage, quand il s'exagère, a quelque chose de plus héroïque, de plus farouche.

Ainsi Sparte opposa à un Brutus une foule de mères plus barbares et plus dénaturées, et Plutarque, dans un ouvrage consacré à la louange des femmes de Sparte, cite d'elles une foule de traits de force et de courage. Dans les émeutes, dans les séditions, les femmes l'emportent sur les hommes par des fureurs qui ont quelque chose de tragique ; mais aussi, dans les circonstances où l'humanité, la piété filiale, l'amour, excitent ce sexe délicat et faible, il s'élève au plus haut degré de vertu, et sa sensibilité, si souvent égarée ou pervertie, s'exalte de manière à nous offrir, dans ses élans généreux, des traits d'héroïsme et de dévouement dont la sensibilité plus réfléchie de l'homme n'a pas été capable. Tous ces résultats doivent être pris en considération lorsque l'on cherche à déterminer l'extrême sensibilité de la nature des femmes, et le rôle ou les emplois qu'elles doivent remplir dans la société.

Rousseau, qui a aussi voulu livrer son tribut à la physiologie de la femme, nous dit en médecin que chacun de ses états critiques produit souvent plusieurs effets d'où doivent dériver pour les femmes des habitudes, des mœurs et des qualités toutes différentes de celles de l'homme. Ainsi Rousseau se demande : une femme changera-t-elle brusquement et alternativement de manière de vivre sans péril et sans risque? sera-t-elle aujourd'hui nourrice et demain guerrière? changera-t-elle de tempérament et de goût comme un caméléon de couleur? passera-t-elle tout à coup de l'ombre de son intérieur et des soins domestiques aux injures de l'air, aux travaux, aux fatigues, aux périls de la guerre? sera-t-elle tantôt craintive, tantôt brave, tantôt délicate et tantôt robuste?

On pourrait bien répondre à toutes ces questions, à très-peu d'exceptions, négativement, surtout lorsque l'on considère l'influence *utérine*, la réaction, l'empire de cet organe sur lequel nous ne pouvons pas assez revenir, quoique j'en ai déjà parlé ailleurs. Et c'est encore l'action utérine, son réveil, son repos, ses intermittences, et ses redoublements qui influent immensément sur la sensibilité des femmes exposées à une foule de mutations continuelles et de variétés, depuis l'indolence et l'apathie jusqu'aux spasmes hystériques les plus violents. Et c'est dans l'excès hystérique que la femme revient sur le passé, qu'elle s'élance dans l'avenir, et que tous les temps lui sont présents. C'est de l'organe propre à son sexe que partent toutes les idées extraordinaires.

Diderot nous dit que la femme hystérique dans sa jeunesse se fait dévote dans l'âge avancé, et que la femme à qui il reste quelque énergie dans l'âge avancé était hystérique dans sa jeunesse. Sa tête parle encore le langage de ses sens, lorsqu'ils sont muets; rien de plus contigu que l'extase, la vision, la prophétie, la révélation, la poésie fougueuse et l'hystérisme.

On connaît la Prussienne Carsh levant son œil vers le ciel enflammé d'éclairs, elle voit Dieu dans le nuage; elle le voit qui secoue d'un pan de sa robe noire des foudres qui vont chercher la tête de l'impie.

Tous ces fantômes d'imagination ne sont que des anomalies nerveuses qui reposent dans la trop grande sensibilité de la femme. Si nous ajoutons encore la délicatesse et la disposition de ses membres, ainsi que la faiblesse de ses muscles, il n'est pas étonnant que les femmes ne puissent soutenir des opérations qui exigent une grande force physique, une attention soutenue, un recueillement prolongé et une longue méditation. Ce qui a fait dire à Rousseau que, loin de se gêner de leurs faiblesses et de leurs tendres muscles, les femmes affectent de ne pas être destinées pour élever des fardeaux ni pour faire de rudes travaux. L'élégance, le charme des femmes, les passions et les émotions les plus douces et les plus aimables, sont des conséquences nécessaires de ce défaut d'énergie dans un système d'organes dont la force et le volume ne peuvent s'unir avec aucun des sentiments que les femmes doivent éprouver et inspirer. Au reste, par sa nature, la femme est très-éloignée de la force athlétique et de toutes les modifications physiques et morales qui en dépendent. La physiologie de l'irritabilité et de la sensibilité extrême de la femme nous en explique la raison, qui consiste dans la texture plus faible et moins dense, qui jouit d'une mobilité très-vive, d'une grande flexibilité de traits et des membres, des fibres du cœur et des artères; en un mot, toute la partie contractile de leur organisation prend le ton et le rhythme de ce qui les environne.

Disons encore que cet excès de sensibilité et de mobilité nerveuse que nous avons déjà si souvent présenté comme principal attribut de la femme est aussi la cause de son irritabilité, et que l'influence de ce double caractère est issue de l'influence impérieuse et presque toujours involontaire des émotions du cœur et de ses affections sur les opérations intellectuelles.

En effet, les femmes séparent à peine leurs jugements de leurs sentiments. C'est moins un raisonnement exact qu'une impression plus forte qui détermine leurs opinions : ainsi, madame de Sévigné préféra Corneille à Racine; Ninon de l'Enclos, malgré tout son esprit, refusait le sens commun à Richelieu, parce qu'il lui avait préféré Marion de Lorme, et l'on sait d'ailleurs que Phryné s'était imaginé que Lycurgue et ses lois n'avaient fait que des sots, parce que des jeunes Lacédémoniens qu'elle rencontra à Corinthe ne parurent pas surpris de sa beauté. Sainte Thérèse a dit des démons qu'ils sont malheureux, car ils n'aiment point.

Ces exaltations et ces éclats extraordinaires des femmes sont le plus souvent produits par l'amour, la tendresse maternelle, le fanatisme religieux, etc.

Nous devons mentionner ici que, sous le rapport de l'esprit, il y a moins de différence d'une femme à une femme que d'un homme à un homme.

Le sexe le plus faible et le plus sensible doit plus à la nature; le sexe le plus fort doit plus à la civilisation. Comme nous l'avons déjà mentionné, c'est l'extrême flexibilité et la vive sensibilité qui caractérisent l'organisation de la femme, qui lui viennent en aide en tout et partout; elles nous expliquent pourquoi une jeune fille presque sans éducation devient si promptement une femme très-aimable lorsque la fortune la favorise, et comment se pénétrant sans effort des sentiments de sa moderne situation, une nouvelle parvenue a plus rarement cette tournure grotesque et ces manières inciviles qui distinguent les hommes que le hasard a placés dans la même position.

Les professions diverses, les différents degrés de beauté, le mode d'éducation, leur entourage habituel et d'autres circonstances influent d'ailleurs sur le développement et le caractère de l'esprit des femmes. Et il est reconnu que toutes ses phases dépendent de la sensibilité et de l'irritabilité nerveuse, qui, surexcitées, peuvent réduire l'esprit le plus agréable et le plus cultivé au bout d'un certain temps à se flétrir et perdre son éclat, comme la fleur sur un sol aride et inhospitalier. Il en est de même des émotions et passions féminines.

Pénétrons un peu dans l'examen de ces deux qualités si inhérentes au caractère et à la sensibilité de la femme. Disons d'abord que les émotions sont fortuites et naturelles ; mais les émotions provoquées à dessein ou factices sont en général plus multipliées, plus vives chez les femmes, dont elles semblent former toute l'existence. L'émotion de la pitié, de la timidité, de la crainte, de la pudeur, etc., dérivent naturellement de leur faiblesse, de leur mobilité et de cette sensibilité aimable qui les caractérise.

Il y a beaucoup de vrai dans cette image qui compare l'organisation de la femme, en quelque sorte, à un instrument dont les touches multipliées, sensibles et agitées par tous les objets, sont dans un état continuel de frémissement et de vibration.

Dans la classe des émotions, nous devons aussi ranger les caprices, c'est-à-dire cette mobilité et cette inconstance qui dérive d'une multiplicité d'impressions et d'émotions. Le caprice n'est pas le contre-poison de la beauté, comme le dit la Bruyère, mais un attrait qui va bien à la femme, quand il n'est pas exagéré par une frivole éducation.

La colère, la fureur qui sont encore des émotions, ont ordinairement moins d'intensité et sont moins dangereuses pour les femmes que pour les hommes. Chez ceux-ci ces mouvements de la sensibilité ont souvent occasionné des maladies graves, telles que la jaunisse, la fièvre bilieuse, la manie ou des obstructions profondes.

Quoique les femmes ne soient pas toujours exemptes de ces accidents, néanmoins la faiblesse et la flexibilité de leurs organes les y exposent moins souvent. Mais une fois atteintes, elles sont plus défavorables pour elles, à cause des désordres qu'ils occasionnent dans le système nerveux de la femme, dont la fureur et les emportements prennent souvent un aspect aussi hideux qu'affreux. La nature, qui ne devait pas prévoir nos arrangements civils, s'était contentée de faire les femmes aimables et légères, parce que cela suffisait à ses vues. Le même intérêt qui a voulu qu'il y eût une association constante entre les deux sexes a aussi exigé d'elles des sentiments plus stables que ceux que la nature leur avait donnés.

Quoi qu'il en soit, c'est sur cette base chancelante que repose tout l'édifice de la société, et il n'est pas douteux qu'on ne doive tenir compte aux femmes de la vertu ou de l'adresse avec lesquelles elles le soutiennent. Mais on n'enlèvera jamais à la femme cet heureux caractère, cette précieuse sensibilité qui rendent sa bienveillance si active. Aussi dit-on que les hommes ont de la philanthropie; les femmes ont de la compassion, de la charité; leurs déterminations bienfaisantes sont promptes, instantanées; agissant par instincts, par impulsion, ces êtres si faciles à affecter paraissent sentir en quelque sorte, avec l'enfant ou avec le malade, et se multiplient pour répondre à la voix du besoin ou à la plainte de la souffrance.

Oui, les femmes entendent le moindre geste, le moindre mouvement du visage ou des yeux; elles accourent, elles volent, elles sont partout, elles pensent à tout, elles préviennent jusqu'à la fantaisie la plus fugitive; et rien ne les rebute, dit Cabanis, ni le caractère dégoûtant des soins, ni leur multiplicité, ni leur durée. Nous voyons ce raisonnement vérifié dans nos hôpitaux, dont le service est confié à des hommes, avec les dispositions et la tenue des hospices, où des sœurs de charité sont employées.

Dans les premiers, les malades sont constamment traités avec moins d'affection; dans les autres, on leur prodigue des preuves d'un zèle si vif et d'une bienveillance si douce, qu'on les prendrait pour des témoignages d'une sollicitude fraternelle ou d'une consolante amitié. Et c'est par suite de cette même disposition à être émue, de cette mobilité nerveuse et de cette affectibilité, qui forme un trait si remarquable dans la sensibilité naturelle de la femme, que résulte aussi le besoin d'impressions vives et sans cesse renouvelées, ou même d'un tourment réel et d'une véritable agitation. Il n'y a rien de plus frappant que de voir des femmes qui obéissant à leur insu à ce besoin d'émotions provoquent, de la part de leur amant ou de leur mari, des scènes assez vives, des brouilleries, pour se ménager le plaisir des reproches, des pleurs et la douce réconciliation.

Les *passions* appartiennent aussi au domaine de la sensibilité de la femme comme les *émotions* que nous venons d'expliquer. C'est d'abord l'ardent désir, ce mouvement spontané de l'âme qui aspire à la possession d'un bien, qui se manifeste, qui grandit, qui se nourrit et vient à son comble, c'est-à-dire à la passion. Et c'est surtout la passion de l'amant que les femmes éprouvent avec le plus d'énergie; cette passion leur appartient d'une manière toute particulière, elle est leur âme, le charme, le bonheur et le tourment de leur vie. Chez l'homme cette même passion est éphémère, en seconde ligne, liée en quelque sorte à l'ardeur de la jeunesse et fugitive comme le printemps de la vie, elle fait ordinairement place à des passions plus fortes et plus durables.

On peut ajouter à ces réflexions que les femmes ont en amour mille nuances, mille délicatesses que notre sensibilité impétueuse ne connaît jamais.

Que cette passion qui tient tant de place dans leur existence, qui devient presque toujours l'affaire la plus sérieuse de leur vie, commence chez elle d'une manière plus prompte, moins motivée en apparence, et plus sympathique : *rien n'égale, peut-être, la sensibilité profonde* d'une femme véritablement pénétrée d'amour. Une demoiselle de la Chaut, dont Diderot parle dans son ouvrage, fut éperdument amoureuse d'un monsieur Gardeil, *petit homme bourru, taciturne et caustique, le visage sec, le teint basané, en tout une figure mince et chétive, laid, si un homme peut l'être avec la physionomie de l'esprit.*

Après avoir perdu, par suite de son amour, son honneur, sa fortune et sa famille, mademoiselle de la Chaut, pour soulager son amant dans ses travaux littéraires, apprit l'hébreu, le grec, l'anglais et l'italien, passa des nuits entières à transcrire ou à interpréter des lambeaux d'anciens auteurs.

Des exemples d'une exaltation de sensibilité aussi marquée et d'un abandon aussi absolu de sa propre existence, ont souvent été donnés par des femmes qu'animait dans toute sa plénitude le sentiment de l'amour. Il faut avouer que les hommes ne sont pas capables d'un pareil sentiment ; ils sont plus impétueux, plus violents, *mais aussi plus constants,* tandis que les femmes sont plus tendres, plus profondément sensibles. Un homme peut se tuer au premier instant en perdant la femme qu'il aimait, une femme ne se tue pas; elle s'éteint, elle meurt d'un chagrin silencieux et prolongé. Tout cela dépend encore, nous l'avons démontré, de la sensibilité nerveuse des femmes qui ne sont point distraites par les passions plus sérieuses qui occupent les hommes, dont les fibres sont concentrées à sa dignité d'homme et à l'ambition de ses capacités intellectuelles et mâles. Terminons là ce chapitre sur la sensibilité, en ajoutant encore quelques *considérations générales sur les diverses formes* des passions au point de vue physiologique, dans leurs rapports avec la nature de l'homme et de la femme.

Ainsi il y a des passions qui constituent un excès ou une erreur dans les besoins physiques, comme par exemple la gourmandise, l'ivrognerie, les irrégularités et les aberrations de l'amour; ces passions vulgaires (sauf de très-rares exceptions), grâce au développement de la sensibilité de la femme, ne l'atteignent pas. Ces vices communs ne lui inspirent le plus souvent que de l'éloignement. Il y a *des passions qui consistent dans une surexcitation* permanente et exclusive pour certains objets particuliers, telles que la mélomanie et tous ces goûts particuliers, et souvent bizarres, d'où résultent différents caractères de maniaque.

d'amour de curieux, qui sont contraires à la nature de la femme.

Les *passions ambitieuses* et stimulantes, telles que l'ambition proprement dite et ses formes variées, l'émulation, l'avarice, l'orgueil, la vanité, sont plus propres à l'homme qu'à la femme. Le jeu appartient aux passions les plus désolantes. Cette passion s'empare rarement de la femme avancée en âge, et chez laquelle il peut atteindre le degré de la fureur. En tout cas, la femme adonnée à la passion du jeu n'a qu'un seul désir, c'est de ruiner l'homme. La passion d'habits et d'équipage appartient à la même catégorie. Il y a une passion propre à la femme, qu'on appelle la coquetterie, ce désir si naturel à l'être faible de séduire, de subjuguer, de conquérir un être fort par les charmes irrésistibles de la grâce et de la beauté. La coquetterie peut devenir une passion trop violente et porter à des actions condamnables ou ridicules : qui n'a ouï parler à Paris, dit Montaigne, de celle qui se fit écorcher pour seulement acquérir le teint plus frais d'une nouvelle peau ! Il y en a qui se sont fait arracher des dents vives et saines pour avoir la voix plus molle et plus grasse ou pour les ranger en meilleur ordre. Combien d'exemples du mépris de la douleur avons-nous dans ce genre! Que ne peuvent-elles? que craignent-elles pour peu qu'il y ait d'agacement à espérer pour leur beauté? Il y a des coquettes qui engloutissent du sable, de la cendre pour acquérir les pâles couleurs. Pour faire un corps bien français, quelle gêne ne souffrent-elles pas? Viennent ensuite les passions comprimées et concentrées, telles que la tristesse et ses formes variées, l'envie, la jalousie, la crainte, la haine, la défiance, toutes ces passions qui dégénèrent souvent en maladies. Toutes ces passions dépendent de l'éducation et de la condition sociale. Hélas! trouvons-nous beaucoup de femmes atteintes de ces passions variées?

Racine, qui avait fait une si profonde étude du cœur humain, nous en montre des exemples frappants en citant Britannicus confiant, au point de ne pas même soupçonner Néron et Narcisse, tandis que Junie, également jeune et sans expérience, est livrée aux larmes et aux plus noirs pressentiments.

La confiance du jeune prince est aussi *conforme* à la nature que la méfiance de la jeune princesse. Citons encore la dissimulation qui n'est pas une passion, mais une habitude de concentrer et de cacher ses sentiments, quelle que soit d'ailleurs leur nature, et qui agit comme les passions comprimantes.

Laissons les *passions expansives* telles que l'amour, la tendresse maternelle, la piété filiale, l'amitié et toutes ces passions affectueuses qui sont le charme et le lien de la société, ainsi que la passion religieuse, philanthropique, le patriotisme, la bienfaisance. Toutes, elles doivent être considérées dans leurs rapports avec la nature sensible de la femme.

Oui, pour toute passion ayant sa source dans le mobile du cœur, la femme est autocrate. Avec des instruments plus fins, a dit le philosophe Thomas, les femmes manient plus aisément un cœur malade; elles le reposent, elles savent donner du prix à mille choses qui n'en auraient pas. Enfin, il faudrait peut-être désirer un homme pour ami dans les grandes occasions; mais pour le bonheur de tous les jours, il faut désirer l'amitié d'une femme.

———

DEUXIÈME PARTIE.

CONSIDÉRATIONS SUR L'ÉTAT PATHOLOGIQUE

OU

DESCRIPTION DES MALADIES PARTICULIÈRES DE LA FEMME ET SON HYGIÈNE.

Le caractère pathologique imprime à l'organisme une prédisposition à des maladies qui ne sont point les mêmes dans les deux sexes.

Ainsi le sexe masculin a plus de force, d'énergie, de rigidité et de propension aux affections sthéniques ou inflammation; et le sexe féminin a davantage de sensibilité et d'excitabilité, moins d'énergie et de durée dans la réaction. Un tissu délicat et lâche, une tendance spéciale aux accumulations de lymphe, aux mucosités et aux maladies nerveuses, sont des particularités qu'on trouve chez la femme. Une puissante influence pathologique se fait sentir par la vie sexuelle et par ses fonctions qui sont la menstruation, la grossesse, la parturition, la lactation et enfin par la cessation de ces mêmes fonctions dont nous avons parlé dans la partie précédente de cet ouvrage.

Quant à la *thérapeutique* des maladies des femmes, elle diffère extrêmement de celle de l'homme. Et c'est ici qu'on doit appliquer l'axiôme hippocratique qui invite à se tenir dans un juste milieu du trop peu faire, et du trop faire, par l'abus des émissions sanguines et médicamenteuses.

La connaissance et le traitement, le *diagnostic* et la thérapeutique des maladies des femmes, demandent donc beaucoup plus de sagacité de la part du médecin que pour les maladies des hommes.

Nous ne pourrions pas mieux caractériser le traitement des maladies des femmes qu'en les comparant avec celles de l'enfant auquel la femme ressemble quant à son extrême sensibilité et son irritabilité. Ainsi, comme chez l'enfant, chez la femme on a beaucoup à craindre et beaucoup à espérer; car chez l'un comme chez l'autre, l'amélioration comme la détérioration s'opère rapidement, comme la consommation et la restauration.

La femme possède également la même grande sensibilité cutanée que l'enfant, aussi emploie-t-on la médication *endermatique* avec plus de succès que chez l'homme ; la nourriture et le sommeil ont aussi une grande analogie entre la femme et l'enfant. L'une comme l'autre ont une digestion, une circulation, et une absorption plus rapide que chez l'homme.

En un mot, les maladies des femmes, les circonstances, la nature des remèdes et leurs applications exigent comme nous l'avons déjà dit, une conduite toute particulière du médecin, car les embarras pathologiques de la femme sont beaucoup plus grands que chez l'homme. Il est difficile de pénétrer dans ce labyrinthe qui n'est pas toujours abordable, de manière que les médecins doivent souvent deviner des choses qu'ils ne peuvent pas demander aux femmes malades, même les plus liées avec eux. Selon Boerhave, c'est à la structure plus nerveuse et plus faible qu'il faut attribuer que les femmes vivent plus longtemps que les hommes. Il est un grand nombre de femmes qui sont toujours malades, et qui parviennent néanmoins à un très-grand âge, avec des infirmités qui feraient bientôt périr les hommes les plus robustes; quoique la nature ne se contredise pas, l'expérience des plus judicieux observateurs, a cependant démontré qu'il y a des maladies de femmes qui peuvent facilement égarer le médecin, s'il n'est pas sûr de sa probité et de son savoir.

Sûr de ses connaissances on s'inquiète alors fort peu de la haine, de l'envie et de l'ambition dont les Grecs nous ont légué le triste exemple. Un grand naturaliste a dit : que l'homme est généralement le même partout dans les mêmes circonstances. La plupart de ces maladies suivent, comme les plantes de tous les pays, le même ordre et la même progression dans le commencement de leur accroissement et dans leur issue. La même plante dans le même climat, fleurira et mourra toujours de même. De tout temps les mêmes causes physiques et morales ont produit leur effet semblablement déterminé dans les mêmes circonstances, et par les mêmes altérations du corps, et par les accidents d'une même maladie. Ne le voyons-nous pas dans le mal syphilitique, qui produit dans tous les climats la contagion? Dans les climats même les plus éloignés, les mêmes causes rapprochent les parties les plus opposées du globe par l'identité des effets. Le choléra en est un exemple éclatant. De la diversité des causes, il résultera certainement la diversité dans les effets en une même ville, une même maison ; il est de la plus grande importance de bien observer ces diversités, mais rien n'est si rare que de voir la nature s'écarter totalement de ces routes ordinaires.

INFLUENCE PHYSIQUE ET MORALE SUR LES MALADIES DE LA DIVERSITÉ DE L'AGE ET DE SEXE.

Selon la diversité des âges, on a des dispositions à certaines maladies plutôt qu'à un autre. Dans le premier âge le volume considérable de la tête proportionnellement aux autres parties, fait que les petits enfants sont sujets à toutes sortes de maladies convulsives. La seule acidité qui peut se trouver dans l'estomac et dans les intestins leur cause des spasmes violents, tandis qu'elle ne cause dans les adultes qu'une cardéalgie : aussi la plupart des enfants meurent dans les convulsions. Les enfants des nègres y sont si sujets, même à leur naissance, qu'on est obligé de les enfermer pendant les neuf premiers jours dans des endroits chauds, parce qu'ils sont saisis d'un tétanos maxillaire, qui les fait périr si l'air extérieur fait la moindre impression sur eux.

Après l'âge de deux ans ils sont souvent faibles de l'estomac et des intestins, car ils mangent trop et ne digèrent pas assez; aussi voit-on s'amasser dans leurs intestins des glaires muqueuses, des vers qui les tiennent à la torture et des obstructions intestinales des glandes.

Il y a une quantité de maux qui atteignent ces petits êtres, et on ne sait pas toujours à quoi les attribuer, surtout chez l'enfant femelle.

Les adolescents, et spécialement la fille, sont exposés à des maladies, à cause de l'accroissement de la force, du mouvement plus grand du sang, du jeu plus fort et plus étendu des passions. Tout se fait à cet âge avec une véhémence, qui va souvent très-loin. Aussi peut-on dire que leurs maladies, leurs vices et leurs vertus font des progrès si rapides que rien ne les arrête. La force se fait sentir dans l'âge adulte, si on a ménagé la santé dans la jeunesse.

Les femmes ont une infinité de maladies particulières, propres au sexe féminin. Ces maladies sont extrêmement compliquées; car elles contiennent celles des filles, des femmes enceintes, des femmes en couches, des femmes qui nourrissent et des femmes âgées. Toutes demandent un traitement particulier. Boerhave a bien dit que la femme est bien plus exposée aux maladies que l'homme, à cause de sa faiblesse et de la délicatesse de ses organes, et surtout aux maladies mentales, vu que la légèreté de son esprit et son inconstance leur font dépasser promptement les bornes de la raison.

Les causes occasionnelles des maladies parviennent plus vite à déployer leur action sur le corps de la femme. La raison consiste, comme nous l'avons démontré, dans sa grande excitabilité nerveuse, qui donne à son physique cette particularité qui distingue ce sexe.

Ainsi un air épais et humide suffit pour abattre sur-le-champ la femme qui perd le courage et s'abat entièrement.

Cette sensibilité nous l'admirons surtout dans le sens de son odorat, qui est très-fin, sensible si toutefois quelque singularité de la nature ou un vice de nerfs n'a pas infirmé ce sens. Cette sensibilité de l'odorat est souvent portée à l'excès ou de telle sorte qu'il excite des mouvements extraordinaires, surtout dans la femme hystérique.

Ainsi Anne d'Autriche ne pouvait être couchée que sur de la batiste : les toiles les plus fines de Hollande lui paraissaient extraordinairement rudes. Hildam fait mention d'une femme qui ne pouvait même pas supporter une parole, et Haller parle d'une autre à qui le simple attouchement de l'étoffe de soie ou de velours excitait les nerfs.

Je connais une dame qui ne peut pas supporter le bruit du taffetas, que ce soit elle qui le porte ou une autre personne. On nous en cite d'autres qui tombent souvent dans des spasmes à l'ouïe d'un son imperceptible à toute autre qu'à elles. Un médecin m'a dit qu'il connaît une femme si nerveuse qu'elle ne peut sentir l'haleine de personne. Une dame de beaucoup d'esprit m'a dit qu'elle éprouve des douleurs inouïes toutes les fois qu'elle se fait couper les ongles.

Cette singularité nerveuse de la femme s'étend à tous les moyens physiques et moraux. Ainsi j'ai ordonné un jour à une précieuse un remède ; elle m'a dit qu'elle aimerait mieux mourir que de le prendre, parce qu'elle avait une aversion pour ce médicament qu'elle n'avait cependant jamais goûté. Vous avez raison, lui dis-je, je vous en défends même la vue, à cause des suites dangereuses que cela peut avoir. Le même jour je lui ordonnais une potion dans laquelle se trouvait le même médicament sans le lui dire. Le lendemain elle me remercia de mon remède agréable qu'elle continua de prendre, et je la guéris d'une hystérie insupportable.

Parlons maintenant des maladies qui atteignent tout particulièrement les femmes.

Je les diviserai en deux parties : 1° les maux qui l'incommodent pendant la grossesse, l'accouchement et l'allaitement, et 2° les maladies plus fréquentes qui l'atteignent dans l'état normal.

Commençons par les maladies de la grossesse et ses suites.

La grossesse est par elle-même un état naturel; mais elle peut devenir l'occasion de nombreux accidents morbides, surtout lorsqu'une grande sensibilité, une partie plus faible à l'égard des autres, ou une vie inactive y prédispose. On rencontre plus d'exemples de malaise pendant la grossesse dans la haute classe de la société, où les femmes sont plus délicates, moins robustes que dans les classes ouvrières.

Voici les raisons qui peuvent donner lieu à des indispositions et à des maladies pendant cette époque : c'est d'abord la pléthore du sang menstruel retenu et que le fœtus ne consomme point en quantité suffisante dans le commencement. Ensuite, c'est l'état nerveux, provoqué par l'irritation du corps étranger dans l'utérus. Enfin la compression que la matrice distendue exerce sur les vaisseaux sanguins et lymphatiques, ainsi que sur tous les viscères du bas-ventre. Et cependant on voit ces symptômes diminuer vers la deuxième partie de la grossesse, nous en voyons d'autres surgir par la pesanteur du fœtus sur la vessie, qui peut amener des rétentions d'urine, et de là une hémorrhagie utérine pendant la délivrance.

Le repos, un vêtement large et une abstention de toute fatigue, contribueront à l'amélioration de cet état. Quant aux maux de tête, de dents, aux convulsions spasmodiques, les vomissements et tant d'autres accidents nerveux qui proviennent de la congestion du sang, il ne faut faire que très-peu de chose, car ils résultent de l'état même de la grossesse, et ne sont que des indispositions passagères, intermittentes, qui cessent avec le repos absolu, la diète et une hygiène rafraîchissante.

Il y a un autre malaise qui incommode certaines femmes pendant la grossesse ; ce sont :

Des *varices*, ou dilatation d'une ou plusieurs veines superficielles de la jambe, produite par le sang qui s'accumule dans les cavités veineuses. Ce malaise se présente surtout chez des femmes qui portent des jarretières trop serrées, ou chez celles que leur travail oblige de rester très-longtemps debout. Il y a des cas où les *varices*, peuvent se rompre et donner lieu à une hémorrhagie. Mais ce sont des cas exceptionnels. Les varices ne demandent que d'éviter des jarretières trop serrées, de ne pas rester trop longtemps debout et de se frictionner de temps en temps les jambes avec de l'esprit aromatique.

Le mal le plus important qu'il faut prévenir chez la femme enceinte c'est :

L'AVORTEMENT.

La femme peut avorter à chaque mois, mais c'est surtout le troisième mois de la grossesse qui prédispose à cet accident.

Les signes précurseurs sont : douleurs dans les reins et dans le ventre, affaissement des seins, horripilation, sentiment de pression au *pudendum*, envie pressante d'uriner, écoulement mou par le vagin ; le signe le plus important de tous, c'est l'écoulement du sang, comme précurseur le plus sûr de l'avortement.

Les causes de ces fâcheux accidents sont, outre la prédisposition, grande frayeur, un violent chagrin, une chute, un coup, un fort refroidissement, un exercice trop violent, ou bien l'abus du coït, etc., etc.

La suite, est non seulement la perte de l'enfant; mais elle peut amener une hémorragie utérine, l'inflammation, une faiblesse consécutive de la matrice et la prédisposition à faire de nouvelles fausses couches.

Il faut donc tout faire pour prévenir l'avortement, et on le peut quand on s'y prend à temps. Le premier de tous les moyens, le plus important, celui sans lequel tous les autres demeurent inutiles, consiste à faire observer, dès le premier symptôme, un repos absolu, physique et moral; repos qui doit être continué pendant plusieurs jours, jusqu'à ce que les indices aient disparu. Le second est la saignée au bras, chez les personnes sanguines; chez les faibles, dix ou douze sangsues aux seins qui sont la partie du corps vers laquelle on peut déterminer la dérivation la plus efficace. On fait ensuite lotionner le corps et les reins avec de l'alcool échauffé et l'on fait prendre une infusion de mousse de Corse, qu'on donne de temps en temps. Lorsque le tempérament est spasmodique, on applique la médication antinerveuse et l'on recommande les eaux minérales.

ÉTAT PUERPÉRAL, OU LA FEMME EN COUCHES.

Pendant cette époque, les femmes ont souvent une cruelle ennemie à craindre, c'est la fièvre puerpérale ou péritonite.

FIÈVRE PUERPÉRALE OU PÉRITONITE.

Quoique la femme en couches puisse être prise d'une fièvre, ou d'une inflammation quelconque, c'est toujours de la fièvre *puerpérale*, maladie spéciale appartenant à l'état des couches, que la femme est atteinte et qui diffère de toutes les autres fièvres par des symptômes et des caractères particuliers : vives douleurs abdominales, dès le commencement; tuméfaction considérable du bas-ventre, qui ne tarde pas à offrir une tension tympanique, et à devenir tellement sensible que la malade ne peut supporter le moindre attouchement, même le poids des couvertures.

Dès le principe on constate une fréquence extrême, exiguïté du pouls, grand accablement, soif vive, ordinairement diarrhée, parfois aussi vomissements.

La marche de cette maladie est extrêmement rapide. En trois ou quatre jours elle peut amener la mort, causée par une inflammation gangréneuse du péritoine, et perforation des intestins et de la matrice, avec épanchement considérable des lymphes coagulées, qui, souvent ressemblent à du lait. Les lochies et l'allaitement que la nature a prévus, sont appelés à rétablir l'équilibre et l'état normal de la femme.

Il faut donc veiller bien attentivement sur ces deux sécrétions afin qu'elles ne soient pas supprimées rapidement par des affections physiques et morales.

La fièvre puerpérale ressemble beaucoup au typhus; comme dans ce dernier, on remarque ce type allongé de la face hippocratique, ainsi que cette stupeur et l'extrême débilité musculaire, ce dépérissement entier du corps qui présente une si grande tendance à la gangrène intestinale, à la décomposition du sang et au complet anéantissement des malades.

Recommandons encore comme prophylactique, que la femme fasse chaque jour de l'exercice modéré pendant les derniers temps de sa grossesse et que ses évacuations soient régulières.

Quant aux traitements curatifs, dès les premiers indices de la maladie : coliques avec mouvement fébrile, on administrera des purgations huileuses et point irritantes. On fait autant que possible dériver le sang par l'allaitement ou par des appareils artificiels; des cataplasmes émollients sur le bas-ventre, et simultanément des narcotiques, des frictions mercurielles et de fortes doses de calomel à l'intérieur comme méthode abortive.

Dans le cas où les lochies seraient arrêtées, on prescrit : la bourrache, les injections émollientes dans le vagin et des sangsues à la vulve.

S'il y a des turgescences, vers le haut, on fait vomir par l'ipécacuanha et on met aussi des ventouses scarifiées sur le bas-ventre. En un mot on applique le traitement *ad hoc*.

Si on a quelque chose à surveiller très-attentivement, c'est que la gangrène ne s'empare pas de la matrice, l'odeur putride des lochies en donnerait le signe, le traitement serait alors l'injection d'une décoction de quinquina, etc.

Une seconde maladie qui est pour ainsi dire, la sœur de celle que nous venons de décrire, c'est la *phlegmasia albadolens puerperalis*, qui consiste dans une tuméfaction considérable et fort douloureuse des cuisses, provenant d'une infiltration lymphatique dans le tissu cellulaire du bassin et des cuisses, tuméfaction qui se développe avec beaucoup de rapidité sans changement de couleur à la peau, et accompagnée de mouvements fébriles. Le gonflement peut envahir les régions pelviennes antérieures et les parties génitales.

Cette maladie peut se développer pendant les premiers quinze jours de l'accouchement et peut durer, d'une semaine à deux. Quant à la cause, elle est provoquée par une compression des vaisseaux veineux et lymphatiques pendant l'état de la grossesse. On appelle cette maladie *leucophlegmasia dolens*, quand elle est dans l'intérieur du péritoine. Par conséquent le traitement est le même. Voilà pour les maladies pendant la grossesse et pendant l'état puerpéral. Quant à celles qui affectent la femme dans son état normal, je ne dirai que l'essentiel sur *la menstruation*, *l'hémorragie*, *la leucorrhée* (flueurs blanches), *la chlorose*, *la maladie du sein*, *le kyste des ovaires*, *l'hystérie*, *la stérilité* et *les maladies de la matrice*.

TROUBLE DE LA MENSTRUATION.

On admet d'abord une rétention morbide de la menstruation, quand on trouve réunis les symptômes des maladies et des signes qui annoncent une tendance à l'établissement des règles.

Alors seulement on doit recourir à un traitement, il est tout naturel qu'on n'ait point tout de suite recours aux *emménagogues ;* mais on commencera par de très-légers moyens, et on ira à la recherche radicale de la cause de la maladie qu'on traitera par des moyens *traditionnels* et *généraux*.

Or, si la maladie menstruelle dépend d'une pléthore des vaisseaux avec force et rigidité des tissus, comme il arrive chez des femmes de la campagne, fortes et robustes, ou à celles habituées à un régime succulent, il y a une exhalation du système sanguin, qui prédomine, on appliquera la méthode dérivative ou *antiphlogistique*, pour diminuer le sang.

On appliquera le traitement diamétralement opposé chez la femme à l'aspect pâle, débile, indolente, avec un pouls faible, l'urine pâle, les fonctions digestives irrégulières : une telle femme annoncera un appauvrissement du sang, qu'on appelle : *anémie* ou *chlorose*, ce qui demande le traitement tonique, le fer conjointement avec les amers, le gaz acide carbonique ou l'eau minérale ferrugineuse; le régime sera tiré du règne animal, restaurant et stimulant avec une vie active.

Il y a un état intermédiaire entre l'état sanguin et anémique, qu'on reconnaît à une faiblesse et une exhalation de la sensibilité et de l'éréthisme, c'est l'état spasmodique qui retient la menstruation, et c'est alors le traitement anti-spasmodique qui sera mis en usage, comme par exemple : *l'assa-fœtida*, les bains chauds et de vapeur, dirigés vers les parties génitales.

Il y a finalement des parasites qui peuvent troubler la menstruation, comme les vers intestinaux, la diathèse lymphatique et syphilitique, et alors on applique le traitement propre à ces maladies, sans perdre jamais de vue; la cause fréquente de la menstruation qui est la faiblesse et le relâchement de la matrice, qu'on reconnaît, à la *constitution* générale de la femme.

HÉMORRAGIE.

Deux mots sur la nature de cette effusion provoquée par l'affluence du sang vers un organe sécrétoire et la résistance des vaisseaux.

L'hémorragie peut être pléthorique, septique ou traumatique. Elle peut également être active ou passive.

Les premières surviennent surtout chez les individus jeunes et pléthoriques. Les hémorragies passives se montrent chez les individus d'une constitution faible, lymphatique ou anémique, produite par des maladies longues, par un régime débilitant et des évacuations excessives. Quant à la métrorragie utérine pendant la grossesse, pendant l'accouchement ou après, elle est très-souvent dangereuse, surtout chez les primipares, et elle demande toute l'attention du médecin.

Les symptômes alarmants sont :

Refroidissement des extrémités, pouls mince et éblouissement de la vue.

LA CHLOROSE OU ANÉMIE, OU PAUVRETÉ DU SANG.

Cette maladie s'annonce par une teinte pâle de la peau des joues et des lèvres, manque de chaleur, de la sensibilité extrême à l'impression d'un moindre froid, lassitude, paresse, pouls faible et lent, essoufflement et battement de cœur au moindre mouvement, et souvent *œdème* des pieds, défaut d'appétit, et appétence pour des choses extravagantes. Le sang tiré de la veine est terne, aqueux, pauvre en *cruor*, presque uniquement composé de *serum*.

Quand la chlorose se prolonge, elle peut donner lieu à une hydropisie générale, ascite ou marasme, ou toutes espèces de maladies nerveuses.

La cause de cette maladie consiste dans son état, c'est-à-dire dans la pauvreté du sang, *discrasie lymphatique*, parasites du corps, très-grande irrégularité du flux menstruel.

LE FER ET SON ACTION VITALE DANS LA CHLOROSE.

L'efficacité du fer dans ce malaise est presque généralement reconnue dans tout l'empirisme thérapeutique. La science médicale, s'appuyant sur la pathologie humorale, explique la chlorose comme une altération du sang qui se caractérise par le manque des parties ferrugineuses et des globules sanguins. Quant à l'action du fer, on l'explique par l'amalgamation artificielle qui se produit avec l'organisation, et qui contribue ainsi à la coloration et à l'augmentation des globules sanguins.

Néanmoins, le savant médecin allemand C. A. Richter, dans sa *Pathologie cellulaire*, nie l'efficacité générale du fer dans la chlorose, l'anémie, les flueurs blanches, etc., etc. M. Richter dit d'abord que la chlorose se guérit aussi sans fer par la nature ou d'autres agents curatifs comme par exemple, l'hydrothérapie appliquée avec mesure et intelligence, guérison qui se produit par l'augmentation et la fortification des globules. Le savant docteur parle aussi de beaucoup de chlorotiques qui ont résisté à tous les traitements ferrugineux. Quant à l'application du fer à l'extérieur, toutes les expérimentations physiologiques et chimiques démontrent que la peau ne possède pas de perméabilité, et que le fer ne peut pas pénétrer dans le sang par les bains.

Cependant des preuves nombreuses ont donné à M. Richter des exemples de l'efficacité du fer par le vrai bain ferrugineux.

Ajoutons encore les deux phénomènes caractéristiques des individus chlorotiques qui ont toujours une température de 1° ou 1°,5 moins élevée. Ensuite leur urine est de 0,06 — 9 plus légère que celle des femmes saines. Ces faits physiologiques sont généralement constatés chez les chlorotiques où l'on observe un changement plus léger des globules. Chez les personnes saines, la température est plus élevée, et les matières solides se trouvent dans l'analyse de l'urine en poids plus considérable. Une autre cause de la chlorose est celle de la non-formation de la matière qui ne se fait pas dans les grands vaisseaux, mais dans les capillaires et dans les cellules mêmes. Les globules sanguins diminuent et se perdent en grande quantité par le séjour prolongé dans les capillaires auxquels manquent l'énergie et la ténacité dont dépend le transport du sang.

Le docteur Richter nous démontre finalement l'efficacité des bains ferrugineux dans la chlorose. Il dit que deux ou trois heures après avoir pris un tel bain, la température de l'individu est augmentée de 0,5° jusqu'à 0,8° et l'urine est 0,0058 plus épaisse à l'uroscope. Deux ou trois heures après, ces changements du procès vital cessent entièrement, et la continuation des bains ferrugineux augmente leur efficacité en ce que la chaleur s'élève par l'augmentation des globules sanguins.

FLUEURS BLANCHES.

Elles se manifestent par un écoulement vaginal du mucus, tantôt blanc, tantôt jaunâtre, verdâtre, puriforme, quelquefois ténu, aqueux ou épais, gélatiniforme, dans beaucoup de cas, dénué d'âcreté (*fluor albus benignus*), d'une bonne nature, et dans des cas contraires, d'une telle âcreté qu'il corrode les parties voisines (*fluor albus malignus*).

Le flux blanc est permanent ou périodique, ou d'une chronicité déterminée.

Quand ce flux est ancien ou abondant, il ne manque pas d'exercer une influence nuisible sur l'organisme général, la pâleur du teint et un état nerveux sont ses fidèles associés; s'il est trop considérable et prolongé, il peut même amener la fièvre lente et le marasme. Ici encore, il faut explorer la matrice et s'assurer si elle n'est point le siége d'un cancer, d'un polype ou d'une toute autre végétation *fibro-plastique*. Si la malade éprouve des élancements à travers le bassin, ou de vives douleurs accompagnées de flueurs blanches, c'est toujours un fâcheux pronostic pour la femme.

Le flux blanc qui précède la première apparition des règles, ou qui succède à leur suppression est d'un bon augure. Le plus grave est celui qui tient à une hérédité ou à des habitudes vicieuses, comme la masturbation, l'abus du *coït*, à une vie déréglée, à une nourriture trop forte, à l'inertie ou à la paresse et à de profondes affections morales.

La vie sédentaire, les habitations humides, de fréquentes fausses couches contribuent beaucoup aux flueurs blanches.

Nos dames se passeraient aussi peu de leur bouilloire aux heures marquées que de leur table à jouer : voilà pourquoi les flueurs blanches sont une maladie aussi commune parmi les Françaises que parmi les Italiennes, Anglaises, Allemandes, Flamandes et Hollandaises. C'est une maladie guérissable, quoique lentement, pourvu qu'on déracine le vice qui l'a produite : les martiaux, les toniques les plus forts sont les combattants les plus sûrs de cette sécrétion domestique. En effet, le médecin est habitué depuis longtemps à demander si l'on a des flueurs blanches aussi librement qu'il demanderait si l'on est enrhumé : et on répond là-dessus, sans plus de cérémonie. Un illustre médecin dit que les flueurs blanches attaquent aujourd'hui la partie la plus aimable du beau sexe, et que ces dernières sont presque toujours stériles. Je crois que la stérilité dépend plutôt d'un état extrêmement irritable de la matrice et du vagin. J'ai fait cesser deux fois un tel état; les femmes sont devenues enceintes. On dit aussi que la flueur blanche provient de l'usage du thé fort; mais il y a des femmes qui n'en prennent point, et qui n'en sont pas moins incommodées. M. Hoffmann a vu une fille attaquée de cette maladie dès sa naissance; d'autres l'ont observée dans des filles de dix ans, et même chez une de quatre ans, provenant de la masturbation d'un petit garçon de sa nourrice.

Quant au traitement de cette sécrétion, il faut la considérer comme un catarrhe du vagin, et le combattre par des moyens généraux et locaux.

KYSTES DE L'OVAIRE.

Deux mots sur la maladie générale des kystes, du grec *kystis* (*vessie*).

Ce mal se présente dans une espèce de poche ou sac membraneux sans ouverture, se développant accidentellement et d'une manière indolente dans des cavités naturelles ou dans l'épaisseur du tissu organique.

Il y a des kystes de différents caractères, qui

se rapprochent tantôt du tissu cellulaire, tantôt des membranes muqueuses ou séreuses; il y en a d'autres qui sont susceptibles de devenir cancéreux, cartilagineux ou fibreux; les kystes se forment à l'extérieur, tels sont les loupes et ces petits argeolots que l'on voit aux paupières. Les autres à l'intérieur, tels sont dans le poumon, dans le foie, dans l'utérus et ses annexes. Et c'est de ces derniers que sortent des kystes fibreux qui se développent dans les ovaires, riches en vaisseaux sanguins et d'une grande vascularité nerveuse et enveloppe séreuse.

Je vais citer un petit fragment d'une mémorable leçon de clinique du professeur Nélaton.

L'opération des kystes de l'ovaire, a dit l'honorable professeur, a réveillé de nos jours l'attention de la chirurgie française, qui l'avait abandonnée pour un certain temps, à cause de l'insuccès de l'opération. M. Nélaton divise cette maladie en trois parties bien distinctes :

Kystes à liquide séreux, *kystes à liquide filant* et *kystes fibreux*. Les caractères de ces groupes sont faciles à apprécier; le liquide séreux ne présente pas la moindre viscosité, il s'écoule fluidement comme de l'eau; et si vous plongez, dit M. Nélaton, la main dans le liquide filant, vous sentez la viscosité; il reste adhérent aux parties sur lesquelles il se colle. Le kyste fibreux se reconnaît de lui-même.

Je ne peux pas suivre le savant dans tous les éclaircissements qu'il a donné sur les *kystes* de l'*ovaire*, je dirai seulement, que la suite de cette opération avait presque toujours amené une issue fatale pour les pauvres malades en France, pendant que les chirurgiens d'outre-Manche nous présentent d'heureux résultats.

J'ajouterai encore que M. Nélaton a dit que la marche progressive du *kyste*, peut se diviser en trois périodes : celle du début, celle d'un développement moyen et celle d'un développement extrême ; et c'est dans le début, comme le dit ce maître de la chirurgie, quand le *kyste* commence seulement à grandir, que se présente le moment le plus favorable pour son extraction. M. Nélaton est allé exprès à Londres pour assister à l'opération de l'*ovariotomie*, pratiquée par M. Baker-Brown, sur plusieurs malades avec un succès et un résultat éclatant, pendant que la même opération pratiquée un mois plus tard, sur une jeune fille à Paris, ne fut pas couronnée du même succès.

Quant au traitement général des kystes, il varie suivant leur nature; ou l'on vide la tumeur et l'on cicatrise les parois, ou bien il faut l'emporter avec l'instrument tranchant.

Deux ans après cette opération, et au moment où je mets cet ouvrage sous presse, j'ai revu l'illustre professeur qui m'a dit avec joie qu'il a fait depuis huit de ces opérations, dont quatre ont été couronnées d'un résultat qui ne laisse rien à désirer. On n'en peut douter lorsqu'on connaît l'aptitude et le génie qui distinguent cet éminent chirurgien dont le cœur égale le savoir.

STÉRILITÉ.

Quelque peu instruit que nous soyons des mystères de la génération, nous savons cependant et d'une manière positive que cette fonction exige un degré suffisant de vitalité, c'est-à-dire d'excitabilité, d'irritabilité et de productibilité, surtout dans les organes génitaux de la femme. Quant aux causes de la *stérilité*, elles peuvent être d'abord l'obstacle mécanique, *atrésie*, un rétrécissement spasmodique du vagin, des vices de la menstruation. Le cas contraire, c'est-à-dire une trop grande abondance de ce flux, peut être nuisible et détruire le germe qui vivifie l'être conçu. Il s'opère une espèce d'avortement *inaperçu*, ayant lieu tous les mois. Ensuite il y a l'engorgement de la matrice, qui peut rendre la femme stérile, ainsi qu'une complexion froide, un défaut de plasticité, de chaleur animale et les influences morales de toute espèce qui peuvent contribuer à la stérilité. *Un coït* trop fréquent et sans ménagement peut aussi détruire la réceptivité des organes *utérins :* c'est ce que nous voyons chez les femmes prostituées. Enfin le vice organique de la matrice, comme *ulcère*, *cancer*, *polype*, *tumeur*, des *lésions intérieures*, et le désir ardent, etc., peuvent empêcher la conception. Or la stérilité peut être absolue ou relative et temporaire. Une femme peut être *stérile* pendant une indisposition et ne point l'être à une autre époque. Elle peut n'avoir point d'enfants avec un homme et en procréer avec un autre ; elle peut enfin avec un même homme, dont le tempérament diffère du sien, être stérile pendant un certain laps de temps et plus tard devenir féconde; et c'est ici que se rapporte le phénomène si remarquable de l'équilibration du tempérament sous l'influence du temps : celui qui est trop ardent se calme d'année en année, jusqu'à ce qu'il finisse par être à l'unisson avec l'autre.

Les changements de climat et les voyages ont

très-souvent produit un bon effet, et on a vu que les femmes qui étaient stériles dans le nord sont devenues fécondes dans les climats chauds. Il est extrêmement difficile de reconnaître si la stérilité vient de l'homme ou de la femme. Quant au traitement de la stérilité, il faut aller à la recherche des causes et les combattre.

L'HYSTÉRIE.

Il est hors de doute que l'hystérie, bien qu'elle ne présente pas des anomalies primaires et idiopathiques du système nerveux, n'appartient pas moins à la classe des névroses, et à cette vie de sensibilité et d'irritabilité de la femme et de sa vie utérine, qui a ses époques d'éréthisme et ses perversions d'activité dont s'affectent, tantôt le sentiment (sensorielle), tantôt l'activité ou mouvement musculaire, tantôt l'intelligence ou facultés de l'âme. Or, l'hystérie se présente absolument par les mêmes manifestations que les maladies nerveuses, dont la marche et la durée sont extrêmement variables.

L'hystérie a donc ses différents degrés qui sont : longs et passagers ; ils peuvent même durer pendant toute la vie, suivant le caractère intermittent qui peut amener à la fin le marasme. On a vu cesser l'hystérie sans le moindre traitement; seulement par le changement survenu dans le genre de vie; la vie elle-même, guérit souvent les maladies nerveuses les plus opiniâtres, en diminuant la sensibilité, et terminant par la transition à d'autres formes, par une espèce de matérialisme de la maladie. L'hystérie n'est pas une maladie trop dangereuse, cependant elle peut le devenir à la longue par la paralysie des organes délicats, ou par asphyxie du catarrhe suffocant, ou enfin par l'atteinte profonde qu'elle porte à la longue au travail de la nutrition, qui peut amener la consomption. Quant aux causes de l'hystérie, elles consistent dans l'affaiblissement, la destruction de l'antagonisme, l'irritation locale et spécifique des maladies nerveuses.

Les symptômes spéciaux de l'hystérie sont : grande et continuelle propension à des spasmes et à des accidents nerveux de formes infiniment variées. Les hystériques présentent une variabilité extrême et une contradiction singulière de leur état.

L'hystérie varie à l'infini ; elle a souvent pour source un *vice du système digestif*, qui a une grande influence consensuelle sur tout l'organisme et qui dispose aux vapeurs, aux acides, à la constipation et à la tristesse. Les hystériques ont le goût de la solitude, elles ont l'esprit continuellement occupé *du moi physique* et de son état qui devient une idée plus fixe, qui domine tout, même la raison : conception bizarre, maladie imaginaire qui demande un usage continuel de précautions médicamenteuses.

On trouve chez les femmes hystériques, timidité, tristesse ou hilarité sans cause et passage rapide de l'un à l'autre état ; propension à verser des larmes, urine pâle et aqueuse, envie fréquente d'uriner et boule hystérique.

Si ces symptômes se présentent (comme cela arrive dans le plus grand nombre des cas), dans une forme légère, l'hystérie est tout à fait sans danger ; elle est désagréable et ennuyeuse pour l'entourage, surtout pour le mari qui doit continuellement entendre des lamentations d'une femme qui se croit toujours en danger. Si la femme n'a pas de force morale pour prendre le dessus, le mal s'enracine et devient à la longue un état bien alarmant.

Il y a des cas d'hystéries qui arrivent à une violence extrême et à tel point qu'ils présentent l'image des accidents les plus redoutables, comme par exemple, la catalepsie, l'asphyxie, l'hydrophobie, l'épilepsie et le délire jusqu'à la fureur. Oui, la fureur de la femme n'est qu'un excès d'hystérie, et elle est épidémique : l'exemple d'une seule hystérique peut entraîner une multitude; il n'y a que la première qui soit criminelle, les autres sont malades.

Par un effet bizarre, je dois dire que l'hystérie peut se communiquer à l'homme et alors on l'appelle *hypocondrie*, qui a le caractère phlogistique siégeant dans la *veine porte abdominale* pendant que l'hystérie de la femme consiste dans sa constitution nerveuse et dans le système utérin qui la domine. Ajoutons que ce n'est pas la femme de campagne, livrée au travail, qui se plaint de l'hystérisme. Ce sont les femmes vivant dans les grandes villes, s'occupant d'un *dolce far niente*, se nourrissant de mets excitants, ou menant une vie contraire à la nature, telle, par exemple, que la lecture, un entourage voluptueux, etc., etc. Cette manière de vivre dispose à l'hystérie, dont la femme laborieuse n'a jamais souffert.

Quant au traitement de l'hystérie, il faut qu'il soit avant tout hygiénique; il faut d'abord changer la vie passive en vie active ; il faut sortir du soi-même et s'occuper de choses sérieuses. Il faut combattre les causes matérielles par les moyens matériels propres à la maladie.

Il faut agir comme on le fait dans toutes les

maladies sans exception, c'est-à-dire rechercher les causes primitives qui seraient anéanties par une cure générale et nullement locale : c'est la condition *sine quâ non*, dans tous les traitements rationnels.

MALADIES DE L'UTÉRUS.

Les maladies de l'utérus sont :

1° Le *phlegmon ;* 2° la *môle ;* 3° le *polype ;* 4° l'*ulcère*, et 5° le *cancer*.

Commençons par le phlegmon (du grec, tumeur enflammée ou inflammation cellulaire). Ce mal peut se développer dans toutes les parties du corps ; mais il se produit surtout dans le tissu cellulaire sous-cutané ou sous-aponévrotique. Le phlegmon a pour cause la piqûre ou la chute, ou quelque traitement brutal de l'organe. Il cause une douleur plus ou moins vive ; il est d'une extrême sensibilité dans la matrice et il augmente par le mouvement et par la pression.

Le phlegmon présente une tumeur arrondie, circonscrite, avec son germe plus vif au centre, et ne diparaît pas par la pression. Au bout de quelques jours, la tumeur s'amollit et présente de la fluctuation. On remarque au milieu un point blanchâtre qui s'ouvre et donne issue au pus. L'ouverture doit s'élargir par le bistouri pour faire sortir la sécrétion, car son séjour prolongé pourrait provoquer la solution de continuité et former l'ulcère.

LA MÔLE.

C'est un faux germe, espèce de masse charnue qui se forme quelquefois dans l'utérus dans des cas de fausse grossesse. La môle n'est donc, pour ainsi dire que le résidu informe d'un embryon détruit.

POLYPES.

Ce sont des excroissances charnues, ou fibreuses, qui se développent sur toutes les membranes muqueuses. Ils ont leur siége dans les anfractuosités des fosses nasales et gênent ainsi la respiration; si le polype a son siége dans la matrice, il irrite constamment cet organe, provoquant souvent des hémorragies. Les polypes ont la faculté de se reproduire après avoir été extirpés. Ces parasites varient beaucoup par le nombre, le volume et leur mode d'adhérence; on les divise en polypes vésiculeux, sarcomateux, fougueux et fibreux. Les polypes fibreux sont les plus graves, car ils se ramollissent, s'ulcèrent et après avoir détruit la muqueuse et envahi sur toutes les parties molles environnantes, ils prennent souvent, surtout dans la matrice, le caractère carcinomateux.

L'excision, la ligature, l'arrachement et la cautérisation sont les procédés que l'on emploie pour guérir les polypes.

L'ULCÈRE.

Le col de la matrice est souvent le siége d'un ulcère provenant d'une cause interne ou d'un vice local, c'est la membrane muqueuse de la matrice qui est d'abord atteinte, qui à la longue se détruit, et l'ulcère s'étend davantage. La nature de l'ulcère varie d'après son espèce ; ainsi il y a des ulcères scrophuleux syphilitiques carcinomateux, etc., etc.

La gravité de toutes ces maladies dépend toujours du siége et de la constitution de la femme.

Le traitement curatif, doit toujours être plutôt général que local.

LE CANCER.

Vient ensuite finalement la plaie la plus désolante des maladies des femmes : je veux parler du *cancer du sein et de la matrice.*

Ce mal, qui peut atteindre l'homme, n'est cependant jamais si menaçant pour celui-ci que pour la femme. Le développement et la rapidité des progrès du cancer dépendent de la constitution, de l'hérédité du tempérament de la femme, du climat chaud qui est préjudiciable et des impressions physiques et morales. Une fois développé, le cancer, maladie chronique, est presque toujours incurable ; il désorganise tout le tissu où il se développe, il s'assimile, en s'étendant, tout l'organe qui devient sa proie, qu'il ne lâche guère qu'après l'avoir complétement anéanti.

Tous les tissus, excepté l'épiderme et peut-être les cartilages articulaires, peuvent être le siége de cette dégénérescence ; mais les mamelles, l'utérus, les parties génitales, la vessie, l'estomac, sont les organes où on l'observe le plus souvent ; puis vient la peau (surtout celle des lèvres et de la face en général), le cancer y débute par un tubercule ou une verrue; dans les membranes muqueuses, il se développe sous la forme de polype charnu ou fibreux, et celui des os constitue l'ostéosarcome.

Les tumeurs cancéreuses sont formées par les deux productions anormales que Laennec a appelées matière *squirreuse* et matière *encéphaloïde* ou cérébriforme.

La matière squirreuse (du grec *skirrhos*, corps dur) est ce tissu qui n'a point d'analogie parmi les tissus; c'est une substance blanche, bleuâtre ou grisâtre qui crie sous le scalpel quand on l'incise et dont la consistance varie dans la dureté jusqu'à un cartilage homogène; cette masse présente quelquefois un tissu cellulaire serré. Le tissu squirreux avec la matière encéphaloïde constitue la dégénérescence cancéreuse. Quant à l'époque du développement du cancer chez les femmes, c'est surtout l'âge de trente à quarante ans. Comme cause générale du cancer, c'est la prédisposition, l'hérédité, une constitution faible, cachectique, trouble de la menstruation et une foule d'autres causes secondaires qui s'unissent aux causes locales qui sont : violences externes telles que coups ou chutes, et les irritations de toute espèce, surtout thérapeutiques. Le cancer a diverses phases : la première, appelée cancer occulte, dure le plus longtemps, et le cancer ouvert qui est le plus menaçant, car la femme atteinte de ce mal rongeur qui donne aux malades cet air pâle, jaunâtre et terreux, s'affecte et maigrit, surtout lorsque les tumeurs cancéreuses s'ouvrent et sécrètent ce liquide ichoreux et détruisant qui affaiblit les malades, dont la peau devient sèche comme du parchemin. Il faut ajouter que la tumeur cancéreuse est inégale et la douleur lancinante, ce qui fait beaucoup souffrir les malades. Quant au traitement du cancer, une fois développé, le traitement ne peut être que palliatif. Il faut avouer que tous les moyens curatifs que les médecins usent et épuisent, tels que les antiphlogistiques, les topiques, les dissolvants, les mercuriaux et les caustiques des frères Côme, ne font que précipiter l'extirpation du cancer par le scalpel. Encore si c'était un moyen radical !

Il me reste à indiquer l'exploration des maladies de l'utérus; elles sont : *la palpation, le toucher et l'emploi du spéculum.* Quant au toucher, il faut le répéter souvent dans la grossesse. Il est superflu de recommander de le faire avec circonspection, surtout chez les femmes chez lesquelles on suppose une grossesse clandestine.

Dans toutes ces maladies, il ne faut rien négliger et faire appel au médecin le plus promptement possible. Les familles doivent se lasser d'être la dupe de ces charlatans qui envahissent la quatrième page des journaux pour vanter la polypharmacie la plus dévergondée. Malheur au malade qui se confie à un de ces hommes que Galien appelait avec mépris droguistes, et non pas médecins (φαρμακεῖς, οὐκ ἰατροί).

Que les malades abandonnent donc ces hommes dont les pilules antituberculeuses, antiglaireuses, antinerveuses et antinon-sens, ainsi que ces capsules, ces sirops, ces roobs, ces biscuits, ces pastilles, ces chaînes électriques et galvaniques et tant d'autres compositions, ne sont que des combinaisons hétérogènes, les plus absurdes et les plus ridicules qui n'ont jamais guéri une véritable maladie. Ils n'ont fait qu'enrichir quelques spéculateurs d'une routine des plus vulgaires, mais sans pouvoir disposer de rien ni guérir rien. Toutes les guérisons qu'ils préconisent en battant leur grosse caisse et en s'adressant à quelques malades crédules, toutes ces guérisons ne sont que des promesses vaines et des tentatives qui avortent sans aucun effet positif. N'ayant pas les plus minimes notions physiologiques et pathologiques, les préparations de ces hommes ne sont que de simples combinaisons pour plaire au goût effeminé plutôt que pour agir comme moyen curatif.

Défiez-vous donc une fois pour toutes de ces hommes qui les prodiguent et se vantent d'en posséder pour toutes les maladies. Quant à mes jeunes collègues, je les encourage à bien étudier la pharmacologie et à entrer dans un laboratoire pour bien l'apprendre. Il faut de l'application, c'est la *conditio sine qua non* dans la médecine, afin de savoir mêler la science à l'art. Avec de fortes études, un grand nombre d'entre eux sauront tout autrement formuler.

FRAGMENT DE L'HISTOIRE NATURELLE DE LA GERMINATION DE L'OEUF HUMAIN DEPUIS LE MOMENT DE LA CONCEPTION JUSQU'A SON PASSAGE DE L'OVAIRE DANS LA MATRICE.

Je désire esquisser un fragment sur l'embryologie, mais je veux dire auparavant deux mots sur les conditions et la vitalité qu'exige la conception, ainsi que la différence d'action des deux sexes.

Nommons d'abord leur appareil sexuel comme *condition* de la production, et disons que celui de l'homme est divisé en deux parties : 1° les organes d'élaboration du principe prolifique, et 2° les organes de fécondation. L'organe du fluide prolifique est composé d'une partie glanduleuse qu'on appelle les testicules, et du canal inhérent qui conduit la liqueur dans les réservoirs des vésicules séminales, où elle est recueillie, et se conserve jusqu'au moment de son emploi pour la reproduction. Appelé par le stimulant du plaisir, retenu par un resserrement spasmodique, le sang afflue dans les nombreux vaisseaux capillaires du tissu caverneux, et produit le phénomène de l'érection. L'irritation augmente ensuite et se propage, le spasme général arrive au plus haut, et, pressé par une action musculaire, chassé de plus par les parois contractiles de son réservoir, l'éjaculation, la fécondation se fait au milieu des transports de l'amour et du plaisir. Quant à la manière dont la femme contribue à la reproduction, elle diffère entièrement de celle de l'homme : moyens, événements, résultat, tout diffère; le plaisir lui-même a sa nuance propre, son caractère; il n'est sans doute ni plus faible ni plus fort : il est autre; il varie comme l'organisation des individus, en éprouvant la délicieuse impression. L'appareil féminin nous offre trois divisions, savoir : 1° l'organe de la germification; 2° celui de la gestation; 3° les parties extérieures et les organes de préparations. Nous avons donné la description anatomique de cet appareil; nous n'ajouterons ici que quelques observations sur leur fonction physiologique. Ainsi l'on compte aux organes de la germification les ovaires; s'il s'élève quelque doute sur la connaissance de la structure de ces organes, néanmoins leur emploi, ainsi que celui des fleurs femelles, paraît consister dans la formation des germes ou corpuscules, auxquels il ne manque pour vivre et pour se développer que l'impulsion, le stimulant fourni par le sexe opposé. *Ubi stimulus, ibi congestio.*

L'*utérus* constitue seul l'organe de la gestation. Sa structure, son développement pendant la grossesse, ses hémorrhagies périodiques après l'époque de la puberté, enfin son mécanisme dans l'accouchement et ses nombreuses influences sur la santé, les maladies, les mœurs, les appétits de la femme, tout se réunit pour intéresser dans l'histoire de cet organe.

L'utérus, que la nature tient longtemps en réserve, et qu'elle laisse ensuite s'éteindre et se flétrir, après l'avoir fait servir à ses vœux impérieux, livre passage au principe prolifique émané du mâle, se referme ensuite, reçoit le produit de la conception, le développe, sert de premier asile au germe fécondé, lui fournit ses matériaux nutritifs, et le chasse ensuite avec effort et douleur lorsque, devenu fœtus, à terme, il peut vivre de sa vie propre et exercer toutes les parties de son organisation. La réaction, l'influence de la matrice, sont des phénomènes bien remarquables, et dont l'observation n'a point échappé aux anciens médecins ni aux philosophes.

Frappé de ces effets, Platon a regardé la matrice comme un corps animé d'une vie particulière, comme une sorte d'animal auquel il supposait des goûts, des mœurs, des appétits et des passions. *Propter solum uterum mulier.* — Les autres parties du même appareil concourent nécessairement à l'action de l'utérus.

Que dire maintenant sur la fructification de l'œuf? Que n'a-t-on pas médité et écrit depuis Hippocrate jusqu'à nos jours sur cet acte mystérieux?

Harvey, qui le premier démontra la circulation, crut l'avoir trouvée dans les poules. Elles pondent des œufs; il jugea que les femmes pondaient aussi.

Un autre savant ayant dit que la nature est toujours semblable à elle-même, et qu'elle agit toujours par les mêmes principes, deux Hollandais s'avisèrent d'examiner la liqueur séminale au microscope, celle de l'homme et celle de plusieurs animaux, et ils crurent y apercevoir des animaux déjà tout formés, qui couraient avec une vitesse inconcevable. Ils en virent même dans le fluide séminal du coq. Cette découverte flatta beaucoup, comme on peut le penser, l'amour-propre masculin; on proclama que les mâles faisaient tout et que les femelles ne faisaient rien, elles ne servirent plus qu'à porter le trésor que le mâle leur avait confié.

Vint ensuite le médecin Andri, qui, jaloux

d'Harvey, voulut détruire son système en lui substituant partout des vers, et réduisit l'homme à l'état de chenille, nous apprenant que nous sommes d'abord un ver et que nous devons rester pendant neuf mois une véritable chrysalide, appelée *fève* par les paysans.

S'en est-on tenu là? — Non; on s'est lassé d'être un ver; le système d'Andri en provoqua d'autres, et un philosophe spirituel découvrit dans une Vénus physique que les enfants étaient faits par l'attraction; voici comment la chose s'opérait. Le sperme étant tombé dans la matrice, l'œil droit attirait l'œil gauche, qui arrivait pour s'unir à lui, mais qui en était empêché par le nez qu'il rencontrait en chemin, ce qui l'obligeait à se placer à gauche; il en était de même des bras, des cuisses et des jambes. On éprouvait un peu d'embarras pour les fesses et les seins; mais on ne s'arrêta pas pour si peu dans une si belle invention. Ce philosophe n'admettait aucun dessein de l'être créateur dans la formation des animaux; il nie que le cœur fût fait pour recevoir le sang et pour le chasser, l'estomac pour digérer, les yeux pour voir, les oreilles pour entendre; tout cela lui paraît trop vulgaire: l'attraction fit son temps, et un jour on finit par en rire;

toutes ces discussions qui ont longtemps divisé les laïques et les théologiens, ont disparu, après avoir coûté des excommunications et du sang. Aujourd'hui ces mêmes questions ne sont guère traitées que parmi les physiciens, et chacun accompagne sa femme dans sa chambre à coucher sans penser le moins du monde à son ovaire ni à ses trompes de Faloppe. Les femmes deviennent enceintes sans demander seulement comment ces mystères s'opèrent. C'est ainsi que vous semez du blé et que vous ignorez comment il germe. Cependant nous devons adopter un moyen terme sur la probabilité de la création dont des physiologistes ont tenté de soulever le voile. C'est ce que nous allons faire à la suite de ce court chapitre, en citant des autorités qui ont acquis une inébranlable réputation dans cette matière.

Disons avant tout qu'ici, comme dans toutes les autres branches de la science, l'Italie se glorifie d'hommes profonds dans cette science. Je citerai seulement l'illustre Modenais Spallanzani, à qui l'on doit une infinité de découvertes, de recherches aussi originales que fécondes. Nous citerons son ouvrage microscopique sur le système de la génération, ainsi que celui sur la reproduction des organes amputés, etc., etc. Rossi de Césène, Bouffalini de Pise, le professeur Tomasi et le savant Molleschat sont dignes d'être cités avec Spallanzani.

PREMIÈRE ÉPOQUE. — L'OEUF MUR, DES PREMIERS QUINZE JOURS DE LA GERMINATION.

D'après les recherches des plus célèbres physiologistes, l'œuf mûr disposé à sortir de l'ovaire est composé : 1° d'une enveloppe ferme, opaque, incolore, qu'on appelle *oolemma pellucidum* ou *zona pellucida* (en grec, *réservoir de l'œuf*); 2° de la boule jaune de l'œuf, *vitellus*, composée d'une masse de graines, rondes et visqueuses, enduites d'une membrane très-mince, appelée *membrana vitelli ;* 3° d'une vésicule germinative, *vesicula germinativa* ou Purkingi, qui existe dans un fluide clair et albumineux contenant à son intérieur la tache germinative, *macula germinans*, de Wagner, sorte de tissu composé de molécules fines et rondes. Remarquons que, pendant son séjour dans l'ovaire, l'œuf se trouve renfermé dans une capsule qu'on appelle le follicule de Graaf qui semble protéger l'œuf de toute pression qui pourrait nuire à son développement.

Les ovaires entourent de leurs franges le tube fallopien qui attend à son issue l'œuf au sortir de l'ovaire, pour le conduire par l'itinéraire ovarien dans la cavité de la matrice où se fait le procès de l'ensemencement, auquel les fibres contractiles du tube et la vivacité de l'épithélium contribuent de la manière la plus active.

Ces modifications ne sont pas connues chez l'homme pas plus que le temps dont l'œuf a besoin pour effectuer ce passage; tout ce qu'on sait (par des expériences faites sur des lapins), c'est que l'œuf fructifié a besoin de trois à quatre jours, et par d'autres faites sur des chiens, qu'il a besoin de huit à quatorze jours. Pendant ce passage on a observé : 1° que l'œuf portait encore les traces de ce disque primitif, *discus polygerus*, dont il a été enveloppé dans l'ovaire à l'époque de la fructification, mais qui disparaît successivement jusqu'à son arrivée dans la matrice; 2° que l'*oolemma pellucidum* se gonfle et se trempe probablement par imbibition d'un fluide qui s'accumule entre l'oolemma et le jaune d'œuf qui s'agrandit; 3° on a également observé que l'intérieur de l'*oolemma* est enduit d'une couche albumineuse; 4° que le jaune d'œuf est la substance nourricière qui répond au placenta des mammifères, et qu'il prend de la consistance et ne se dissout plus quand l'œuf est brisé dans une masse de fluide, mais qu'il se solidifie dans de petites boules séparées, dont le nombre, d'après Barry et Bischoff, augmente rapidement. Cette progression se fait d'une manière géométrique, par 2, 4, 8, 16, 32, et ainsi de suite. Au commencement, ces boules jaunes de l'œuf sont entourées d'une petite enveloppe, mais plus tard elles présentent, d'après Schwann, de véritables cellules ; 5° on a observé que le jaune de l'œuf tourne doucement et sans interruption autour de son axe ; 6° que les vésicules germinatives ne se voient plus dans le conduit de l'œuf. Toutes ces recherches faites par Bischoff sur l'œuf du lapin, donnent le même résultat que celles de Barry et Wharton Jones, avec cette différence que Barry dit avoir vu également des vésicules germinatives dans l'ovaire. D'après Haller, ces vésicules ou grains de l'œuf ne sont pas trop nombreuses dans les ovaires, et moins encore dans les femelles des mammifères ; mais leur nombre est immense dans les crapauds, les poissons épineux, et surtout dans la reine abeille, dont Réaumens a dévoilé le plaisir et la polyandrie (pluralité des maris) : véritable sultane, l'abeille povoque, sollicite, caresse, excite tour à tour ses nombreux amants, et par une fécondité égale à son tempérament amoureux, devient mère de trois à quatre mille enfants, dont la naissance a coûté la vie à leur père. Quant aux expériences de l'œuf sur le chien, elles ont fait constater quelques modifications à celles opérées sur les lapins, en ce que la division des cellules de jaune d'œuf en globules s'effectue plus lentement; car l'ensemble du mouvement de l'œuf est plus inerte, en ce qu'il ne forme pas une couche albumineuse, comme l'œuf du lapin. Bischoff recommande, pour faire cette expérience, l'œuf du chien; le jaune se laisse plus facilement reconnaître que dans celui presque transparent des autres animaux domestiques. A cet effet, il faut ouvrir avec des ciseaux fins le conduit de l'œuf dans toute sa longueur, au moment du rut. On attache le conduit avec des épingles sur une table couverte d'une toile cirée noire, après l'avoir débarrassé de son enveloppe péritonéale, et l'on examine attentivement. On trouve alors les petits œufs accumulés sur un même point dans le conduit ovarien, comme de petits points blancs; on peut les prendre sur la pointe d'un scapel pour les placer sous le microscope; pour les empêcher de se durcir, on y ajoute un peu de salive ou du blanc d'œuf de poule.

En examinant ainsi l'enveloppe albumineuse du petit œuf, on trouve qu'elle contient une plus ou moins grande quantité d'animalcules spermatiques morts. L'œuf de l'homme subit-il les mêmes changements? C'est ce qui jusqu'à présent est resté à l'état de problème, cependant Bischoff croit que l'œuf humain ne peut pas arriver avant douze ou quatorze jours de l'ovaire dans la matrice.

DEUXIÈME ÉPOQUE. — FORMATION EN EMBRYON DE L'OEUF DANS LA MATRICE.

Ce développement, comme la première époque, est également un mystère. Ici, comme tout à l'heure, nous n'avons à citer que des expériences faites sur des animaux. L'observation démontre que dans la matrice du lapin, l'œuf a été entouré à l'issue du conduit ovarien d'une forte couche albumineuse. Son *oolemma* épaisse et son jaune d'œuf sont décomposés en de nombreuses boules qui lui donnent l'aspect d'une mûre. Le premier changement de l'œuf dans la matrice le transforme en boule ou grain ovale d'où résulte la fécondité qui se développe peu à peu comme un grain végétal. Puis il se forme une membrane cellulaire qui a la figure d'un sac, sorte de boule creuse, qu'on appelle *boule germinante* ou *germe cutané*, vésicule *blastodermique* ou *blastoderme*, dans laquelle se développe le premier élément de l'embryon.

En même temps, la ligne de démarcation entre l'*oolemma* ou membrane interne et la membrane externe ou albumineuse devient plus indistincte; le petit œuf grandit, et l'on trouve que l'enveloppe albumineuse avec l'*oolemma* ne forment qu'une seule membrane claire et transparente qu'on appelle *chorion*. Lorsque les œufs ont atteint la grandeur de 1 1/2 et de 1 1/4 de ligne, ce qui arrive vers le septième jour du séjour dans la matrice, on remarque à la vésicule interne une tache ronde et blanchâtre appelée tache de l'embryon, tache embryonnaire de Coste ou pointe germinante de Bischoff, tous les éléments commencent à grandir, à se solidifier et à changer leur forme ronde primitive en ovale. La partie externe de la tache embryonnaire est appelée *area vasculosa* et la partie interne *area pellucida*, et dans l'axe de la tache embryonnaire, on remarque une ligne appelée ligne primitive ou *nota primitiva*. Boerhave la considérait comme un bourrelet relevé, Reichert et Bischoff comme un écoulement.

Les savants ont observé à ce point qu'il se développe une espèce de crête qu'ils appellent lames dorsales, *laminæ dorsales*, qui forment plus tard un canal dont résultent le cerveau, la moelle épinière et leurs enveloppes. Il se forme aussi d'autres lames qui sont l'origine des parois abdominales; ils les appellent les lames-parois, *laminæ ventrales*, et enfin une autre raie qu'ils nomment *corde dorsale*, et en latin *corda dorsalis*, autour de laquelle se développe le corps des vertèbres. Tous ces éléments primitifs de l'embryon gagnent en forme, consistance et progression pour former un ensemble.

On voit alors les cavités qui commencent à se former, les nerfs à se produire vers le cerveau ainsi que le point germinal de la tête de l'embryon, et le canal de l'épine dorsale formant dans le principe une fissure qu'on appelle *sinus rhomboïdalis*, ou *cauda equina* de la moelle épinière. Aussitôt que la tête de l'embryon se fait reconnaître, elle se lève et sort de sa vessie germinante; on voit alors en même se développer une feuille circulaire qu'on appelle *veine terminale, vena terminalis*. On observe également des mouvements réguliers, ou rythmiques d'expansion et de contraction du point saillant, comme *punctum saliens*, qui est le cœur qui porte aussi le nom de *fovea cardiaca* ou foyer cardiaque.

Viennent ensuite les cuisses qui se courbent derrière la tête de l'embryon, ainsi qu'une sorte de corde dorsale qui forme le commencement du tronc aortique. Aussitôt que les vaisseaux sont développés, il est naturel que le cœur commence à recevoir du sang, c'est la première circulation qui se produit. Répétons ce que nous avons déjà dit plus haut, que l'enveloppe germinative de l'œuf est formée de deux feuilles, l'extérieure que Bischoff appelle séreuse ou animale, et l'intérieure, muqueuse ou végétale, parce que dans la première se développent les organes de la vie animale et dans la seconde le canal intestinal avec ses auxiliaires. Nous avons également dit que ces deux feuilles forment une vessie, sorte de sac fermé, qui embrasse très-intimement l'embryon. C'est dans ce sac que s'accumule une sécrétion aqueuse et capable de distendre la vessie qu'on appelle *amnios*, et le fluide sécrété se nomme liqueur ou *liquor amnii*. Après que l'*amnios* s'est formé, on voit l'embryon se développer rapidement, ainsi que les vésicules ombilicales qui forment une espèce de canal qui prend le nom de *ductus omphalo-antericus*, suivi de l'ombilic proprement dit, et le commencement des vaisseaux nommés *omphalo-mésentériques* qui consistent en une artère et deux veines.

Vient ensuite une enveloppe très-importante sur le nom de la fonction sur laquelle les savants allemands se sont divisés et qu'ils appellent *allentoïde* ou *vessie cutanée*, nom que je ne comprends pas plus que ceux de *cordon vésical* ou d'*urachus*. Ce qui me paraît compréhensible, c'est que l'*urachus* forme primitivement un canal qui s'oblitère plus tard et devient le *cordon vésical* et que les fortes artères d'*allentoïdes* ne sont que la suite de deux rameaux de l'aorte (*artère iliaque* et *artère ombilicale*).

Quant aux veines, elles se réunissent à un ou deux troncs, qui aboutissent aux *veines ombilicales*. L'ombilic a donc une ouverture par laquelle passent : 1° l'*omphalo-entérique* avec les vases ou vaisseaux *omphalo-mésentériques ;* 2° l'*urachus* avec les vases ombilicaux ; 3° *un lacet d'intestins* qui s'avance de la cavité abdominale et que reçoit le conducteur *omphalo-entérique ;* 4° une *enveloppe* formée de l'amnios, la gaîne ombilicale, qui à la périphérie de l'ombilic passe dans la peau externe de l'embryon. L'ensemble de tous ces tissus s'appelle *cordon ombilical*, *funiculus umbilicalis.*

Chez les femelles, on voit aussi se développer la membrane muqueuse de la matrice et les vaisseaux qui aboutissent au chorion et l'on peut distinguer les éléments de deux sortes de vaisseaux par *l'exosmose* et *l'endosmose* qui se produisent d'une manière très-visible.

Les comparaisons qu'on a établies entre l'œuf humain et celui des animaux ont constaté, à l'exception de très-rares différences, une grande analogie entre les uns et les autres. D'après Thomson, l'œuf humain d'un âge de douze à quatorze jours a le diamètre de 9/10 d'un pouce, et son chorion est garni de flocons. Ce savant dit ne pas avoir observé l'amnios ou l'allentoïde; mais ce qui distingue très-particulièrement l'œuf animal de l'œuf humain, c'est comme le dit Hyrtl, *la membrane caduque*, ou *membrane decida* qu'on ne rencontre que chez l'homme et probablement chez les singes. L'origine de cette membrane selon Hyrtl, n'est ni dans l'amnios, ni dans le chorion mais bien dans la matrice. Comme c'est Hunter qui le premier a fait la description de la membrane caduque, expulsée après l'accouchement et reproduite à chaque grossesse qui suit, on lui a donné le nom de membrane caduque de Hunter; contenant beaucoup d'exsudations plastiques, cette membrane est extrêmement mince et délicate, pleine de vaisseaux que Bischoff a représentés par l'injection, et Wagner a démontré qu'elle est composée des grains cellulaires. Il est prouvé que la membrane caduque n'est dans son origine, qu'un fluide, qui probablement bouche l'orifice utérin du tube fallopien, qui est (par parenthèse) très-étroit, et si le fluide de cette membrane se durcit plus tard, il peut entièrement fermer ce tube. Or une fois la copulation faite, l'issue vaginale de la matrice se bouche par un tampon gélatineux livré par les glandes muqueuses, de telle sorte qu'une seconde conception fructueuse, pendant la grossesse, devient impossible.

D'après Hyrtl, il est à présumer que cette membrane existe déjà pendant l'époque de la menstruation produite par l'augmentation de vitalité utérine qui l'absorbe ou l'évacue avec le sang, si l'impulsion d'une grossesse ne lui donne pas la stabilité. Au reste, la membrane caduque n'a pas d'influence directe sur la fructification de l'œuf; ce qui est démontré par de nombreuses expériences qui ont prouvé que certains œufs fructifiés n'arrivaient pas dans la cavité utérine, demeurant pendant toute la grossesse dans l'ovaire, le tube, ou même dans la cavité abdominale (*grossesse extra-utérine*, *gravitas extra uterina*). Cependant la membrane caduque se développe quand même dans l'utérus.

Cet exposé comprend le travail du premier mois. Le deuxième mois de la grossesse nous permet déjà de constater des faits relatifs à l'œuf humain, sans qu'il soit besoin de chercher des analogies dans les animaux. Ainsi l'on a vu qu'un œuf avorté au commencement du second mois de la grossesse a de huit à douze lignes de diamètre et qu'il est couvert de la membrane caduque.

L'embryon lui-même a deux ou trois lignes de longueur.

Nous ne suivrons pas plus loin ces observations qui n'aboutiraient qu'à des répétitions de ce que nous avons avancé à ce sujet. Qu'il suffise de dire que l'embryon grandit chaque jour en toutes dimensions, jusqu'à ce qu'il arrive à *son entier développement.*

TROISIEME ÉPOQUE. — ENVELOPPES DE L'EMBRYON.

Nous allons commencer : 1° par l'amnios qui est, comme nous l'avons dit, l'enveloppe intérieure de l'embryon. Cette membrane est sans vaisseaux et sans nerfs, et par conséquent sans irritabilité et sans sensibilité.

Elle forme une simple vessie qui ressemble à une membrane séreuse, remplie d'une sécrétion également séreuse qu'on appelle, comme nous l'avons dit également, liqueur de l'amnios.

La quantité de cette liqueur diffère naturellement plus ou moins d'après l'époque de la grossesse. Sa couleur varie également. Au commencement de la grossesse elle est plus claire, et plus tard jaunâtre, et a le goût général du fluide animal. Quant à l'utilité de l'amnios et de sa sécrétion, elle est très-grande, puisqu'elle protége l'embryon contre toutes les influences qui pourraient le menacer pendant son développement dans la matrice, par les accidents et les secousses auxquels la paroi utérine est exposée. Dans le dernier mois de la grossesse où les mouvements de l'enfant se font beaucoup plus sentir, les secousses sont d'autant plus sensibles à la femme qu'elle commence à perdre une partie de cette sécrétion aqueuse qui s'écoule peu à peu. L'eau de l'amnios protége aussi le cordon ombilical qui y flotte, sans être tiraillé par le débattement de ce petit être qui attend avec impatience le moment de passer des ténèbres à la lumière. Mais c'est surtout pendant l'accouchement que cette sécrétion est d'une haute importance, car elle distend l'enveloppe pour former une sorte de vessie qui au moment des douleurs de l'enfantement est d'une extrême utilité, pour humecter les parties les plus étroites du bassin, au moment où elle se crève en y entrant, les rendre plus souples et faciliter la sortie de la tête du nouveau-né; 2° *le chorion* ou vaisseau cutané qui renferme l'amnios; 3° *le placenta* par lequel l'embryon est tout particulièrement en contact avec la matrice. Le placenta a la forme d'un gâteau rond et convexe, dont le plus grand diamètre est de 5 à 8 pouces. Son épaisseur est de 1 pouce et demi, son poids d'un demi-kilogr. a 1 kilogr. et demi. La surface externe est attachée au fond de la matrice, et la surface interne ou concave est entourée de l'amnios, et porte à son milieu le cordon ombilical: le tissu du placenta est très-mou et spongieux, et la riche quantité de vaisseaux qu'il reçoit de l'embryon et de la matrice le range dans la classe des glandes appelées ganglions vasculaires.

On distingue dans le placenta deux parties, la partie utérine et la partie fœtale (*pars uterina et fœtalis*). La dernière surpasse la première en grandeur et en développement.

La question de la séparation du système sanguin embryonnal et de celui de la mère a soulevé parmi les savants des discussions nombreuses, et l'on est arrivé à la conclusion que si le sang embryonnal doit recevoir des éléments nutritifs du sang maternel et retourner à la mère, cela n'a lieu que par des endosmoses. Des observations physiologiques et des faits pathologiques parlent aussi en faveur de la séparation des deux systèmes; on dit également que l'action sanguine qu'ils exercent l'un sur l'autre a quelque ressemblance avec la fonction sanguine veineuse et l'action de l'air atmosphérique sur les poumons. Je ne puis pousser plus loin cette discussion, que j'abandonne pour décrire le cordon ombilical, le changement que subit la matrice pendant la grossesse, et pour expliquer la position de l'*embryon* dans la matrice.

CORDON OMBILICAL.

Le cordon ombilical (*funiculus ombilicalis*), présente dans l'embryon, arrivé à sa maturité, une liasse de vaisseaux sanguins par laquelle il est uni au placenta.

La longueur du cordon ombilical est presque toujours celle de l'embryon lui-même, qui, sauf les exceptions, est de 18 pouces, tandis que son volume varie d'un petit doigt à un pouce. Il commence au moment où l'embryon sort de son enveloppe germinante. Il se compose de deux artères ombilicales qui sont la suite des deux artères hypogastriques de l'embryon et d'une veine ombilicale plus volumineuse que l'artère, sans valvule, qui entoure en spirale tout le cordon. Cette veine passe sur le devant de la fosse longitudinale gauche du foie qui l'enferme par son ligament suspensoire. Arrivée au sillon transversal gauche du foie, la veine ombilicale se divise en deux branches dont l'une se réunit à la branche gauche de l'aorte, et l'autre, conducteur veineux d'Aranti (*ductus venosus*), va au tronc de la veine cave inférieure : quelquefois la veine ombilicale est double, comme on l'a rencontrée chez presque tous les animaux mammifères.

Il me reste à mentionner la gélatine de Wharton, qui remplace les lacunes des tissus cellulaires, entre les veines et l'artère ombilicale, et enfin à constater que chez de très-jeunes embryons le cordon ombilical contient encore le conducteur ou *omphalo-entericus* et les vases omphalo-mésentériques.

CHANGEMENT DE LA MATRICE PENDANT LA GROSSESSE.

La matrice gagne pendant cette période en volume et en grandeur : c'est donc plus qu'une simple dilatation passive. D'après l'expérience de Meckel, sur douze matrices successives de couches régulières, le poids de cet organe est moindre d'un kilogramme. La proportion entre la matrice enceinte et celle qui ne l'est pas est de 24 à 1. La consistance de la paroi de la matrice enceinte, quoiqu'elle augmente surtout à la fin de la grossesse, diminue tellement qu'elle n'est que de deux lignes autour du col. C'est pourquoi il arrive presque toujours des déchirures, surtout chez les primipares.

Pendant les deux premiers mois de la grossesse, la matrice descend par son volume dans le petit bassin. L'orifice utérin est plus facile à sentir, plus tourné en arrière. Le bas-ventre devient plus plat et la fosse ombilicale se creuse un peu.

Depuis le commencement du troisième mois, le placenta commence à se former dans la matrice, qui n'a plus assez d'espace dans le petit bassin. Il s'élève par son propre accroissement, et la portion vaginale est tirée également plus en haut, ce qui la rend plus difficile au toucher. Dans le quatrième mois, le fond de la matrice se sent au-dessus de l'arc pubien. Au cinquième mois, il se trouve entre le pubis et l'ombilic; dans le sixième mois, à une hauteur égale à celle de l'ombilic; dans le septième mois, au-dessus de lui; dans les huitième et neuvième, le fond de la matrice atteint le *scrobiculum cordis*, qu'on appelle vulgairement le creux de l'estomac. Les parois abdominales deviennent ainsi rondes, et le creux de l'ombilic s'élève et se remplit. La partie vaginale de l'utérus s'élargit, ainsi que le col de la matrice. Ce dernier, à partir du cinquième mois jusqu'à la fin de la grossesse, devient si étendu qu'on peut toucher avec le doigt la vessie de l'enveloppe embryonnale. Arrivé à la fin de la grossesse, le tissu de la matrice subit des changements visibles, en ce que les vaisseaux et les veines s'élargissent considérablement; mais une fois la matrice débarrassée de son contenu, ils se rétrécissent au bout d'une semaine à leur volume primitif.

POSITION DE L'EMBRYON DANS LA MATRICE.

Dans les cas ordinaires, elle est telle que la tête est tournée en bas et le dos fortement courbé vers le devant de la paroi abdominale, qui par sa large dilatation lui donne assez d'espace. Quoique la tête de l'embryon soit tournée vers la poitrine, c'est l'os occiput, et non le front ni la figure, qui repose sur l'orifice utérin et qui se présente le premier pendant l'accouchement. On sent aussi au toucher la petite fontanelle de l'os occipital. La tête n'ayant pas assez de place pour se trouver dans le diamètre direct du bassin, se trouve dans une position oblique, ce qu'on sent aussi par le toucher au moyen duquel on rencontre la suture sagittale. L'os occipital est donc tourné vers la fosse glénoïde de la cuisse gauche et la figure de l'embryon vers la symphyse sacro-iliaque droite. Cette position est l'unique normale; elle se présente d'après *Désormaux*, sur mille accouchements, neuf cent soixante deux fois.

La *présentation de la face* est moins favorable, en ce que l'arrière-tête est trop courbée vers la nuque, ce qui donne de la difficulté à tourner à la tête qui doit le faire, afin que son diamètre retombe dans le diamètre long du bassin.

D'après *Carus*, la proportion de la présentation faciale à celle de l'occipital, qui est la plus régulière, est de 11 à 92.

Il y a encore la *présentation par le derrière*, qui rend la délivrance d'autant plus difficile que la tête de l'embryon, comme la partie la plus grosse et la plus difficile à sortir du bassin, vient à la fin, lorsque la force expulsive a déjà été épuisée par la délivrance des autres parties. Par conséquent, il faut recourir en ce cas à la délivrance artificielle par le *forceps*. Cette opération demande beaucoup d'attention, surtout en ce qui concerne le cordon ombilical, pour ne pas le trop tirailler ni comprimer, avant que la tête ne soit développée, car on pourrait menacer la vie de l'enfant et l'étouffer en comprimant la respiration et la circulation.

La *position* la moins dangereuse pour l'accouchement parmi les positions anormales est enfin celle des pieds, c'est-à-dire quand tous deux se présentent à la fois. Ce sera le contraire quand il ne se présentera qu'un seul pied, il faudra encore recourir à la délivrance artificielle.

Mentionnons, en terminant, le soi-disant *partus agrippinus* dont Pline explique le nom quand il dit : « *In pedes procedere nascentem* « *contra naturam est, quo argumento eas appel-* « *lavere agrippas ut ægre partas.* »

Après avoir montré les différentes phases de la création humaine, je désire indiquer brièvement la conduite que l'on doit tenir à l'égard du nouveau-né.

ESQUISSE CARACTÉRISTIQUE SUR L'ENFANT NOUVEAU-NÉ.

Le nouveau-né étant encore partie intégrante de la mère, nous croyons utile de tracer une esquisse du traitement de cet être. Dans le moment où le fœtus devient un être, de plante qu'il était, la respiration est le premier signe de la vie qui commence. Le cordon ombilical détaché du placenta par la section est noué. Cette opération s'exécute sur les femmes de quelques peuples barbares par un coup de dents.

Après avoir débarrassé la petite bouche de l'enfant de la glaire qu'elle pouvait contenir, et qui l'empêchait de pousser son premier cri touchant, après l'avoir nettoyé des résidus de son enveloppe caséeuse, après que la mère a été délivrée de son arrière-faix, on peut dire que le premier acte de l'accouchement est accompli. Dès ce moment le nouveau-né réclame toute l'attention de la mère et du médecin.

Chaque fois que j'ai eu le bonheur d'assister à ce merveilleux spectacle de la nature, et que j'ai vu s'ouvrir les yeux à peine nés de l'enfant, ses jambes s'agiter et ses cuisses encore dans la même position qu'elles avaient dans le sein de la mère, je me rappelais la sainte parole de la Vierge mère, quand elle dit que le fruit de ses entrailles était béni.

La grandeur d'un enfant né à terme est ordinairement de 21 pouces ; il y en a qui n'ont que 14 pouces, et il y en a qui dépassent les 21 pouces. Un fœtus à neuf mois pèse ordinairement 4 à 6 kilos.

Nous allons examiner un peu les traits caractéristiques du nouveau-né, qui a toujours été avec raison un sujet d'une haute importance pour les praticiens, car un tiers des maladies sont particulières à l'enfance, dont les souffrances constituent un ensemble d'affections qui exigent un traitement tout spécial. Parmi les hommes les plus remarquables qui se distinguent dans le traitement des maladies du nouveau-né, on cite : Trousseau et Barthez, en France ; Mantuez, en Allemagne, et autrefois mon compatriote Chœpff, de Pesth (mort en exil, à Manchester). On dit, et avec raison, qu'on peut être très-bon médecin pour les adultes et fort mauvais pour les enfants ; car ce n'est pas la réduction des doses, mais c'est à la fois la *séméiotique*, la *pathologie* et la *thérapeutique* de l'enfant dont le caractère diffère entièrement de l'adulte. Ce que je tiens à constater et à faire sentir ici très-rapidement, c'est que ces petits êtres, comme nous l'avons dit, ne présentent point une existence proprement dite, mais bien un développement continu de son organisme. Or du jour de sa naissance, l'existence du nouveau-né ne peut être considérée que comme une continuation de la génération, une procréation inachevée; on voit des organes se former, se développer, se perfectionner, se modifier, et le nouveau-né s'habituer à la vie; puis à celle du monde sensuel, et en dernier lieu, à celle du monde intellectuel; ainsi, ce commencement de la vie de l'enfant n'est donc qu'un continuel travail de la nature dont le but est de produire, de former, de créer et de compléter le passage d'une vie dépendante à une vie indépendante qui, grâce à la nature, se fait progressivement, afin d'arriver à son développement complet.

Quant à la vie de l'enfant, elle marche avec bien plus de rapidité que celle de l'adulte. Ainsi la circulation a plus d'activité; le renouvellement des matériaux s'accomplit avec plus de vitesse; la consomption et la restauration sont plus rapides, par conséquent le danger est aussi prompt que la convalescence à s'établir. Il y a surtout prédominance du sang et de la productivité, ce qui explique la grande sensibilité, l'irritabilité prompte et la propension aux affections nerveuses, aux spasmes et aux inflammations. Quant à la proéminence, elle appartient à sa nutrition, à son accroissement et à son développement. De là aussi l'importance des fonctions assimilatrices lymphatiques glandulaires, et aux maladies de ces fonctions et de ces systèmes. Sans nous arrêter à l'inégalité et au défaut de proportions qui existent entre les organes, rappelons le *cerveau*, le *foie*, la *gorge* et le *canal intestinal*, qui sont les principaux foyers des maladies des enfants, et qu'il importe hautement de connaître, en tenant compte de la grande sympathie qui existe entre ces organes. Sans cette connaissance approfondie, on ne pourrait guère éviter des erreurs dans le traitement des maladies des enfants.

Ne dois-je pas encore signaler la difficulté que le médecin rencontre chez les enfants du premier âge, en raison de l'absence de la parole et de la raison pour nous éclairer sur leurs souffrances. En effet, il faut presque tout deviner; il faut tout baser sur les observations que l'expérience nous a permis de faire pour combiner un diagnostic. Ainsi, on sait que la pulsation normale est de 115 à 130 pendant la première année du nouveau-né, et lorsque cette fréquence dépasse le terme, cela doit être regardé comme signe irritant, surtout quand il y a encore d'autres symptômes tels que la chaleur élevée de la tête, du front, du corps et de la bouche, symptômes qui annoncent la fièvre et la soif. Quant aux excrétions du corps, nous devons distinguer les couleurs, la consistance, la fréquence ou l'absence, le vomissement, l'odeur de l'haleine, l'état de la langue, l'urine et sa couleur, la peau moite ou sèche et les exanthèmes. Toutes ces remarques sont d'une haute importance, ainsi que l'état du ventre, surtout des régions précordiales et hépathiques, et le défaut d'appétit. Indiquons encore la respiration, la toux et la chaleur de l'haleine, qui sont les symptômes principaux de l'inflammation intérieure ; les cris n'en sont pas moins des signes importants qu'on doit connaître pour interpréter le sentiment du langage de l'enfant ; ainsi, des cris continus sont toujours l'indice d'un trouble intérieur, et la rétraction des jambes vers le bas-ventre, accompagnée de cris, doit être considérée comme la marque de douleurs dans le gros intestin. Les cris en toussant doivent faire présumer des douleurs dans la poitrine. Et finalement le changement de la voix, la difficulté de teter et d'avaler exigent encore toute l'attention du médecin, ainsi que le sommeil ou trop court ou trop long, calme ou agité, avec convulsions et réveil en sursaut. Tous ces signes laissent présumer des accidents nerveux chez l'enfant.

L'ensemble de ces symptômes, toujours vagues dans les maladies des enfants, commande à la thérapeutique une grande circonspection. Le traitement doit être symptomatique comme le diagnostic, et se rapporter au caractère apparent et à l'âge de l'enfant. C'est pourquoi il faut traiter ces maladies d'après les principes généraux de la pathologie et de la thérapeutique. Le précepte sage est de produire de grands effets. La force expansive de l'organisme de l'enfant possède tant d'énergie, qu'elle peut réellement faire des prodiges pour ramener facilement l'équilibre. Il ne faut pas oublier que de très-légères causes peuvent produire des effets violents. Ainsi un peu d'acide introduit dans l'estomac suffit pour donner les convulsions. En un mot, rien ne doit être minutieux et rien n'est à dédaigner chez l'enfant. Disons encore que pendant la première période de la vie, l'attention doit toujours se porter, d'abord sur la bouche, l'estomac et les intestins. Des aphthes, des mucosités et une accumulation de matières fécales sont alors les causes les plus fréquentes des maladies des enfants.

La magnésie, l'huile de ricin, les cataplasmes, le vomitif et le calomel, le suppositoire, les yeux d'écrevisse suffisent, appliqués à temps, pour le traitement des enfants; la rhubarbe est aussi une excellente médication; elle favorise les sécrétions hépathiques et rénales, et, loin d'affaiblir comme les purgatifs, elle fortifie et tonifie. Un mal auquel les enfants sont prédisposés est la congestion à la tête, qui demande une surveillance particulière. Nous avons indiqué plus haut les signes de cette maladie.

Les dérivations sur le canal intestinal, les suppositoires, et dans les cas opiniâtres, l'application d'une ou deux sangsues derrière les oreilles sont les meilleurs réactifs contre ce mal. Nous nous garderons bien d'employer une médication diffusible dont l'action pourrait ébranler et menacer la vie même de l'enfant, à cause de la promptitude avec laquelle elle amène la congestion vers la tête. On bannira donc l'opium de la pratique du premier âge de l'enfant; tout ce qu'on pourrait faire, ce serait de se servir de quelques gouttes de laudanum dans les remèdes *contro-diarrhéiques*. Nous avons expérimenté avec succès, dans de pareils cas, l'application de médicaments à la peau, qui sont d'une grande efficacité sur la santé des enfants. Quant à l'alimentation, l'enfant a moins qu'un adulte le pouvoir de vivre de sa propre substance et consomme plus rapidement; c'est pourquoi il exige une restauration fréquente, beaucoup de sommeil et une vie aérienne comme les principes vitaux de son existence. Connaissant la sympathie qui existe chez l'enfant entre le cerveau, le foie et le canal intestinal, sympathie qui explique les phénomènes pathologiques qui se confondent avec ces organes, nous savons qu'il faut souvent chercher la maladie ailleurs qu'au siége où elle se manifeste. Dans ce cas on ne saurait trop recommander les *vomitifs*, non pas comme évacuations, mais à titre de contre-excitant, comme le meilleur antispasmodique, comme le moyen le plus propre à faire cesser la sympathie morbide.

Cette observation s'applique, par exemple, aux affections cérébro-pulmonaires. Le vomitif est le moyen le plus efficace de soulager les enfants, quand il est administré à temps, d'autant plus que l'enfant vomit avec facilité. Je suis grand partisan de ce moyen curatif, car j'ai vu des centaines de fois l'heureux résultat qu'il produit dans le traitement de l'enfant et de l'adulte. C'est dans les maladies respiratoires des enfants qu'on doit appliquer le vomitif, afin de les faire avorter dès le début; dans la maladie du croup, le vomitif est une médication vitale.

Il est très-important que les enfants, après deux ans, soient purgés tous les mois, surtout ceux qui ont la disposition au tempérament lymphatique. Ces vomitifs achèvent les évacuations incomplétement élaborées, qui, en séjournant dans l'économie, peuvent donner lieu à des maladies diverses, inflammatoires et cutanées. C'est même un moyen de concourir à l'éducation morale, car de grands médecins ont observé que les enfants étaient pendant quelque temps plus souples et plus dociles quand on les avait purgés.

RÉGIME DE L'ÉDUCATION PHYSIQUE DES ENFANTS.

Voici quels en sont les principes fondamentaux.

Ainsi que nous l'avons dit, l'enfant est pendant sa première période une continuation de la génération première, par conséquent tout doit tendre à éviter ce qui pourrait contrarier et déranger ce travail. D'après les avis des grands médecins des enfants, on doit les considérer, durant les premiers six mois de leur existence, comme des êtres purement végétatifs qui ne prospèrent jamais mieux que dans l'état de repos et de sommeil. Ensuite il est bon d'habituer l'enfant, peu à peu, aux influences même nuisibles qu'il doit subir pendant le cours de sa vie. C'est ce qu'on appelle la méthode rationnelle de l'endurcissement. On commencera donc, après six semaines de la naissance, à laver l'enfant tout entier avec de l'eau tiède et l'on abaissera la température jusqu'à ce qu'on arrive à l'eau froide; c'est le meilleur fortifiant pour le système nerveux et cutané. Ce régime sera suivi d'un grand air frais et salutaire. L'air et l'eau sont les éléments fondamentaux de toute vie organique et aussi d'une éducation physique raisonnée.

Or la propreté, l'eau, l'air, la nourriture saine et l'éloignement de tout miasme du logement des enfants, sont les points capitaux de leur hygiène physique. Quant à l'éducation, il ne faut point fatiguer prématurément les facultés intellectuelles des enfants. Il faut que leur corps commence d'abord à acquérir toute sa force et son entier développement, sans quoi on n'y porte que le trouble et des dispositions aux maladies nerveuses. Quant à la lumière, il est bon que l'enfant la reçoive par les pieds. Cette lumière doit être égale pour les deux yeux, car si l'un d'eux prend plus de force que l'autre, l'enfant louche.

Voici en résumé les maladies principales des enfants ; ce sont :

L'asphyxie, l'ictère, les excoriations, les apthes, l'ophthalmie et la blépharophthalmie, l'érysipèle, le trismus et tétanos, l'asthme thymique, la syphilis, la diarrhée, le vomissement, l'éclampsie, la fièvre, la dentition difficile, les boutons à la peau, les croûtes de lait, la teigne, le croup, l'asthme millar, l'hydrocéphale aiguë, l'atrophia-mesenterica infantum, la coxalgie.

Un mot sur le diagnostic étiologique et thérapeutique de ces maladies.

L'ASPHYXIE.

L'asphyxie est le premier accident qui compromette l'existence à l'entrée dans la vie. Elle se manifeste par la cessation de la circulation et de la respiration, perte de connaissance. L'asphyxie peut être la continuation de la vie fœtale, et tient à ce que la vie indépendante n'a point encore commencé à entrer en exercice; la débilité congéniale, un accouchement laborieux, des violences exercées sur l'enfant pendant la parturition (forceps), l'enroulement du cordon ombilical autour du cou, un amas de mucosités dans la gorge, une séparation trop prompte du corps de la mère (par la ligature du cordon), une température ambiante trop élevée ou trop basse sont à peu près les causes générales de l'asphyxie.

Des bains chauds, l'air insufflé par la bouche et l'anus, des lavements, instillations d'eau froide ou de vin sur le creux de l'estomac et la poitrine sont les moyens les plus efficaces qu'on emploie, ainsi que l'émétique, contre la suffocation ou cet obstacle mécanique qui empêche l'enfant de crier.

L'ICTÈRE.

L'ictère tient à ce que le méconium ayant été retenu, et le foie ne s'étant pas nettoyé, ce liquide a passé dans le sang. Ce mal est sans danger; il se dissipe au bout dè quelques jours et on le combat par la rhubarbe avec le sirop de chicorée.

LES EXCORIATIONS.

Les excoriations entre les cuisses et sur les bras, cèdent à la propreté et à de fréquentes lotions avec de l'eau froide, jointes à la poudre de la magnésie carbonatée, une ou deux fois par jour. On les saupoudre aussi avec du lycopode.

LES APHTHES.

Les aphthes sont de petits ulcères spongieux dans la bouche, dans la gorge et à l'anus. Elles sont souvent la suite de la malpropreté ; on les combat par le collutoire de sirop de mûres, le miel rosat, le borax et, dans des cas exceptionnels, par le toucher avec le nitrate d'argent uni à de légers laxatifs.

L'OPHTHALMIE.

L'ophthalmie, blépharophthalmie, est un mal de l'enfant soit immédiatement après sa naissance, soit quelques jours plus tard, mais constamment pendant le cours des huit premiers jours. Rougeur aux paupières avec écoulement d'une matière de l'aspect d'un blanc jaunâtre et souvent puriforme, le collement des paupières, sont les signes caractéristiques de l'ophthalmie. Quand le secours ne vient point à temps, la maladie se termine ou par la perte de la transparence de la cornée, ou par la suppuration, l'adhérence, la destruction de l'œil. Trop vive lumière, les flueurs blanches dont la mère est atteinte, malpropreté de l'enfant, dyscrasie congéniale de l'enfant, telles sont les causes de cè mal.

On le combat par la préservation de l'enfant d'une lumière vive, par la propreté et par les lotions répétées de lait de sureau tiède et par une faible dissolution de vitriol ou de plomb, de zinc ou de mercure à l'intérieur, ou dans une purgation de magnésie et de rhubarbe.

ÉRYSIPÈLE OU INDURATION DU TISSU CELLULAIRE.

Pendant les six à huit premières semaines, fièvre, soif, taches rouges, d'abord aux extrémités, puis au bas-ventre, aux parties génitales avec induration de la peau, tels sont les signes caractéristiques de cette maladie. Le mal dure quatre, sept à quinze jours ; dans des circonstances favorables les enfants guérissent, mais dans des cas contraires il survient la gangrène, la suffocation qui enlève l'enfant.

Les causes de ce mal sont le refroidissement, la malpropreté et la mère lymphatique. Quant au traitement, il consiste dans des purgations, des lavements, intérieurement le calomel, le zinc, etc., etc.

TRISMUS ET TÉTANOS.

Cette maladie se manifeste pendant les premiers quinze jours de la vie ; les enfants crient, veulent teter, mais ne le peuvent pas, s'engouent et rejettent le lait. En les examinant, on trouve que les muscles masséters sont roides et que la mâchoire inférieure ne s'abaisse point ; le bas-ventre se tuméfie, le corps entier devient roide, et l'enfant succombe. On donne pour causes un lait vicieux, un air renfermé, animalisé, et des irritations locales, comme la ligature du cordon trop rapprochée du corps. Le traitement doit être rapide ; il consiste dans le vomitif, le zinc, des frictions avec l'huile de jusquiame, etc., etc., et des bains chauds.

ASTHME THYMIQUE.

Ce mal consiste en des accès d'asthme, avec inspiration courte, sifflante, quelquefois suspension totale de la respiration, mouvements spasmodiques des membres, froid aux extrémités et à la face. Ces accès ne durent pas longtemps, mais ils paraissent dans la matinée au moment du réveil. Ce mal se présente de la naissance jusqu'à l'âge de deux ans. Après il finit peu à peu par cesser entièrement. La cause, on l'attribue à une grande irritabilité des nerfs de la poitrine, à la consistance insolite du thymus. Les meilleurs moyens pour guérir l'asthme sont de laisser agir la nature qui s'est chargée de la guérison ; néanmoins on peut l'aider par un régime peu substantiel et par les coquilles d'huîtres préparées.

SYPHILIS.

Syphilis, ulcère, exanthèmes que les enfants apportent en venant au monde, ou qui se développent chez eux peu de temps après avec des signes d'infection chez les parents. Guérison par le mercure ainsi que pour la mère qui le nourrit. Bains, grande propreté et toucher les ulcères par le nitrate d'argent, voilà tout ce qu'il faut pour la combattre le plus promptement possible.

DIARRHÉE.

C'est le malaise le plus ordinaire de l'enfant. L'enfant crie en ramenant ses jambes vers son corps lorsque des tranchées le prennent. Il faut le laisser guérir par la nature; la cause de la diarrhée est la présence de l'acide dans l'estomac, un refroidissement et une irritation dentaire. Si le mal dure trop longtemps, ce qui pourrait trop affaiblir l'enfant, on se sert alors de la magnésie avec la rhubarbe, des lavements mucilagineux et des bains chauds.

VOMISSEMENT.

L'action *vomitus vomitu curatur* sert ici de règle principale. Dans le plus grand nombre des cas, le vomissement n'est, chez les enfants, qu'un effort salutaire de la nature pour se débarrasser d'une matière nuisible contenuè dans l'estomac. Il faut toutefois excepter l'état fiévreux de l'enfant qui se manifeste en ce que la région épigastrique est tendue et douloureuse au toucher. (L'enfant crie lorsqu'on appuie dessus.) On a deux sangsues, des cataplasmes et des boissons mucilagineuses; de légers purgatifs rétablissent l'enfant.

ÉCLAMPSIE.

Les causes de ce mal spasmodique résident le plus fréquemment dans l'estomac et le canal intestinal. Des acides, chez les enfants à la mamelle, une surcharge de l'estomac, des vers, la constipation, même une simple accumulation des vents, peuvent déterminer l'éclampsie, que l'on combat par les purgatifs, les lavements et les vomitifs dans les cas sans fièvre.

FIÈVRE.

Soif, chaleur dans la bouche, haleine chaude, front chaud, pouls accéléré, sont des signes suffisants pour reconnaître la fièvre, car ceux qu'on tire du pouls peuvent induire en erreur chez les enfants, dont l'extrême sensibilité accélère toujours le pouls. La fièvre peut être indigestive, fièvre catarrhale, fièvre dentive et vermineuse. Toutes ces fièvres doivent être traitées d'après leur nature et d'après les causes qui les ont produites.

DENTITION DIFFICILE.

La dentition n'est point, en elle-même, une maladie, mais bien un développement naturel, comme la naissance. Mais, de même qu'à l'égard de cette dernière, des circonstances accidentelles peuvent la transformer en maladie et faire qu'elle mette la vie en péril. Voilà comment elle constitue chez les enfants une cause très-fréquente de maladies, sur lesquelles le médecin ne saurait trop s'accoutumer à diriger son attention.

Elle s'annonce par l'âge du sujet (depuis cinq mois jusqu'à douze à quatorze); l'enfant salive beaucoup; il cherche à mettre dans sa bouche tous les corps qui lui tombent sous la main; sa bouche est chaude; il n'aime pas qu'on l'explore, se met aussitôt à crier, et porte les mains à ses gencives, qui sont tuméfiées.

On remarque fréquemment les symptômes suivants : le plus ordinairement la diarrhée, mais parfois aussi la constipation, la fièvre, des éruptions à la peau, des spasmes, des convulsions, etc., etc.

Les accidents cessent et reviennent périodiquement ; ils disparaissent tout à fait à l'éruption des dents ; mais quand celle-ci n'a point lieu, c'est toujours un signe qui menace la vie de l'enfant par la fièvre, les spasmes et la suffocation.

Ce n'est pas seulement l'éruption des dents, mais encore le développement simultané de la parole, de la raison, en un mot de la vie intellectuelle (la plus grande révolution de toute la vie), qui rend cette période si importante et si dangereuse, qui fait surtout qu'on observe alors une si forte congestion vers le cerveau.

Les effets de l'irritation dentaire sont de deux sortes, les uns locaux, les autres sympathiques. Les premiers sont : douleurs, salivation, trismus, etc., etc. Les effets sympathiques sont : l'irritation du canal intestinal, la diarrhée, parfois même des déjections de sang par le bas (dyssenterie dentaire) et des éruptions cutanées.

Les causes accessoires sont très-nombreuses. Nous en citerons les plus fréquentes, comme la forme de la dent qui perce, le trop grand nombre de dents qui percent à la fois, ou une constitution rachitique ou nerveuse.

Le traitement dépend de la constitution de l'enfant et des symptômes qui accompagnent la maladie. Usant des moyens dérivant vers le canal intestinal, dont la nature nous donne elle-même l'exemple, en provoquant la diarrhée ; s'il y a congestion vers la tête, on applique une ou deux sangsues derrière les oreilles ; si l'état est nerveux, on donne les fleurs de zinc, les bains tièdes et des lavements. Dans les cas extrêmes, lorsque le sommet de la dent semble retenu par une membrane mince, on incise cette dernière, mais toujours le plus tard possible : autrement on entraverait l'éruption au lieu de la favoriser.

BOUTONS A LA PEAU, CROUTE DE LAIT, TEIGNE.

Ces maladies sont communes chez les enfants; fort souvent elles ne dépendent que d'une nourriture trop succulente (animale) ou de la mauvaise qualité des aliments, qui sont âcres et irritants.

La malpropreté, la viciation de l'air peuvent également y contribuer.

Très-souvent elles sont aussi un symptôme d'une diathèse lymphatique.

Le traitement se réduit à régulariser le régime, faire usage des végétaux, entretenir la propreté, renouveler l'air, donner des bains de son tiède, et à l'intérieur la rhubarbe et la magnésie avec une infusion de pensée sauvage, continuée pendant quelque temps; dans des cas opiniâtres le calomel, etc., etc.

CROUP.

Diagnostic. Raucité de la voix, respiration courte et pénible avec sifflement ou stertoration tout analogue au cri d'une poule; lorsque la difficulté de respirer augmente, tendance à allonger le cou, à le porter en haut et en arrière (et non à le raccourcir en le palliant, comme dans les inflammations du poumon), et fièvre violente.

L'imminence du danger et la promptitude avec laquelle le croup devient mortel rendent nécessaire d'en établir promptement le diagnostic. Il y a deux maladies avec lesquelles on peut aisément le confondre, l'une est le violent catarrhe du larynx; la seconde est l'asthme aigu de Millar, qui exige un traitement diamétralement opposé, comme des antispasmodiques, tandis que le croup demande des antiphlogistiques et des émissions sanguines locales. Ce qui distingue ces deux maladies l'une de l'autre, c'est que l'asthme survient subitement et que le croup est toujours précédé de symptômes d'affection catarrhale. L'asthme est sans fièvre, et le croup toujours accompagné d'une fièvre; les accès de l'asthme, maladie purement sérieuse, sont périodiques; les symptômes du croup persistent toujours et au même degré. L'issue fatale arrive par suffocation et par la paralysie cérébrale.

La cause prochaine est l'inflammation de la membrane muqueuse du larynx avec ce caractère tout particulier qu'un épanchement de lymphe coagulable s'opère avec une promptitude extrême, et que cette lymphe se condense en concrétions membraneuses et polypeuses qui rétrécissent, souvent même obstruent réellement la trachée-artère.

Les causes prédisposantes sont l'enfance jusqu'à l'âge de sept ans, à cause de la grande plasticité qui domine alors, régime trop succulent et échauffant (viande et vin).

Les causes occasionnelles peuvent être l'action d'un vent froid de l'est ou du nord-est sur la bouche ouverte, le catarrhe.

La thérapeutique exige de résoudre le plus promptement possible l'inflammation, de provoquer la fuite et l'expulsion de la lymphe épaissie qui se réduit rapidement en membrane épithélière. Ainsi dès que la maladie s'annonce un vomitif, ensuite quelques sangsues, le calomel, des boissons chaudes; on recommande même les cataplasmes froids, etc., etc.

ASTHME MILLAR.

Diagnostic. Accès d'asthme qui survient tout à coup ordinairement la nuit, avec respiration bruyante, sifflante, grande anxiété, la voix d'un gros chien qui aboie, point de fièvre; au bout de six à huit heures, cessation complète des accidents, bien-être complet pendant la journée; mais l'accès répété très-souvent. Cette maladie ne s'observe que chez les enfants de deux à huit ans.

La cause est un refroidissement, l'humidité de l'air et du logement; le vomitif, le lavement, les bains chauds suffisent pour combattre l'asthme millar.

HYDROCÉPHALE AIGUË.

Diagnostic. Les signes précurseurs sont: vivacité et précocité extraordinaires de l'esprit, ou émoussement des facultés intellectuelles, somnolence extraordinaire, dilatations des pupilles, strabisme, manque de solidité sur les jambes, etc., etc. Cette maladie peut être confondue avec la fièvre vermineuse, qui se distingue en ce que le vomissement et la constipation manquent dans les autres affections de la tête.

A l'abduction on trouve une congestion du sang dans les vaisseaux cérébraux et un épanchement de sérosité dans les cavités du cerveau et de la moelle épinière. Causes générales, sont d'abord congéniales (enfant à tête démesurément grosse avec faiblesse innée du cerveau : il y a des familles dans lesquelles tous les enfants sont atteints d'hydrocéphale qui parfois ne frappe que ceux d'un sexe).

Thérapeutique. L'hydrocéphale est aiguë ou chronique; si elle est aiguë, il y a toujours congestion au cerveau, et le traitement doit être antiphlogistique. L'hydrocéphale chronique exige le même traitement, mais moins rigoureux.

Il y a le cas où l'hydrocéphale est externe : alors l'accumulation de sérosité se trouve entre le cerveau et les méninges. C'est ordinairement une maladie innée, on perçoit souvent la fluctuation du liquide à travers les fontanelles. Le malade peut vivre longtemps avec ce mal, le traitement doit être dissolvant. On applique aussi quelquefois la ponction avec des aiguilles en ayant soin d'appliquer immédiatement après la compression.

Il y a une maladie qu'on appelle *spina bifida*, *hydrorachitis*, qui a son siége dans la colonne vertébrale. L'acupuncture avec compresse, une nourriture saine, des bains, de la propreté, sont les moyens les plus utiles pour la combattre.

ATROPHIA-MESENTERICA INFANTUM.

Il me reste encore à parler de cette maladie qu'on appelle *atrophia-mesenterica infantum*, qui se caractérise par un ventre gonflé, dur, et émaciation complète des extrémités; l'appétit excessif, malgré le progrès continuel de la maigreur, colique et diarrhée, altération de la face avec le caractère de la vieillesse, sont les signes caractéristiques de cette maladie.

Faiblesse, défaut d'allaitement maternel, ou la mauvaise qualité du lait, nourriture farineuse, vers, malpropreté, mettent un obstacle à la chylification et au passage du chyle dans le sang.

Le traitement consiste à fortifier les intestins et à résoudre les engorgements glandulaires, le bain et un bon médecin faisant tout ce qu'il faut pour la guérison. Tout le monde connaît la maladie claudication spontanée, *claudicatio spontanea*, *coxalgia infantilis*.

C'est avec cette maladie que je finirai ce chapitre.

COXALGIE.

La coxalgie *infantilis* s'établit peu à peu, quelquefois aussi d'une manière subite, sans cause extérieure; le malade n'éprouve pas de douleur quand il reste couché ou tranquille, mais il en ressent dès qu'il s'appuie sur le membre.

Cette maladie survient ordinairement entre la troisième et la septième année. Le membre s'allonge et son trochanter devient saillant; la cause de cette maladie est une affection inflammatoire de l'articulation coxo-fémorale; des métastases rhumatismales ou lymphatiques sont la cause de ce mal.

Traitement. Aussitôt qu'on a reconnu le mal, application de sangsues sur l'articulation, un bain chaud tous les jours, des frictions, de l'onguent mercuriel sur la hanche, le calomel, des purgations des toniques et un vésicatoire; si tout cela échoue, alors on passe au moyen le plus énergique, c'est-à-dire au cautère.

Faire appel au médecin le plus tôt possible, est la *lex non scripta* de tous les malades pour éviter le danger et les pleurs.

EXCRÉTIONS GÉNÉRALES DU CORPS AU POINT DE VUE PATHOLOGIQUE.

Quoique j'aie déjà traité plus ou moins dans la partie physiologique ces excrétions, si absolument nécessaires à la santé et à la vie, je veux donner ici un cadre complet du point de vue pathologique de ces fluides qui sont la *salive*, la *bile*, l'*urine*, la *transpiration*, la *semence*, le *sang*, les *lochies* et le *lait*.

LA SALIVE.

Il y a deux espèces de salives, l'une qui vient de la trachée-artère, et l'autre de l'œsophage; on doit rejeter celle-ci et avaler celle-là. Celui qui rejette toujours n'a pas faim ordinairement, parce que la salive est une des principales causes de la faim. Voilà pourquoi des personnes fument souvent pour se garantir de la faim; c'est donc se faire du tort que de trop cracher; il en résulte de la soif et de la sécheresse dans la bouche. Les anciens comptaient l'hystérie des femmes parmi les maux qui résultent de trop grande excrétion de la salive; c'est un malaise que je puis affirmer par expérience, quoique ces crachements des sujets hystériques et mélancoliques puissent aussi provenir d'un effet de la pituite abondante de ces corps. Baglivi dit, avec raison, que les maladies épidémiques et contagieuses peuvent se communiquer par le contact des miasmes qui infectent la salive dans la bouche. Ces malades se plaignent d'abord de nausées; la langue se charge d'un mauvais goût; l'estomac se lève et les premiers symptômes de ces maladies se font apercevoir au ventricule et par des anxiétés aux hypocondres, des vomissements, des cardialgies et des chaleurs dans les entrailles. On peut se préserver par le genièvre ou par un morceau de citron qu'il faut avoir dans la bouche, ou user d'autres moyens tirés des acides végétaux dans l'époque de l'épidémie.

LA BILE.

L'*excrétion de la bile* a une influence considérable sur l'état sain ou malade du corps; elle s'oppose au développement des acides, en garantit les humeurs, dissout par sa vertu savonneuse les parties tenaces, grosses, huileuses des aliments et en facilite le mélange exact.

La bile se répand dans le ventricule et on la

voit vomir toute pure pendant le mouvement oscillatoire des navires ou d'autres mouvements semblables. L'abus de l'eau-de-vie, aussi bien qu'une vie triste et retirée, peut occasionner des pierres dans la vésicule du fiel, par l'épaississement de la bile et par la diminution de son écoulement dans les intestins; de là les indigestions, les constipations, la mélancolie et l'hystérie excessive. Chez les enfants, l'accumulation de la bile fait grossir leur ventre exposé à des spasmes produits par l'acrimonie des humeurs lorsque la sécrétion et l'excrétion de la bile n'ont pas lieu. La rétention de ce fluide produit encore de plus grands maux, car la bile se jette alors dans le sang, et en s'infiltrant dans l'économie produit différentes jaunisses. La bile peut aussi dissoudre le sang, le rendre aqueux et causer l'hydropisie.

L'URINE.

L'excrétion de la vessie est plus abondante dans les pays froids que dans les pays chauds, parce que l'on y transpire moins. Les femmes peuvent généralement retenir leur urine plus longtemps que les hommes ; cependant la facilité avec laquelle elles lâchent leur urine au moindre éclat de rire est une chose reconnue chez la femme. L'excrétion trop abondante de ce fluide fait une vraie maladie que nous appelons diabète et qui est quelquefois excessive. Gatinariau rapporte l'histoire d'une femme qui, en soixante jours, avait rendu par les urines mille sept cent quarante livres pesant d'eau de plus qu'elle n'en avait pris; malgré cela elle guérit. Boerhaave a vu une jeune femme attaquée d'un diabète blanc laiteux à la suite d'un usage immodéré du thé et du café pour s'empêcher de dormir et de pleurer jour et nuit: cette jeune femme tomba dans une consomption dont elle mourut après avoir été tourmentée d'une soif que rien ne pouvait éteindre. Mundius rapporte, dans les mémoires de l'Académie de Bologne, qu'il vit une religieuse rendre pendant quatre-vingt-dix-sept jours de suite, quarante livres d'urine par jour, tandis qu'elle ne prenait par jour que trois livres de nourriture. Les mémoires de l'Académie des sciences de Paris racontent un pareil cas d'une autre femme.

Quant à la rétention de cette sécrétion, elle n'est pas moins dangereuse, elle peut même faire périr promptement; la vessie contient environ quatre livres d'eau; souvent elle se remplit de cette quantité d'urine chez les femmes

20.

qui sont en travail d'enfantement. Si la vessie est exorbitamment pleine, elle peut s'élever au-dessus du pubis. C'est pour cela qu'il faut bien débarrasser la vessie dans les couches difficiles.

LA TRANSPIRATION.

L'excrétion de la transpiration est différente selon les climats, la saison, la température suivie ou passagère, selon l'âge, le sexe et les aliments. Des physiologistes distingués disent que chez un homme qui prend huit livres de nourriture par jour, quatre livres s'évacuent par les excrétions du gros intestin et le restant se dissipe par la transpiration insensible. La femme transpire plus fortement que l'homme à cause de sa grande impressionnabilité qui pousse très-facilement le sang vers la surface de la peau. La transpiration est à l'urine dans l'été comme cinq est à trois ; c'est le contraire en hiver où le sang est plus concentré dans le foyer du corps. Au printemps et en automne, la transpiration est égale à l'urine. La transpiration se fait librement dans un temps pesant et clair et se supprime à certain point dans un temps aigre et obscur. Les personnes âgées transpirent peu, parce que les autres excrétions sont proportionnellement plus abondantes que dans la jeunesse; les aliments indigestes la diminuent, les aliments délayés ou fluides l'augmentent, et naturellement plus encore dans les thermes ou bains chauds.

La trop abondante transpiration prend le nom de sueur qui est trop forte et qui affaiblit beaucoup. La sueur est contraire à la nature et les médecins doivent la regarder comme un symptôme très-dangereux lorsqu'elle est poussée ou trop longtemps ou à l'excès. La sueur ne doit presque pas avoir lieu dans un homme bien portant à moins qu'il ne fasse quelques grands mouvements ou qu'il ne commette quelque faute dans le régime. Elle nuit toujours comme telle, et ne fait du bien qu'accidentellement. Plus on transpire au delà de son ordinaire, plus on s'épuise: cet épuisement est d'autant plus évident qu'on y remédie subitement par un verre de vin et avec quelques aliments. La diminution de la transpiration n'est pas à beaucoup près aussi préjudiciable parce que la sécrétion d'urine devient alors plus abondante; mais la suppression subite de la transpiration peut avoir des suites fâcheuses par la métastase, des rhumes de cerveau, des toux, des maladies du poumon et du catarrhe. Une trop grande agitation au lit peut aussi provoquer la suppression de la transpiration. On se lève alors avec une espèce de lassitude dans tous les membres, une pesanteur de tête douloureuse et les femmes ont de la mauvaise humeur. Le repos sur un gazon humide ou sur la terre peut aussi provoquer une suppression de la transpiration et provoquer aussi de fortes coliques.

Les médecins de la Jamaïque nous racontent les mêmes effets. Le livre chinois Tchang-Seng dit que ceux qui sont assis ou couchés trop longtemps dans un lieu humide, s'exposent à une paralysie ou au moins à un cours prononcé du ventre.

LA SEMENCE.

L'excrétion de la semence, en produisant cette ivresse séduisante des plaisirs de l'amour est la plus substantielle de nos humeurs; elle est aussi conforme à la nature que l'envie de boire et de manger et les autres fonctions excrétoires de l'homme. Cet acte de plaisir se fait toujours sans préjudice à la santé si la nature, sans irritation artificielle, en fait sentir le besoin. C'est une action qui fait naître et consomme en même temps les plaisirs créateurs dans lesquels se fondent tous les désirs de deux êtres pour en produire un troisième. En un mot, ce plaisir n'est que la vive sensation dont l'âme est occupée nonobstant le système nerveux qui éprouve un ébranlement extrême. L'homme est heureux d'approcher la femme qui a réveillé les besoins naturels en lui, et la femme elle-même est bientôt pénétrée de ce sentiment de plaisir. Ne la voyons-nous pas oublier les douleurs de l'enfantement pour se rendre à la première loi de la nature et aux désirs de son époux qui l'aime ? Que ce plaisir comme nous l'avons dit, soit naturel dans les bras d'une femme chérie, il ne sera jamais désavantageux pour les forces qui se raniment d'autant plus que la passion est satisfaite au gré du cœur qui chérit.

Mais ces plaisirs énervent le corps dès qu'ils ne sont plus que la suite d'une imagination échauffée, ou d'une concupiscence contraire. Boerhaave et Sydenham soutiennent que la perte d'une once de liqueur séminale affaiblit plus que celle de quarante onces de sang. C'est surtout chez la femme plus sénsible, plus faible et plus nerveuse qu'une vie déréglée détruit la santé, donne des faiblesses d'estomac, une mauvaise digestion, la stagnation des humeurs, des aliments, l'affaiblissement des yeux, le cœur indolent, le cerveau affaissé, les maux de tête, les germes de l'hystérie et de l'épilepsie. En résumé, ces excès amènent cet état de langueur où le corps et l'âme semblent avoir perdu l'usage de toutes les fonctions; car les personnes qui en sont victimes se trouvent découragées par des excrétions fréquentes et involontaires pendant le sommeil ou par le regard d'un objet qui excite leur imagination. Homme et femme qui abusent du plaisir de l'amour deviennent insensibles à tout, sinon à ses maux. Ils sont à la fleur de l'âge dans une triste décrépitude ; le mariage contracté dans un tel état ne produit que des enfants chétifs et languissants, tristes fruits d'une vieillesse prématurée de leurs parents.

Les bramiennes parviennent à une forte vieillesse; mais la chaleur extraordinaire fait naître un penchant excessif pour le plaisir : ce qui fait que les Indiens orientaux sont étonnés de la liberté que les Européens accordent aux femmes; et lorsqu'on leur dit qu'ici on compte sur la vertu de la femme, ils répondent qu'il est bien difficile que le beurre, si près du feu, ne fonde pas. Baseman dit que les nègres de la côte de Guinée s'abandonnent à cet instinct de la nature dès leur plus tendre jeunesse.

En général l'abus du plaisir de l'amour rend la femme souvent stérile. Cet abus devient aussi la cause de fausses couches, si la femme commet des excès pendant la grossesse.

LE SANG.

L'excrétion de l'écoulement du sang est fort différente chez les femmes, suivant la différence des conditions et des circonstances. La femme est menstruée de bonne heure, comme nous l'avons dit dans la partie physiologique, dans les pays chauds. En Espagne, en Italie, les femmes sont réglées à douze ans; si je ne me trompe, les filles sont déclarées nubiles à cet âge par le droit romain. Un historien dit que sur les côtes de Barbarie, les filles deviennent mères à onze ans et grand'mères à vingt-deux. Les filles conçoivent à neuf, dix et onze ans à Coa, elles sont hors d'âge à trente. Prosper Alpin raconte que les marchands de la Nubie abusent en chemin de toutes les filles de huit à dix ans qu'ils transportent en Égypte, et cela dans la bonne intention qu'elles soutiennent mieux les fatigues du voyage. Les femmes ne voient qu'assez tard dans les pays froids et montagneux ; c'est en général à quatorze ans. Un écoulement prématuré est dû à la force d'une passion, et il y a des cas où il faut marier les filles bon gré malgré pour éviter des désordres. Il y a des filles qui ne sont pas encore réglées à vingt ans. Il est reconnu que le sein prend plus de volume au temps de l'apparition de la menstruation. Un tempérament excité accélère cet instinct. Voilà pourquoi Aristote conseille d'observer particulièrement les filles en ce moment critique, que la nature leur fait éprouver. Les femmes ne voient rien au Groënland. Les femmes grosses voient peu quand elles ne sont pas trop excitables, mais elles ressentent des douleurs, des coliques quand la menstruation doit apparaître. Les femmes hystériques voient très-irrégulièrement. Une vie érotique rend la menstruation plus considérable et plus fréquente. On voit cela surtout dans les grandes villes, qui surexcitent autant les plaisirs que les affaires sérieuses. L'abondance de sang cause aussi différents symptômes aux approches de la menstruation. La plupart des femmes sentent une tension au sacrum, des maux de tête, des douleurs de poitrine, des crampes, etc. Quelques femmes ne voient que pendant deux jours, d'autres voient pendant huit. Dans ce dernier cas, il faut présumer quelque dérangement. La menstruation est quelquefois dans une jeune fille un an à revenir après la première apparition. Cette sécrétion reparaît tous les trente jours et disparaît pendant la grossesse, quoi qu'il y ait des exceptions dans ce dernier cas. L'écoulement excessif de la période est très-préjudiciable aux forces et provoque des maladies. La menstruation va souvent au delà de l'âge ordinaire.

La période est régulière et plus abondante quand elle approche de sa cessation totale ; c'est la lampe qui jette sa dernière lueur avec plus d'éclat lorsqu'elle est près de s'éteindre.

LES RÈGLES.

Leur suppression n'est pas moins dangereuse; elle rend les vaisseaux de l'utérus roides. Les peuples de Tapuys regardent les écoulements périodiques des femmes comme quelque chose d'injurieux et de honteux, et ils ont contracté la méthode barbare de faire de profondes plaies aux cuisses de leurs filles au moyen desquelles le sang est détourné de l'utérus, et en six mois ils leur font perdre cet écoulement en réitérant les mêmes opérations. La suppression est suivie de pesanteur, de fatigue, d'indolence, de perte d'appétit, de dégoût, de palpitations de cœur, de souffrances hystériques, de toux sèche, de cercles bleus autour des yeux, enflure des jambes, saignement de nez, pâleur de la figure, car le sang épaissi pénètre difficilement dans les artérioles du visage. Hippocrate nous dit que la suppression de la menstruation fait quelquefois venir de la barbe aux filles. Aussi voit-on des femmes barbues; mais j'ignore si c'est pour cette raison. La cessation naturelle a lieu plutôt chez les femmes grasses que chez les femmes maigres.

LES LOCHIES.

L'excrétion des flux et des lochies peut, si la matrice a été tiraillée ou déchirée pendant l'accouchement, amener une perte considérable de ces flux et menacer même la vie de la malade.

Outre cela, le flux des lochies n'a que l'inconvénient de la menstruation trop abondante si la matrice n'a pas été blessée. Leur suppression est ordinairement mauvaise et quelquefois dangereuse, mais moins pour la femme qui voit peu; cette suppression peut occasionner des maladies très-fâcheuses. Il faut donc bien soigner la femme en couches, par un repos absolu, physique et moral, et par une hygiène convenable.

LE LAIT.

Cette sécrétion tient le milieu entre les aliments du règne végétal et du règne animal. Dans certaines circonstances, c'est le meilleur des aliments; aussi la nature l'a-t-elle destiné à être notre première nourriture.

Le lait de la femme est sans contredit le plus fluide et le plus doux. Après ce lait, c'est celui de l'ânesse qu'on doit préférer. Il y a des médecins qui préfèrent celui des juments et des chèvres. Il y en a d'autres qui disent que le moins bon et le moins coulant est celui des vaches. Des médecins de beaucoup d'expérience affirment que le lait le plus coulant et le plus délié fournit une crême beaucoup plus épaisse et beaucoup plus solide que le lait le plus gras. Le fromage du lait le plus délié est dur et cassant, au lieu que celui du lait gras est tendre et se rompt aisément.

Nous savons que le lait se caille dans l'estomac avant de se digérer. Les enfants vomissent toujours le lait caillé. On affirme que le lait de vache s'aigrit et occasionne la colique aux enfants; mais il est évident que ces coliques intestinales, si communes chez les enfants, naissent uniquement de quelque vice de la bile qui a une si grande influence sur la digestion de nos aliments, aussitôt qu'ils sont sortis de l'estomac et transportés dans le gros intestin.

Un Italien, d'un esprit pénétrant, M. Zeviani, a dit à cet égard que les expériences chimiques nous prouvent que les évacuations enfantines ne deviennent vertes, que parce que étant retenues trop longtemps dans les intestins, elles prennent une nature acide et corrosive à certain point, d'où il arrive que la bile devient tout aussi verte que lorsqu'on y mêle de l'esprit de nitre. Boerhaave blâme la conduite des femmes qui font bouillir longtemps le lait dont elles nourrissent leurs enfants, pour lui ôter sa crudité imaginaire. Ce grand médecin pense au contraire que le lait se gâte en cuisant, parce qu'il perd sur le feu ses parties les plus suaves et les plus fluides; ce qui a fait penser à Boerhaave que le lait serait plus sain pour les enfants si on le leur donnait avec du pain, sans avoir bouilli. Il n'est permis qu'à un Boerhaave d'avoir une pareille doctrine qui coûterait peut-être la vie à un médecin de notre époque, ou qui le ferait tout au moins montrer au doigt. Disons encore que la sécrétion laiteuse, si elle est trop abondante, peut avoir de mauvaises suites, surtout si la personne qui nourrit est trop délicate; les aliments ne lui fournissent plus de nourriture; les forces diminuent; le corps est inquiété par toutes sortes de crampes; l'esprit devient chagrin, et enfin il peut survenir une fièvre lente et une phthisie, si on ne fait pas cesser l'allaitement.

La suppression du lait est encore plus dangereuse; il en résulte des engorgements dans les glandes; inflammation, fièvre laiteuse, des abcès et même des tumeurs cancéreuses aux seins. Il faut donc bien connaître et observer la femme accouchée, ainsi que les vices qu'elle a pu contracter avant son accouchement, pour pouvoir apprécier les effets qui paraissent ne provenir que d'un seul. On voit très-souvent les choses changer précipitamment de face, après avoir remédié à un inconvénient dont on aurait cru n'avoir rien à redouter pour l'avenir.

LES PASSIONS CONSIDÉRÉES AU POINT DE VUE PATHOLOGIQUE.

Je suis pénétré de la vérité d'un illustre écrivain, qui comparait assez plaisamment le corps et l'âme à un habit et à sa doublure : si vous chiffonnez l'un, dit-il, vous chiffonnez l'autre aussi. Il y a des médecins qui supposent à l'âme une certaine impétuosité ou force impulsive et une autre au corps. Celle-là est, selon leur opinion, la cause efficiante de toutes les passions violentes : celle-ci, la cause efficiante de tous les mouvements violents que le corps exécute par le moyen des nerfs, comme premier mobile.

On doit admettre que la force impulsive n'est que le tempérament ; car ce n'est que conséquemment au tempérament que nos passions et nos actions sont individuellement déterminées.

Le tempérament, cette constitution du cerveau et des nerfs suivant lequel l'homme pense, sent et agit, le tempérament, dis-je, est la cause prochaine de nos passions et de nos actions, considérées comme telles, en telle circonstance et dans tel individu. Les penchants ou la forte inclination et le transport de l'âme sont ce qu'on appelle affection, mouvement de l'esprit et passion. Les affections et les passions ne diffèrent que dans les degrés. Les affections affectantes sont ce qui donne le branle ou passion proprement dite, et celles-ci ne sont que les affections simples ou composées mises en action. La passion peut donc être regardée comme un degré éminent de l'appétit sensitif. Mais peu nous importe la théorie des passions et des affections; nous ne nous occupons que de l'effet pathologique qu'elles produisent.

Les passions agissent ou subitement avec plus ou moins d'énergie, ou lentement, alors elles sont soumises à la mort subite, ou elles ne sont que la cause éloignée de la mort, consumant l'homme peu à peu. Comme dans les maladies, la grandeur de la cause, mais surtout le tempérament détermine toujours le plus ou le moins de dangers.

La femme ayant une forte imagination souffre beaucoup plus que l'homme des mouvements violents de l'âme. Ce sont les gens tout à fait indolents qui souffrent en général le moins des passions; mais ceux qui unissent une passion éclairée à un vif esprit de réflexion sont les plus troublés. Aussi l'homme d'esprit est-il toujours passionné.

Toutes les passions portées à l'excès attirent

à l'homme, ainsi qu'à la femme, des maladies redoutables et peuvent même causer quelquefois la mort ou les mettre dans un danger imminent. Toute impression qui est capable d'absorber violemment le système nerveux appartient aux passions.

Les plus habiles médecins conviennent unanimement qu'une grande frayeur, par exemple, peut causer une paralysie des nerfs. J'ai vu une fille perdre la voix à l'aspect de sa mère morte. Le cœur est atteint si violemment de ces impressions extraordinaires qu'il se contracte au point de n'admettre ni lâcher le sang. Voilà pourquoi le visage pâlit, les lèvres deviennent bleues, tout mouvement cesse, amenant un anéantissement presque complet de la vie. C'est surtout la femme hystérique qui est exposée à de violentes passions de toutes espèces, lorsque son esprit est affecté de certaines idées, qu'elle sait bien cacher sans qu'on les puisse apercevoir dans son état de santé, et que les médecins doivent deviner par ce regard fixe et hagard qui lui coupe souvent la respiration et qui lui occasionne des mouvements spasmodiques dans les membres; car le corps suit les affections de l'âme et il agit comme l'âme sent. Il n'est pas hors de propos de remarquer ici que les mêmes passions produisent des effets différents en différentes circonstances dans le même individu.

La joie que Cicéron définit très-bien un transport voluptueux de l'âme, est une passion beaucoup plus dangereuse qu'une tristesse subite; car l'oscillation nerveuse est plus forte dans la joie que dans la tristesse. Sophocle, voulant prouver qu'il jouissait encore de toutes ses facultés intellectuelles, à son grand âge, fit une tragédie et fut couronné; il mourut de joie.

Deux dames romaines, voyant revenir leurs fils de la bataille de Trasymène, moururent de même. Le fameux Fouquet meurt en apprenant que Louis XIV lui rend la liberté. Vater rapporte qu'un soldat robuste, et qui n'avait jamais été malade, mourut subitement de plaisir au moment où il allait embrasser une fille qu'il désirait depuis longtemps; et la nièce de Leibnitz, mariée à un ecclésiastique protestant, ne se doutant pas qu'un philosophe pût laisser de l'argent, trouve, après la mort de son oncle, soixante mille ducats dans un coffre sous le lit : elle meurt en les apercevant.

La colère est une passion violente de l'âme, qui se joint au désir de se venger. Cette passion appartient presque sans exception aux femmes.

On cite des cas de femmes en colère qui avaient leur menstruation, qu'on a vue couler par les mammelles. On a vu aussi des extravasements sous la peau et des taches de toutes formes. Quelquefois le sang reste tout à coup au centre du corps; le visage pâlit, la voix s'affaiblit, l'on est tout tremblant, et l'on peut tomber si l'âme ne revient pas à elle-même. Je connais une femme chez laquelle la bile se porte à l'estomac après une forte colère, en lui provoquant des vomissements. Chez d'autres, elle se répand dans les intestins et se jette dans le sang et occasionne la fièvre bilieuse. Des femmes hystériques en colère sont saisies de douleurs articulaires, de spasmes et de pertes de sang de la matrice, provenant d'un relâchement soudain des nerfs de l'utérus.

La peur produit les mêmes affections, surtout chez les femmes hystériques, qui sont d'autant plus affectées de la moindre des choses que tout est chez elles d'une sensibilité extrême, ce qui leur fait imaginer qu'elles ont tous les maux à craindre.

La pudeur, espèce de crainte plus modérée, arrête le sang dans les extrémités capillaires de la face et de la poitrine. Haller dit avoir vu une demoiselle dont la pudeur faisait rougir totalement les seins dans certaines circonstances.

Il y a des hommes, mais surtout des femmes, qui rougissent ordinairement quand ils sentent ou craignent avoir manqué, ou lorsqu'ils redoutent de passer pour coupables d'une faute qu'ils n'ont pas commise.

La pudeur portée trop loin cause quelquefois des suites très-graves chez la femme. Haller raconte qu'une demoiselle sentant sa menstruation la prendre dans un diligence, en fut si affectée devant les étrangers avec qui elle était, que sa menstruation s'arrêta, et elle fut enlevée par une fièvre. Si la grande douleur est courte, comme dit Cicéron, *gravis dolor brevis est*, elle est très-funeste; la douleur qui n'anéantit pas si précipitamment les forces vitales, n'en est pas moins dangereuse : une douleur lente est un vrai désespoir secret qui tient l'âme encore moins libre que Prométhée sur le Caucase.

La nostalgie est aussi une passion violente qui peut occasionner la mort ou la désolation des cœurs trop sensibles comme celui de la femme.

Si la colère et la peur appartiennent aux passions, l'arrêt subit d'une indignation peut amener la paralysie.

Valère Maxime rapporte des cas remarquables d'arrêts d'une indignation subite. La femme de Mausimène, Athénienne, ayant surpris son fils et sa fille en un commerce incestueux, devint muette sur-le-champ, et resta telle toute sa vie. Une fille trouvant son amant dans les bras de sa mère, en perdit l'esprit sans retour.

Une passion qui prédomine les femmes est celle d'un amour malheureux ; elle agit promptement et avec violence, parce que, de toutes les passions, c'est la plus impatiente et la moins susceptible d'avis. Un médecin français a dit que l'amour n'est pas plus une passion que la faim, la soif et tous les autres appétits sensitifs, qui ne tendent qu'à notre bien-être et à notre conservation ; ce médecin ajoute que le sexe ne se ferait pas de peine d'avouer cette passion si elle n'avait pas quelque chose de contraire à la pudeur.

Cicéron dit qu'il n'y a rien de si violent que la fureur de l'amour. On a vu une fille empoisonner père et mère et d'autres personnes de sa famille pour épouser un homme qu'on lui refusait.

Un peintre fait le portrait d'une jolie personne ; il en devient si éperdûment amoureux, qu'il se jette sur elle, lui ouvre la poitrine, lui arrache le cœur et le dévore. Voilà, dit-on, la fureur de l'amour ; mais attribuer ces effets à l'amour, c'est confondre les passions avec le crime.

Or, quoique l'appétit des sens se manifeste violemment dans l'amour passionné, il faut pourtant admettre que dans le véritable amour de l'homme et de la femme, le moral suit le sens partout. Ce n'est qu'ainsi que cette passion devient l'âme de toutes les passions légitimes.

Le Dante fait à cet égard une distinction qui lève toutes les difficultés :

Benigna volontade in cui si liqua
Semprè l'amor che drittamente spira,
Come cupidatà fa nell' iniqua.
(*Paradis.*)

En effet, il faut distinguer l'amour de la cupidité ou de l'appétit matériel des sens pour sentir l'étendue noble de la passion dont Maffei dit : *che vive più castamente è più sotto posto all' amore.*

L'amour est, de toutes les passions, celle dont le médecin a le plus à espérer quand elle est satisfaite, et, au contraire, celle dont il a le plus à craindre lorsqu'elle éprouve la moindre contradiction. Rien n'est plus dangereux pour la santé d'une femme qu'un amour trompé. Les passions prennent, il est vrai, leur source dans l'appétit des sens ou dans l'éducation, mais l'âme suit l'appétit des sens avec attachement. Voilà la morale de l'amour : les excès qui suivent l'amour si on s'y abandonne sans réserve, ne sont plus des passions, c'est une fureur qui ne tient plus au moral. L'amour est ce doux épanchement de l'âme qui faisait dire à Dante :

Io m'innamorava in tanto quinci
Chi in fino non fù cosa alcuna,
Che mi legasse con si dolci vinci.

Aussi les femmes suivent-elles le conseil d'Avicène, qui ne consulte en amour que la nature, disant tout nettement que la meilleure guérison est que les deux individus qui s'aiment se voient. Pour leur faire recouvrer la force et la santé qu'elles ont perdues, il suffit que ceux qu'elles aiment les aient à peine touchées.

La passion amoureuse est suivie d'une passion dangereuse qu'on appelle la jalousie. Il y a une passion hideuse qu'on appelle l'envie, passion qui se fait souvent sentir dès l'enfance. Il y a des enfants qui maigrissent et se dessèchent s'ils en voient un autre plus aimé, plus carressé qu'eux. Cette passion prive du sommeil, fait perdre l'appétit et dispose à des mouvents fiévreux. Un homme ou une femme qui ne possède aucun talent, et dont l'envie s'empare à la vue d'un autre qui en possède est en proie à une sombre mélancolie. Mais il y a des passions envieuses, méprisables, qui cherchent à nuire à la bonne réputation des autres. Hippocrate dit qu'un sot même devient sombre, taciturne dès que l'envie s'empare de lui. Il y a des envieux qui arrivent à un très-grand âge malgré la passion, qui leur a infecté toutes les humeurs.

Si l'ambition rend téméraire, audacieux, la jalousie rend furieux, frénétique. Il n'y a pas de maux que la jalousie n'enfante.

J'ai vu à Bicêtre trois espèces de fous. Les hommes devenus fous par orgueil, les filles par amour et les femmes par jalousie : tous ces gens m'avaient l'air d'autant de furies.

CONSIDÉRATIONS PHILOSOPHIQUES SUR LES FONCTIONS SEXUELLES DE LA FEMME COMPLÉTEMENT EXPOSÉES DANS LA PARTIE PHYSIOLOGIQUE DE CET OUVRAGE.

Bien qu'un auteur dise de ne pas ternir par une profane description l'image de la génération et de remplacer Iphigénie par la biche, nous avons néanmoins cru devoir décrire, comme une étude indispensable, les phénomènes de la reproduction, et nous allons terminer nos considérations pathologiques par les suivantes :

1° Le *bassin* est pour la femme ce qu'est l'enveloppe brillante de la *corolle* de la plante, qui renferme les organes producteurs, et qui est passagère comme l'amour qu'elle protége ; avec la seule différence que le bassin de la femme n'est pas distinct et isolé comme la corolle, mais se trouve, comme nous l'avons dit, placé au centre du squelette.

Nous avons également dit que l'appareil de la *germification*, qui se trouve réduit dans quelques plantes à un ovaire et à son stygmate, se compose chez la femme, ainsi que chez la femelle des autres vivipares, de deux ovaires et d'une trompe qui ne lui est pas contiguë, qui s'en rapproche seulement dans les circonstances de fécondation, tandis qu'elle tient à l'utérus, dont elle paraît former une espèce de prolongement. Nous ajoutons ici qu'il y a des physiologistes modernes qui envisagent les ovaires de la femme comme deux viscères de premier ordre, et auxquels toutes les autres pièces de l'appareil féminin doivent être rapportées. Les ovaires sont enveloppés de toutes parts et cachés dans les duplicatures que présentent les replis latéraux et membraneux du péritoine. D'autres disent que ce n'est que l'ovaire gauche qui est plutôt couvert de la membrane du péritoine; tandis que l'autre, dépouillé de cette membrane, nous laisse apercevoir sa substance granulée qui a l'apparence *oviforme* aussi marquée que dans l'ovaire des oiseaux. Chaque ovaire est placé beaucoup plus haut dans le fœtus et diffère d'ailleurs, par la forme, dans ce même fœtus, l'enfant, la femme adulte; et à cette époque, ou flétris et stériles, ces organes se trouvent réduits à une sorte de végétation. Le poids de l'ovaire varie dans les différents âges, ainsi de 25 à 50 centigrammes, à 5 à 10 grammes et 50 centigrammes à l'époque du temps critique.

La structure des ovaires est la même dont se sont formés tous nos organes, c'est-à-dire le tissu cellulaire. Mais si l'anatomie porte ses recherches plus loin, si elle interroge les fibres, les molécules, elle trouve que l'ovaire présente dans son intérieur, dans sa structure, un tissu spongieux, très-serré, qui contient ces petits grains ou vésicules à peine sensibles qui, d'après certains dires de la physiologie, contiennent chacun le germe d'un être On a dit aussi que les vésicules de l'ovaire droit contenaient des germes mâles et celles de gauche des embryons femelles. Il y a des rêveurs qui disent que l'on pourrait procréer des filles et des garçons à volonté; dans ce cas, on n'a qu'à s'appuyer sur le côté droit ou sur le côté gauche, et de diriger la liqueur prolifique vers celui des ovaires droit ou gauche.

Laissons ces opinions imaginaires dignes du quinzième siècle, et disons seulement que sans ovaires il n'y a pas de conception. De plus, un désordre dans les trompes utérines ou dans les ovaires suffit pour occasionner la stérilité. La nature des trompes est celle de l'utérus; leurs deux membranes sont également les mêmes, c'est-à-dire une extérieure séreuse, et une intérieure muqueuse. Il est admis que les trompes portent d'abord la liqueur aux ovaires, et par un deuxième acte conduisent ensuite le germe fécondé dans la matrice; nous n'avons rien à ajouter à ce que nous avons dit de cet organe, si ce n'est que l'utérus est un organe moins essentiel que les ovaires. En effet, on a vu que la matrice a été réduite jusqu'à une capsule membraneuse ou une espèce de poche qui a remplacé cet organe.

Morgagni a même vu la matrice tout à fait manquer chez quelques femmes, et on dit que ces femmes étaient pourtant réglées, qu'elles sont même devenues enceintes et qu'elles ont accouché d'enfants bien conformés. Je ne parlerai pas des expériences galvaniques auxquelles les organes de la germification et de la gestation ont été soumis.

C'est surtout *Bichat*, qui s'est occupé beaucoup de ces recherches auxquelles je n'accorde aucune importance, pas plus que sur les résultats que Humboldt avait obtenus sur le même sujet.

Je dirai seulement que c'est la pile de Volta qui leur a servi, et qu'elle n'a pu mouvoir ni l'un ni l'autre des organes morts sur lesquels ont avait essayé ces expériences. Quant aux phénomènes qui servent à la conservation de l'espèce, tels que la menstruation ou les règles, la conception, la grossesse, l'accouchement et la lactation ; nous en avons suffisamment expliqué les fonctions. Nous ajouterons seulement ici *pour la menstruation* que lorsque les femelles des animaux entrent en chaleur, les forces vitales de ces parties s'exaltent; il survient des gonflements, une augmentation de sécrétion et par suite un écoulement séreux ou même sanguinolent, avec exhalation d'une odeur qui attire les mâles par un charme irrésistible. Un nouveau besoin, celui de l'amour répond constamment à cette disposition des organes. Un phénomène du même ordre et non moins lié à des circonstances d'amour physique, se manifeste chez la femme à l'âge de *la puberté* et se renouvelle ensuite avec régularité, revient périodiquement tous les mois. Que la menstruation ne soit pas un phénomène purement local et isolé, c'est un point démontré par les particularités qui servent comme prélude à ce nouveau travail de l'organisation. Cette brillante époque de la vie avance avec rapidité et porte au mariage dont nous nous occupons dans la partie morale de cet ouvrage. Nous dirons seulement que lorsque la nature est arrivée à ce degré de développement raisonnable il faut obéir et satisfaire à son vœu, surtout lorsque le besoin parle par le physique et le moral de la femme. On évite par le mariage beaucoup de ces rapports et de ces actes qui s'opèrent clandestinement et qui déflorent souvent des jeunes filles et des jeunes garçons les mieux organisés. On écarte le danger de cet énervement qui les dérobe à leur énergie, à leur esprit et les fait arriver insensiblement jusqu'à l'imbécillité et à l'idiotisme.

La *grossesse*. Nous en avons assez clairement expliqué les différentes phases et son état. On sait que lorsque le germe a été fécondé, il passe d'un organe dans un autre, c'est-à-dire, de l'ovaire dans l'utérus où germe la fructification de ce parasite qui vit pendant neuf mois aux dépends de la mère, et dans un milieu qu'il doit quitter ensuite pour voir le jour, et pour exercer dans un autre atmosphère une vie plus indépendante et moins bornée. C'est une image charmante que celle de la femme arrivée à l'époque où le fœtus fait sentir à sa mère les premiers mouvements de son existence. Vivement émue par les premiers témoignages de la vie de son enfant la mère commence à ressentir l'avant-goût de la tendresse et le bonheur de la maternité qui l'attendent. A ce phénomène se joint le gonflement du sein qui sympathise d'une manière constante avec la matrice et qui se développe, et devient très-sensible à cause des fonctions qui attendent la femme accouchée. La nature prépare ainsi ses opérations futures. A tous ces signes il faut encore ajouter ces appétits bizarres que l'on connait sous le nom de goûts *dépravés* et d'*envies* de femme enceinte.

L'*allaitement.* — Ce nouveau commerce entre l'enfant et sa mère, nous l'avons également expliqué. Nous redirons que d'après certains philosophes, les femmes d'une constitution amoureuse, pour lesquelles le sein fut souvent un organe de plaisir avant l'allaitement, obtiennent une sécrétion laiteuse plus facile et plus abondante. Il est naturel que les maladies, les passions tristes et convulsives suppriment et altèrent cette sécrétion. Mais il arrive des cas où l'enfant n'occasionne pas l'excitation, ni l'irritation nécessaires, et alors la mamelle demeure stérile pour lui, tandis que les meilleurs laits s'y forment et coulent abondamment sous l'impression d'un nourrisson plus heureux.

L'humeur laiteuse est une liqueur particulière formée par la sensibilité et dans des circonstances qui échappent à tous nos moyens d'expérience et d'observation. Le lait de la femme est plus léger que chez la femelle des autres mammifères. Sa couleur est d'un blanc mat; sa saveur, son odeur ont un caractère particulier; sa consistance tient le milieu entre les liquides huileux et la fluidité des humeurs aqueuses. Le lait donne en analyse, trois substances bien distinctes, le petit lait *serum*, la crême, ou partie *butireuse*, et le fromage matière *caséeuse*.

Le serum est la partie la plus abondante du lait; il contient de l'eau et de la gélatine. Le lait contient ensuite une quantité de sucre et de phosphate de chaux. Entré en fermentation, le serum donne l'*acide lactique*; en ajoutant deux ou trois cuillerées d'alcool on obtient une espèce de vinaigre. Toutes les circonstances physiques, intellectuelles et morales, qui entourent la femme qui allaite, influent sur la sécrétion laiteuse. On ne peut donc trop recommander le calme physique et moral à toutes les nourrices. Finissons par l'*hygiène*.

L'homme, et surtout l'homme civilisé, ne jouit pas d'une santé aussi constante que les autres animaux. L'homme est malade plus longtemps et plus souvent; il périt à tout âge, tandis que les autres espèces semblent parcourir d'un pas égal et ferme la carrière de la vie. Toutes ces vicissitudes de l'existence, la souffrance et la douleur sont plus directement liées à la nature et à la constitution physique de la femme. Oui, les femmes partagent tous nos maux et se voient encore assujetties à des maux qui ne sont que pour elles, et c'est l'hygiène qui doit intervenir partout. Il est vrai qu'elle est encore loin de pouvoir réparer ces torts et ces injustices de la nature, mais elle peut au moins en affaiblir les effets par d'heureuses applications, signaler des conseils, donner des avis utiles, prévenir des abus, éclairer, améliorer, etc., etc...

Les fonctions qui constituent essentiellement la nature du sexe sont bien souvent pénibles, laborieuses, et c'est principalement dans leur exercice que les femmes ont besoin que des conseils salutaires les soutiennent, les protégent et les fassent échapper aux périls nombreux dont leur santé, leurs charmes et même leur existence sont alors menacés.

Il ne peut pas être ici question d'un traité d'hygiène. Je dirai seulement qu'elle est cette partie de la médecine dont le but est la conservation de la santé, c'est-à-dire le règlement de toutes les fonctions des organes et le développement complet de toutes les facultés. Par l'hygiène, nous apprenons à éviter le mal et à employer les moyens propres à conserver et à embellir le physique et le moral. En un mot l'hygiène nous fait connaître le régime qui peut nous mettre à l'abri de l'insalubrité et des maladies au milieu desquelles nous vivons. Rien n'égale peut-être leur nombre et leur variété. Ces causes, l'homme peut en recevoir le germe avec la première impulsion vitale. Il les trouve dans les lieux agrestes et sauvages, dans les grandes cités, où l'intempérance et la misère les multiplient, dans l'air qu'il respire, contenant souvent les plus dangereux poisons miasmatiques, enfin dans la coupe même des voluptés et dans les plus doux plaisirs, dans l'emploi trop exclusif de certains organes, au milieu des agitations et des inquiétudes prolongées de l'esprit ou dans l'exercice de plusieurs métiers qui altèrent et abrégent évidemment la vie. Partout l'hygiène doit intervenir, et surtout chez la femme, exposée à des circonstances telles que la grossesse, la menstruation, l'allaitement, l'époque critique et à son extrême sensibilité. Je ne puis finir qu'en recommandant un régime léger, nutritif et sain, ainsi qu'une atmosphère pure et salutaire; que les femmes évitent des habitations où il y a des maladies contagieuses, qu'elles évitent l'usage de fortes épiceries qui exciteraient leur sang et leurs nerfs, qui ne sont pas déjà trop calmes. Qu'elles s'habillent conformément à leur constitution et à leurs tempéraments nerveux, qui demandent plus de chaleur que de frais. Quant aux cosmétiques, les femmes doivent en user très-modérément et seulement dans des cas exceptionnels. Les bains chauds ou tempérés, simples ou composés d'après le malaise de la femme et d'après l'avis du médecin, sont les moyens les plus propres pour calmer les nerfs, et leur influence agit mieux que les cosmétiques sur les affections cutanées. On ne peut que condamner tous ces genres d'embellissement dont certaines femmes se servent, tels que le *rouge*, qui contient souvent des préparations mercurielles qui fanent la peau, toutes *ces poudres* remplies de substances desséchantes nuisibles à la fraîcheur et qui ferment les pores de la peau qu'elles tachent au lieu d'embellir; tous ces *parfums trop forts ou trop composés*, qui les enivrent; toutes ces *dents artificielles*, qui peuvent se casser et qui gâtent la fraîcheur de l'haleine; tous ces *faux cheveux*, toutes ces *nattes*, toutes ces *perruques* lourdes, qui empêchent la transpiration cutanée. Toutes ces parures, dis-je, sont aussi blâmables que nuisibles à la santé des femmes; il faut donc les bannir de la table de leur toilette, qui ne doit contenir que des choses extrêmement simples qui suffisent à une belle femme. Celles que la nature a voulu traiter en marâtre emploieront vainement les moyens cosmétiques pour s'embellir. Que ces dames portent des crinolines aussi étendues qu'elles voudront, qu'elles se fassent ouater le corsage de leurs robes pour donner une belle forme à leur poitrine, tout cela ne sera pas nuisible à la santé de la femme, au bien-être de laquelle l'auteur de cet ouvrage désire contribuer.

TROISIÈME PARTIE.

LA FEMME AU POINT DE VUE MORAL.

C'est à Paris que j'ai médité surtout sur l'état moral de la femme et sur les droits de la profession de médecin. Déjà je songeais à esquisser les observations recueillies par moi à travers les préoccupations du monde, lorsque j'entrai un jour dans le vieux palais des rois francs, où trône aujourd'hui la justice de ce pays. Involontairement, je comparai le majestueux monument au modeste temple où est assise la reine des sciences, empruntant tout d'elle et n'en ayant aux yeux que plus de majesté. Parvenu dans une des salles d'audience, mes yeux tombèrent involontairement sur le banc des accusés. Une femme était là, accablée de tristesse et vêtue de deuil. Le président éleva la voix, et le mot *adultère* fut prononcé. Ce mot « *adultère*, » immense dans le Code, avait singulièrement frappé mon attention, ainsi que le lugubre cortége qu'il traîne à sa suite. Ce cortége, je l'avais rencontré dans les autres prétoires que je venais de traverser, dont les sellettes étaient occupées par des prostituées qui cachaient leurs pleurs, et où apparaissaient des figures pâles et hâves sur lesquelles on lisait : avortement, accouchement clandestin, infanticide !

J'avais vu aussi passer les flots de ces ménages divisés, venant entretenir les juges et le public de leurs dissentions, de leurs troubles, de leurs malheurs. Et c'est après la sainte frayeur que m'avait donné l'aspect de ces criminelles et de ces malheureuses, que j'ai tracé mes impressions sur l'état moral de la femme.

Que n'a-t-on pas écrit sur ce sujet ? C'est après tant d'écrivains de toute sorte, après le Saint-Esprit, les philosophes, les poëtes, les jurisconsultes et les médecins les plus distingués qui ont traité de l'idéal de la femme et de ses rapports avec la chirurgie et la médecine ; en un mot, c'est après toutes ces observations qu'on a enregistrées, depuis Ève jusqu'à la guerre de Troie, depuis Hélène jusqu'à madame de Maintenon, depuis la femme de Louis XIV jusqu'à la Contemporaine; c'est après toutes ces illustrations, dont se glorifient la science et les lettres, que j'ose apporter mon contingent sur une matière pleine de délicatesse, qui demande tant de connaissance, qu'il me faut enfermer dans une boîte de Pandore sans la briser, pour ne pas laisser échapper trop de vérités. Si quelque chose pouvait parler en faveur de l'éclectisme de mon étude sur la femme, c'est cette considération que j'apporte que la morale et la science demandent aujourd'hui des faits et des observations qui n'ont rien de commun avec l'abus de ces sophistes qui n'osent faire crier personne et qui louent hautement ce qu'ils détestent tout bas.

La morale est la mère de toute vertu, et la morale a horreur du vice. Or, pour faire comprendre à la femme les dogmes sacrés de la morale, il faut avant tout lui enseigner l'amour de la vertu, et par conséquent l'horreur du vice, centre de tout trouble, et détruisant toute paix, toute confiance, tout ordre et tout bien-être.

Les souffrances de toutes les situations sont produites par le trouble moral qui agite la femme en particulier et ébranle si souvent ses vertus sociales.

Où est la cause de ce trouble? Dans l'éducation et les idées contraires aux lois de la vie, au développement harmonique et à l'épanouissement des facultés féminines. Pour répandre la morale, il faut donc répandre l'éducation lumineuse et combattre le luxe, les idées fausses et sensuelles qui dominent la femme; et cet axiome d'ordre moral deviendra un fait accompli : « Que tout bien dépend de « la mesure et de l'opportunité des applica- « tions. »

Voici quelques notices remarquables recueillies dans un ouvrage de M. Napoléon Russel qui s'appuie sur des auteurs de bonne foi, sur des voyageurs, sur de studieux géographes, sur de savants naturalistes et sur des hommes d'État auxquels il a demandé leurs impressions et des chiffres pris à des statistiques scrupuleuses. Cet auteur affirme n'avoir rien emprunté à ses amis ni à ses coreligionnaires. Il a mis en parallèle l'Amérique du Nord avec l'Amérique du sud, l'Irlande avec l'Écosse; les cantons suisses protestants avec les cantons suisses catholiques, les grands États de l'Autriche avec la Prusse, l'Angleterre avec l'Espagne, la France et l'Italie, États qui sont essentiellement, les uns protestants, les autres catholiques.

M. Russel a étudié séparément chacun de ces pays, à partir de son développement jusqu'à nos jours; pour connaître le degré où ils en sont sur l'échelle de la civilisation, de la morale et du bien-être humain.

Et l'auteur avec ses illustres collaborateurs, sans crainte d'être contre-balancé dans leurs assertions, sont arrivés à ce résultat que la moralité des peuples protestants est supérieure à celle des peuples catholiques. La raison la plus palpable de cette disproportion, l'auteur croit l'avoir vue dans l'organisation politique de l'État et dans l'instruction élémentaire suivie dans les écoles catholiques souvent confiées à des maîtres abrutis par la superstition et le manque de sensibilité que réclame la famille.

L'illustre sénateur français Michel Chevalier dit dans un de ses ouvrages, qu'on est stupéfait de la disproportion progressive qu'on constate depuis 1814, entre les chrétiens non-catholiques et les catholiques. Néanmoins, M. Russel veut bien admettre avec nous que tout le bien n'est pas dans un camp et que tout le mal n'est pas dans l'autre; de plus il nous suit dans l'application de l'adage populaire, qu'il n'y a pas de règle sans exception. Cette vérité, l'Évangile l'a proclamée en des termes plus saisissants : Vous les reconnaîtrez à leurs fruits, a dit le Christ.

Disons encore quelques mots sur l'instruction primaire et la statistique de l'ouvrage que nous venons de mentionner :

En Saxe	1 élève sur	6	habitants.
Pays-Bas	1	6	»
Prusse	1	6 1/2	»
Grande-Bretagne	1	8	»
Belgique	1	9	»
Bavière	1	9	»
Autriche	1	10 1/2	»
France	1	11	»

Les quatre premières nations sont protestantes, les trois dernières sont catholiques. Si nous prenons les deux moyennes, nous avons un 1 élève sur 6 1/2 protestants, et chez les catholiques 1 élève sur 10 habitants. On dit que c'est une triste nécessité de notre nature que d'avoir à compter qui de nous a le moins de misères morales pour savoir qui a le plus de vertus.

Quoiqu'il en soit ces misères se manifestent sous deux aspects principaux : les crimes violents et les vices honteux. Quant à la conclusion de la statistique au point de vue moral, l'ouvrage que nous citons nous donne le chiffre moyen, c'est-à-dire un assassinat ou une tentative sur 180,222 habitants dans l'ensemble des quatre nations protestantes, et un assassinat ou une tentative sur 16,153 habitants dans les trois nations catholiques ; en d'autres termes onze fois plus de crimes chez les catholiques. Nous trouvons la même proportion quant à la moralité des femmes.

L'auteur parle d'abord des enfants naturels, sans condamner leur naissance illégitime comme signe bien certain de l'immoralité d'une nation. M. Russel l'excuse à cause de tant de difficultés dont le mariage légal est entravé, car beaucoup s'en passent. Il a aussi de la tolérance pour le Sigisbé, amant qui supplée au mari et si bien admis dans certains pays.

En un mot, Napoléon Russel nous donne un chiffre exact sur les enfants naturels et les adultères, chez les catholiques et les protestants dont il porte la moyenne de 16 à 11.

A l'honneur et la défense de nos coreligionnaires catholiques, je dois ajouter que tout en respectant les recherches savantes de l'ouvrage publié en 1854, que l'instruction catholique s'est considérablement améliorée ultérieurement ; et depuis un quart de siècle ce sont les nations catholiques qui tiennent la tête de la civilisation. Poursuivons.

L'ADULTÈRE.

Dans le domaine de la morale il est surtout une calamité que je regretterais de passer sous silence, sans exprimer les réflexions qu'elle m'inspire, je veux parler de l'adultère.

Je ne dirai qu'un mot sur ce crime provenant d'une fausse éducation et d'une union mal assortie; sans entrer dans le récit brutal des supplices dont les anciens punissaient cette faute, je rappellerai seulement que Montesquieu, l'illustre auteur de *l'Esprit des lois*, n'a nullement voulu se charger du plaidoyer de la femme adultère; car la nature, ainsi qu'il le dit, a marqué l'infidélité de la femme *par des signes certains ;* c'est que les enfants adultérins de la femme appartiennent légalement au mari et demeurent à sa charge, tandis que les enfants adultérins des maris ne sont pas légalement à la femme et à la charge de la femme.

Grâce aux progrès de l'éducation de la femme, à notre époque, cette corruption est moins fréquente, d'après la statistique, qu'autrefois, et on peut dire qu'il y a des femmes d'une moralité bien supérieure à celle des hommes.

On peut même affirmer que les défaillances que l'on constate malheureusement encore de nos jours ne peuvent être attribuées qu'au désir immodéré de plaire, à une union mal assortie, à une fausse éducation, ou à cette triste loi de la *séparation de corps*, pire, à notre avis, que le *divorce*.

J'insisterai surtout, pour expliquer ces égarements, sur cette aberration des maris qui font de leur femme une exposition ridicule en la présentant dans le monde qui ne cherche qu'à les séduire. Ces hommes mettent tout leur amour propre à leur en fournir les moyens par un luxe au-dessus de leur fortune, les faisant ainsi courir à leur perte. Il n'est donc pas étonnant de voir s'égarer la femme dans une route que son mari lui ouvre si largement. Il la condamne pourtant pour avoir profané son lit, tandis qu'il ne devrait que blâmer sa propre imprudence. Saint Paul dit que les adultères seront exclus du royaume de Dieu : — *Neque fornicarii, neque adulterii regnum Dei possidebunt*. Saint Mathieu dit : quiconque a regardé une femme avec concupiscence, a déjà commis l'adultère dans son cœur. Alors j'ajouterai que les hommes devraient tous avoir devant les yeux l'histoire de la femme adultère de l'Évangile. Suivant la loi, les Pharisiens voulaient la lapider, et ils la conduisirent devant Jésus-Christ, en demandant sa mort; le Christ leur dit : Que celui d'entre vous qui est sans péché lui jette la première pierre. Et tous se retirèrent, et le plus âgé, le premier. Allez, dit alors Jésus-Christ à cette femme, allez et ne péchez plus.

DIFFÉRENCE INTELLECTUELLE DE L'HOMME ET DE LA FEMME.

Avant d'exposer la bienfaisante influence de l'éducation qui seule peut remédier aux perturbations morales que nous sommes obligés de constater, il est juste de faire la part équitable d'intelligence qui se trouve départie à l'homme et à la femme.

Le devoir d'un écrivain doit être de convaincre les lecteurs de ce qu'il dit et écrit.

Je vais donc exposer, dans ce chapitre, la différence intellectuelle de l'un et de l'autre sexe, et démontrer, au point de vue physiologique et moral, que l'homme est porté à un plus haut perfectionnement de l'intelligence que la femme.

Si nous observons les corps en général qui affectent nos sens, ensuite l'espace qui les renferme et leurs mouvements, nous trouvons partout l'intelligence de l'homme qui a créé et enrichi les monuments dont nous admirons la grandeur, le génie et la perfection. La femme nous a donné son contingent en ce que c'est elle qui a produit les hommes qui leur portent tout le tribut de leur dévouement et de leur respect. Nous devons donc admettre qu'il y a des lois et des principes constants pour les diverses déterminations individuelles de l'homme et de la femme. Rien ne paraît dans la nature sans une détermination antécédente, quelle qu'en soit la cause primordiale. Aucun phénomène ne pourrait s'offrir à nos sens comme isolé et sans être lié avec des causes déterminantes qui sont elles-mêmes les effets d'autres causes plus éloignées. Ces lois invariables, cette hétérogénéité de l'homme et de la femme se manifeste aussi bien dans le règne végétal que dans le règne animal. Mais c'est surtout dans les principes physiologiques et moraux de l'homme que l'inégalité des deux sexes se présente d'une manière éclatante.

Ainsi les phénomènes se manifestent par le relâchement et la faiblesse de la fibre dans un sexe et par la consistance et l'énergie de cette même fibre dans l'autre. L'organisation physique de la femme est infiniment plus diversifiée que celle de l'homme, et ses qualités intellectuelles et morales doivent s'en ressentir; quelques-unes de ces différences proviennent de l'essence même des choses; ce sont les plus importantes parce qu'elles conduisent directement à la connaissance des autres.

Ainsi la vie utérine de la femme, comme nous l'avons démontré, donne à son organisation physique une sensation si essentiellement propre à ce sexe, qu'elle se reflète plus ou moins sur toutes les femmes, sans que cette influence ait la moindre prise sur l'homme. Voilà la raison pour laquelle se joint à leur imagination, un goût indéterminé et inconstant, parce que l'imagination a pour le moins autant de part au goût que l'esprit.

L'homme, au contraire, chez qui l'intelligence est plus forte et plus solide que l'imagination, prend plus de temps pour juger; aussi juge-t-il mieux de ses impressions que la femme. L'homme voit le jeu et les passions moins clairement que la femme qui les sent sans rien y démêler. L'esprit de l'homme est plus lent et ne voit que ce qu'il a une forte envie de voir. La femme perçoit vite et distingue ce qu'elle voit, tandis que l'homme fixe ses yeux et sa pensée sur l'objet qu'il doit examiner. Aussi dit-on que le plus haut degré d'esprit d'observation se trouve dans la tête de l'homme capable d'une attention profonde et soutenue. Tous ces faits sont inhérents à la constitution ou aux caractères des deux sexes. L'homme, moins impressionnable que la femme, voit avec un plus haut degré d'intelligence, examine avec beaucoup plus de réflexion l'objet, pour être en état d'en connaître les différentes parties pendant que l'esprit fort actif de la femme ne peut pas se fixer trop longtemps sur le même objet, aussi le voit-elle plus vite que l'homme, mais elle l'observe moins bien.

Quoique la femme soit naturellement douée de l'esprit, je crois néanmoins qu'elle voit plus avec les yeux du corps qui juge plus vite que ceux de l'intelligence. Un illustre écrivain dit à ce sujet, qu'il fut curieux un jour de savoir le jugement que porterait une dame sur le tableau historique et intéressant d'un peintre italien, dont le côté pathétique était caché dans un détail. Cette dame fut émue au premier coup d'œil qu'elle jeta sur le tableau. Je ne lui en demandai pas davantage, dit l'écrivain, pour m'assurer de son goût et de son tact. Elle n'avait cependant aucune connaissance en peinture. C'est là le sentiment inné avec lequel la femme juge la poésie, la peinture et la musique, lorsqu'il ne s'agit pas tant de leur manière d'opérer, que de l'effet de leurs impressions. Cette vivacité rend leur esprit aussi perçant que les yeux d'un *Lieberkuan* qui voyait sans lunettes les satellites de Jupiter. De là l'histoire naturelle propre de la femme, de là la personnalité de ces sentiments et de ces pensées qui dirigent son physique et son moral; de là l'extrême perception de ses sens, de son esprit si facile à émouvoir ; de là aussi la richesse d'images de son âme et la restriction de ses pensées et de son savoir ; enfin de cette activité continuelle de son esprit qui ne se borne le plus souvent qu'à des choses individuelles ; elle sait saisir promptement toutes les nuances de ressemblance et de dissemblance. Disons-le, car il est vrai que l'esprit de la femme est plutôt sensitif que comparatif ; aussi n'a-t-elle pas le don de l'homme pour sentir l'ordre et la liaison des choses, pour en découvrir toutes les variétés, rassembler ce qui est épars, le différencier et le mettre en état de travail et de jugement, ce qui demande de hautes et profondes réflexions. L'esprit de la femme vient d'un tact naturel, en conséquence duquel elle est vivement affectée de tout ce qui s'offre à elle, et c'est de ce sentiment inné de la femme que vient cette liberté de son esprit, qui met son âme en état de sentir plus vivement, de distinguer et de comprendre plus promptement que l'homme ; de même que ses yeux perçants voient plus promptement, et déterminent plus clairement sans qu'un objet se confonde avec ceux qui sont auprès. Ce sentiment délicat de la femme donne de la liberté à son esprit, parce qu'il ne s'arrête pas pour démêler les sensations des objets intermédiaires. C'est donc cette grande vivacité de la femme qui la fait aller des choses aux mots, tandis que l'homme met trop de subtilité pour examiner. Aussi voit-il des détails que la femme ne voit pas ; il est vrai qu'il risque souvent de prendre ses idées pour la réalité, contrairement à la femme qui ne s'occupe que des choses qui l'avoisinent. Ainsi l'homme ressemble souvent au spectateur qui regarde du haut d'une tour élevée, et jette presque toujours les yeux au loin, en cherchant à embrasser tous les objets du tableau. Rien n'est donc plus opposé à la formation des idées que ce raffinement féminin qui frappe plutôt l'imagination que l'intelligence. L'homme est comme le botaniste qui voit dans une plante plus que tous les autres hommes, tandis que la femme ne cherche qu'à s'enivrer de la bonne odeur de la fleur, et la rejette dès que le parfum s'est évaporé. Pendant que l'homme détermine le caractère profond des choses comme le fait des plantes le botaniste, la femme ne voit dans toutes les recherches essentielles, que des métamorphoses qui se fondent pour s'évanouir dans leur analyse. L'homme plus attaché à l'intelligence devient toujours plus avide à mesure qu'il étend ses connaissances ; chez la femme c'est plutôt la curiosité qui ne cherche à voir que pour voir, et qui se montre satisfaite si ses yeux ont légèrement voltigé d'un objet à un autre.

On peut résumer ce que je viens d'exposer par ces deux mots : la femme veut dire j'ai vu, et l'homme je connais. Ainsi, le regard de l'homme est attentif, et celui de la femme volant. Chez l'homme, c'est le désir puissant de se perfectionner, la femme ne cherche qu'à briller et à entretenir le feu sacré de son esprit et de ses charmes.

Saisir ce qui l'environne, voilà la préoccution continuelle de la femme ; et cette ardeur changeante ne se ralentit pas même dans les instants où son esprit observateur est le moins occupé. L'amour et l'affection sont les caractères les plus dominants de la femme animée par son esprit, amour et affection qui entraînent et séduisent les têtes les mieux organisées. La trop grande fréquentation de la femme ramène l'homme malgré lui à ce sentiment. C'est ainsi que nous nous mettons souvent à sa portée ; nous nous accoutumons insensiblement à ses idées et à ne penser que comme elle, car il faut penser avec elle. Le bon goût de la femme devient ainsi familier et le seul que l'on ait, parce qu'on le voit partout. C'est ainsi que la femme domine souvent par sa séduisante tendresse.

Voilà le trait caractéristique de la femme; sa vue est rapide comme sa vie; ses impressions se dissipent facilement lorsqu'il s'agit de voir avec discernement. Nous voyons tous les jours des femmes s'enthousiasmer à la vue d'un ouvrage d'art, d'une pièce de théâtre ou d'un discours. L'esprit de la femme saisit, comme nous l'avons dit, d'une manière rapide la pensée de l'auteur, avec habileté, de manière qu'on peut dire que ses yeux sont le chef-d'œuvre de la nature. Mais s'il s'agit de l'ordre, de la suite, de l'enchaînement de ses pensées et de l'ouvrage qui l'a ravie, on trouve que la femme a plutôt goûté ce qu'elle a vu que ce qui a animé la pensée de l'auteur.

Cet esprit léger de la femme est l'empreinte du caractère physique et moral qui la distingue. Le théâtre est le lieu le plus propre pour l'observer et la juger. On y voit ses regards se porter tantôt sur l'habillement des acteurs, tantôt sur le teint des actrices; à l'une plaît la parure, à l'autre les décors; l'une s'attache à la déclamation qui touche son cœur, l'autre au sort des héros. C'est un roi, une reine, un prince ou un orphelin malheureux qui parle: tout cela excite le goût de la femme par quelques passions qui flattent ses passions particulières, qui les animent et qui les persuadent qu'elles ont bien vu et bien saisi la pièce. Ce coup d'œil rapide de la femme découvre des choses qui restent inaperçues à l'homme, de manière qu'elle peut dire à celui-ci ce que Nicomachus disait à un spectateur qui ne trouvait rien de beau dans un tableau de Raphaël : « Prends donc mes yeux, et vois ! » Après l'esprit ingénieux de la femme, c'est son tact qui se montre de beaucoup supérieur à celui de l'homme, et qui la distingue dans toutes les circonstances de sa vie pleine de sensibilité, d'irritabilité et de caprices, de manière qu'on peut dire de la femme ce qu'un judicieux observateur disait un jour à Voltaire : « Tu es un grand homme avec de grands défauts ! »

ÉDUCATION DE LA FEMME.

Avec une constitution et une disposition toutes différentes de celles de l'homme, son éducation doit être propre à sa nature et à son caractère. Si cette éducation primitive, essentielle, est manquée dans son but, comme cela arrive, hélas ! si souvent, la femme ignorera toujours le bien qui peut découler pour elle de tout ce qui appartient à l'ordre moral ; elle grandira dans des préjugés, et ses parents et la société n'auront qu'un être qui maudira ceux qui l'ont laissé grandir ainsi.

Quoique l'enfant naisse avec une prédisposition particulière, — ce que nous voyons dans la différence des aptitudes physiques, intellectuelles et morales des enfants du même père et de la même mère, — on peut dire que l'éducation est tout ; la mère peut ce qu'elle veut par l'exemple et par le conseil.

L'enfant prend plus ou moins les habitudes de ceux qui lui doivent donner la première éducation. Il est donc nécessaire que ceux qui sont appelés à modifier, façonner et instruire l'enfant possèdent les qualités nécessaires pour l'instruction. « *Car il est plus facile*, dit Théo-

« gnis, *de donner la vie à un enfant que de lui* « *donner une belle âme.* »

Ce n'est qu'en cultivant l'éducation première de l'enfant, qu'on peut arriver à modifier la sensibilité, l'irritabilité, l'amour, la crainte et la passion. Cette éducation première manquée, tout est perdu, surtout chez la femme, dont un philosophe a dit « que son « existence n'est qu'une existence susceptible « et bizarre; et pour gagner cette susceptibi- « lité, il faut mettre son intérêt en jeu. »

Mais tous ces moyens ne sont que de simples matériaux qui ne fructifieront que dans un terrain préparé par l'éducation, de façon à répondre aux soins de la culture. L'homme est comme la plante qui ne croît jamais heureusement, si elle n'est pas bien cultivée ; or, la culture négligée, l'espèce se perd et la nature avorte. Il faut donc cultiver le terrain de l'homme ainsi que la terre. La femme destinée à la production et à la fructification, exige relativement un plus haut degré de culture que l'homme. Attendu que la croissance de la femme est plus vive, ressemblant à une plante de serre chaude qui passe avec une rapidité foudroyante qui serait sans fruit, si le jardinier ne portait pas toute sa vigilance et tous les soins sur cette production prématurée. C'est pourquoi nous voyons souvent des femmes le plus admirablement douées de la nature, dégénérer parce que la culture première a manqué. L'éducation de la femme est ce qu'est l'instruction de l'homme ; au premier coup-d'œil nous reconnaissons la femme qui a reçu cette éducation qui lui donne ce savoir-vivre, cette *lex non scripta* du bon ton se manifestant dans ses paroles, ses actions, ses regards, ses gestes, dans ses postures, ses démarches, en un mot, dans tout son être et sur tous ses traits.

Autrefois la femme avait une enfance, hélas ! l'enfance de la femme aujourd'hui n'est que celle *d'une petite femme* qui grandit avec les bons ou mauvais exemples et les formes vicieuses de la société. Combien de ces petits êtres, sont nés dans le sein d'une mère qui, quoique pauvre, commence déjà à habituer son enfant au luxe, dès le jour de sa naissance, l'enveloppant dans une layette extravagante, cherchant à rivaliser avec le luxe de la grande dame, ce vice allant toujours croissant jusqu'à l'adolescence, où la petite femme arrive habituée aux chiffons et à la coquetterie, plutôt que familiarisée avec l'éducation et la pratique des vertus !...

Un célèbre pédagogue allemand, dit à ce

propos, qu'aujourd'hui on se couvre plus pour faire voir la couverture que pour défendre le corps des injures de l'air. Et l'envie que les mères ont de laisser apercevoir les petites chairs de leurs enfants leur est devenue un vrai besoin. Sous Louis XIV les femmes découvraient leurs épaules, aujourd'hui elles découvrent aussi leurs bras et très-souvent leur sein. Ce pédagogue se plaint aussi de la manière dont on élève les filles dans des grandes villes, qui tendent principalement à leur former la gorge; aussi, dit-il, ces femmes n'ont elles d'esprit que sur leur sein. On leur comprime le bas du tronc, afin que la partie supérieure en soit d'autant plus libre, que le sang s'y porte en plus grande quantité, que la graisse s'y répande plus aisément et que tout se réunisse pour former un parterre à la volupté. Je crains que le savant allemand ne soit un peu spéculatif, car le développement des grâces est la première qualité de la femme, pourvu que cela reste dans les limites des convenances.

Il est vrai qu'il n'est pas rare de rencontrer des mères faibles et fascinées, qui dépenseraient leur dernier franc pour une crinoline ou pour un chapeau de fantaisie, plutôt que pour le maître d'école ou pour le médecin;

aussi avons-nous de jeunes coquettes chétives devant nous, qui sauront mieux exécuter une polka au piano que l'oraison dominicale. Une telle éducation, molle et façonnée, pleine de vicissitudes, ne peut donc agir que nuisiblement sur la femme, qu'elle rendra plus faible encore que la nature ne l'a créée. Et de cette éducation tout-à-fait contraire à la nature de l'enfant, qui demande de la simplicité en tout, de cette fausse éducation, naissent toutes ces femmes énervées qui ne mettent au monde que des enfants comme elles. Écoutons une des plus belles lumières de l'Église chrétienne, je veux parler de Fénelon qui nous dit : « Je voudrais faire voir à nos jeunes filles la noble simplicité qui paraît dans les statues et dans les autres figures qui nous restent des femmes grecques et romaines ; elles y verraient combien des cheveux noués négligemment par derrière et des draperies pleines et flottantes à long plis sont agréables et majestueuses. Il serait bon même qu'elles entendissent parler les peintres et les autres gens qui ont ce goût exquis de l'antiquité. »

Que dire maintenant des funestes conséquences qui résultent souvent de l'éducation de certains couvents dont l'institutrice, conformément à la pratique reçue, et sans rien examiner, ne cherche uniquement qu'à remplir la jeune tête de ses élèves des préjugés dont elle est imbue? « Mes maîtresses, dit-elle, étaient des femmes bien instruites et bien vertueuses à tous égards ; donc il faut suivre leur route. » Faut-il être surpris que des enfants instruits de cette manière dans des pratiques exagérées et sans la moindre lumière, ne fassent que des femmes imparfaites après avoir donné la plus belle espérance.

L'éducation libre est la seule qui puisse former la femme pour devenir une bonne mère. Le médecin seul a l'occasion de constater cette vérité. En effet, les passions clandestines jouent souvent un si grand rôle chez les élèves des pensionnats qu'on ne peut, sans un crime manifeste, se donner pour médecin, sans avoir fait une étude particulière de l'éducation des enfants.

Qu'on ne s'imagine pas que cette connaissance soit si facile à saisir. Car, irait-on la rechercher dans les conversations des maîtresses qui vous traiteraient d'impie si vous touchiez à cette corde sensible? Ces maîtresses ou ces matrones n'ont jamais peut-être médité sur l'éducation, et, dans leur empirisme pour l'ancien régime elles approuvent ou condamnent d'après les lois et les règles qu'on leur a dictées dans le temps de leur instruction.

Il en est des institutrices comme de l'artisan, qui se borne à ce que ses prédécesseurs lui ont transmis sur la matière, et qui n'ambitionne rien de plus. Il ne cherche pas de nouvelles lumières ; selon ses idées ce n'est pas au plus court chemin, c'est au plus connu et au plus long qu'il tient. Nous voyons tous les jours combien cette prétendue éducation des couvents est impuissante ou stérile. Et cela n'est pas étonnant lorsqu'on n'a pas étudié la femme ni sa nature.

Une chose aussi blâmable que la fausse éducation, c'est l'habitude des mères qui troublent le sommeil si fortifiant de leurs enfants, les habillant en petites poupées modernes pour les mener dans les soirées et les y faisant passer la nuit. Là encore, la petite femme n'apprend certes pas les préceptes de la morale, car elle ne voit que des choses sensuelles, qui excitent davantage son imagination enfantine, qui absorbent toutes les impressions de ce qu'elle voit et entend, avec une rapidité foudroyante ! Il faut voir ces petits enfants en rentrant de la soirée, pleins d'agitations et que le sommeil fuit, *provoquant ainsi ce vice clandestin* qui les affaiblit successivement et qui ne finit souvent qu'avec l'issue fatale du marasme et de l'abolissement complet de leur existence.

Parlons encore de la fausse éducation de ces enfants confiées à des gouvernantes voluptueuses et légères, qui remplissent l'esprit de leurs élèves de narrations vicieuses et des folies dont elles sont imbues elles-mêmes. Entre les mains d'un pareil être, la petite femme contracte l'habitude du mensonge, de la mollesse, de la gourmandise, enfin toute cette foule d'erreurs et de préjugés tenaces, qui deviennent plus tard le tourment et la désolation de ses jours. Triste avenir que celui d'une telle enfant, surtout lorsque les parents ne l'ont pas prémunie contre l'adversité, qui peut redoubler un jour toutes les peines de son existence! Car la mollesse, l'oisiveté et la volupté en ont fait un membre inutile de la société; Platon attribuait la décadence dans laquelle l'empire de Cyrus tomba après sa mort à l'éducation de ses enfants, confiée à des femmes qui flattaient leur passion naissante, et ne leur inspiraient que des vertus dignes d'elles. Or, ces femmes qui grandissent sans principe moral, sans bons exemples, n'ont donc nullement à s'en applaudir. Le tourment et le reproche les persécutent pas à pas. Car au lieu d'images délicieuses et de tableaux riants que la morale et la vertu ont pour suite, la femme sans principe moral ne manque pas de tomber dans le piége des banales galanteries, parce qu'elle est incapable de fixer son attention sur les qualités de son âme.

Une telle femme obéit facilement à l'art de la séduction, et ne tarde pas à mettre ses leçons en pratique, dès qu'elle en a la liberté. De là aussi les intrigues et les déréglements que la pratique nous démontre journellement, mettant à jamais la discorde et le trouble entre les époux. De là cette légèreté de la femme poussée vers des amusements ruineux ou des plaisirs coupables. De là aussi, ce repentir dont elles sont dévorées; de là enfin, cette maladie hideuse qu'elle peut contracter souvent et qu'elle porte des années *clandestinement*, à son insu, et qu'elle inocule plus tard à son enfant innocent qui, à son tour, la transmet à des familles. comme de tristes exemples nous le démontrent journellement.

Que dire aussi de ces femmes qui ne sont que jolies? Que leur transition de la jeunesse à l'âge mûr est brusque et périssable! En perdant leur beauté, elles perdent leur seule puissance; du jour au lendemain, elles passent d'un empire absolu sur les cœurs au plus humiliant

abandon, des magnificences de l'été aux désolations de l'hiver. Les femmes intelligentes, au contraire, dit madame d'Agoult (Daniel Sterne), celles en qui les grâces de l'esprit égalent ou surpassent les grâces du visage, ne s'aperçoivent presque point du déclin des ans.

Faut-il, hélas! ajouter le tableau de la mère jalouse, voyant sa fille croître et éclipser sa beauté? On a peint la douleur et la vanité furieuse d'une telle mère. Qu'arrive-t-il? C'est que la jeune fille, sans expérience, sans talent, nourrie par de mauvais exemples, est tout à coup tirée de la prison domestique pour passer dans les bras d'un inconnu, dont elle, la pauvre malheureuse, doit faire le bonheur; mais dépourvue d'une éducation solide, elle ne connaît aucun devoir, par conséquent elle n'apporte que des chagrins, des désordres et de l'ennui à la maison. Si, au contraire, la mère avait instruit sa fille dans les principes de la morale et de la vertu, on aurait vu grandir un être dont le charme n'aurait répandu que de la douceur et de l'agrément dans la vie d'une femme, et dont les connaissances utiles ne pouvaient qu'ajouter à ses grâces. Que la jeune femme songe donc à cultiver son cœur, que la nature a rendu susceptible de toutes les vertus les plus sociables, et la femme plaira toujours; elle exercera un empire plus flatteur que ce pouvoir éphémère qui n'est dû qu'à des appâts sujets à se flétrir. Une femme vertueuse ne peut s'attirer que des hommages plus sincères, plus constants et plus respectables que ceux que leur prodiguent ceux qui ne veulent qu'abuser de leur faiblesse et de leur crédulité. L'estime d'une femme vertueuse est tout autre chose que ces vains compliments que le flatteur présente, sous une forme vague, empruntée au tumulte des plaisirs et à ces amusements, qui ne font d'ordinaire qu'un divertissement momentané mêlé à des ennuis continuels. Hélas! il y a des femmes dont le goût est par trop gâté, car elles préfèrent à tout le banal compliment qui flatte leur mollesse et leur sensualisme, qui, dès l'âge le plus tendre, empêchent le corps de prendre la force dont il a besoin. Aussi voit-on des femmes d'une langueur continuelle, dont le squelette rappelle cette chanteuse folle et insolente, qui dans sa cadence s'écria : « *Ingrata patria ossa mea non habebis*..... » On chercherait vainement aujourd'hui une autre Cornélie, se contentant de montrer ses deux fils au milieu de parures, disant : « Voilà mon plus bel ornement. » Mais nous trouvons mille et mille de ces femmes dominées par la tyrannie du luxe, ivres de vanité, de parure et d'opulence, rappelant cette femme qui se plaignait hautement à son mari de ce qu'il lui avait présenté un ami qui n'avait à sa chemise que des manchettes brodées. Il est pénible de constater cette vérité, d'autant plus que la femme ne subit que les tristes conséquences de nos mœurs nationales, qui conduisent à la faiblesse physique et à la légèreté d'esprit, à laquelle nul vice n'est étranger.

L'histoire nous donne un frappant exemple par la femme de Lacédémone et par celle de Rome, pour nous convaincre que les femmes dirigées par une bonne éducation et une bonne législation sont capables de grandeur d'âme, de patriotisme et d'enthousiasme pour la gloire, en un mot, de passions généreuses qui pourraient faire rougir bien des hommes amollis, qui les premiers prêchent contre l'équité et les principes moraux.

UN MOT SUR LE CÉLIBAT.

Disons d'abord que, avec tout leur détachement des choses temporelles, la plupart des chrétiens étaient mariés. Le célibat des païens était odieux, n'étant fondé que sur le libertinage et la débauche; aussi les lois civiles avaient voulu le réprimer par diverses peines et par des récompenses pour ceux qui augmentaient le nombre des citoyens par les fruits des mariages légitimes. Il y avait une époque où les femmes exposaient leurs enfants dès qu'elles en étaient déchargées. Les chrétiens détestaient cette inhumanité. Nous ne nous marions, dit saint Justin, que pour élever des enfants. Et saint Clément Alexandrin a dit : il faut se marier ou s'abstenir entièrement. Les hérétiques sévères outrèrent cette matière. Les uns condamnaient les secondes noces, les autres le mariage en général, et regardaient toute union de sexe comme un crime. C'est à ces derniers que saint Clément applique la prédication de saint Paul, s'appuyant sur les exemples des apôtres saint Pierre et saint Philippe qui étaient mariés et avaient des enfants. Les pères ne veu-

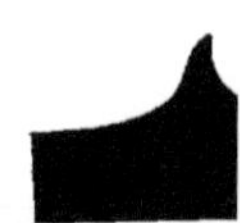

lent pas que l'on cherche le plaisir seul dans le commerce dangereux. Entre les préceptes pour l'éducation des enfants, on recommandait de les marier quand ils seraient en âge pour prévenir la débauche.

LE MARIAGE.

Les femmes mariées, les écrivains modernes nous les dépeignent comme des êtres qui, unis légitimement aux hommes aux yeux de la société par le lien matrimonial, se disputent le droit d'égalité, comme le magistrat et l'église se disputent la validité de leur droit; mais quoique l'alliance de l'homme et de la femme soit sanctifiée par un sacrement qui leur donne la grâce de vivre ensemble chrétiennement, les conditions de ces deux individus sont souvent si divergentes l'une de l'autre, par l'éducation, par le caractère, par l'esprit, par le cœur et l'âme, que le sacrement de la bénédiction devient parfois une malédiction.

Par suite d'aussi tristes expériences, il n'est pas étonnant qu'il y ait des hommes qui n'aiment pas beaucoup toutes les formalités nécessaires pour se présenter devant les prêtres et les magistrats, disant que c'est une affaire qui ne finit pas, préférant les douces et vagues rêveries de la solitude, charme qu'ils aiment à prolonger. Ces hommes semblent redouter le bonheur réel du mariage qui enlèverait à leur imagination ses plus riantes perspectives.

Quant à moi, par la susceptibilité de mon âme et de mon cœur, par l'émotion unique que la femme seule peut donner à l'homme, par toutes ces raisons, je croyais au bonheur du mariage, aussi fermement qu'un bon franc-maçon croit à l'immortalité de l'âme. Mais, comme les trois Belges, j'ai relevé un squelette, là où ils se baissèrent pour saisir un trésor, et lorsque j'ai voulu reculer j'ai été pris comme ce soldat autrichien qui s'écriait : caporal, j'ai fait un prisonnier; et qui, invité par le caporal à l'amener, répondit : je ne peux pas car il me retient. Je m'écriai donc, j'en suis bien fâché, mais je ne l'aurais pas cru. Cette malheureuse rencontre a bien augmenté mon étude sur la femme, qui est devenue un refuge pour mon âme attristée, et l'esprit, l'abri contre les affections du cœur. Quant à mes agitations, je me suis efforcé de les dissiper au milieu de mes malades auxquels j'ai voué tous mes sentiments, tout mon dévouement et l'aptitude que je possède. Or je peux donc aborder la femme mariée; je puis tranquillement écouter la Genèse qui nous dit qu'il n'est pas bon que l'homme soit seul, faisons-lui une compagne qui lui ressemble, tandis que les moralistes nous disent que les époux ont pour but de goûter légitimement le plaisir de l'amour, d'où doivent résulter des êtres utiles à ceux qui leur ont donné l'existence.

Pauvres moralistes! on dirait qu'ils n'ont jamais observé, apprécié cette espèce d'union si mésaventureuse, car ils auraient autrement défini cette union dont le lien sacré n'amène assez souvent qu'un trouble qui se distingue par une douleur toute particulière; l'Écriture sainte nous dit, et les peuples civilisés nous le répètent, qu'il n'y a qu'un Christ pour tout le christianisme, et ce Christ nous enseigne que l'homme fut reconnu pour le chef de la société conjugale, et que l'autorité sur la femme lui fut déférée. Cette autorité est fondée sur la nature et la force de l'homme. Les travaux les plus pénibles sont échus au mari, qui doit aimer et protéger sa femme.

Mais hélas! il y a des femmes qui interprètent la parole du Christ à leur façon, de telle sorte que le commandement du Christ n'est pour elles qu'un vain sophisme. Il y a des femmes qui disent qu'il y avait de quoi frémir pour elles-mêmes lorsqu'elles contemplaient froidement les hommes. Il y en a d'autres qui disent qu'elles détestent les hommes d'esprit, car ils ont un brillant qui les blesse. Un homme qui écoutait une conversation à la porte de deux de ces Aspasies modernes, m'a raconté que l'une d'elles disait à l'autre qu'elle était effrayée de ces hommes fiers qui lui ôtent la jalousie et la passion de plaire. Soyons donc des coquettes, disait alors l'autre, et n'aimons que des sots que nous pouvons néanmoins élever jusqu'à nous, plutôt que de monter jusqu'à eux. Vous avez raison, ma chère, répondit la compagne, l'homme d'esprit et de l'Institut ne viennent à nous que pour se délasser de leurs travaux; le sot au contraire est tout à fait à nous. Il nous sacrifie son temps, son existence, et, ce qui est le pis de tout, son honneur, tant que nous l'enivrons de nos charmes. J'ajouterai charmes vulgaires, qui cessent leur jeu abominable aussitôt que le sot a épuisé ses moyens.

Une femme de beaucoup d'esprit et d'une haute réputation littéraire, qui a pris longtemps le voile du pseudonyme, a tracé un magnifique tableau des femmes. Nous sommes des victimes, lui disait un jour une coquette qui pleurait abondamment. Victimes de quoi? demanda madame d'Agoult (Daniel

Sterne), est-ce votre manque de savoir qui vous rend injuste? Est-ce l'oisiveté qui vous livre à l'ennui? Est-ce vos faiblesses d'âme qui vous retiennent captives, vos frivolités qui vous font accepter toutes les humiliations pour une parure? Est-ce de la petitesse de l'esprit qui borne votre activité aux intrigues galantes? Pleurez moins, ô mes chères contemporaines, la vertu ne se nourrit point de pleurs. Pénétrez-vous des bons principes, leur disait madame d'Agoult, ce qui éloignera de vous ces sensuelles futilités qui vous préoccupent; car la morale et l'intelligence seules donnent assez de force pour goûter un plaisir étranger au vulgaire. Ce n'est qu'ainsi que la femme deviendra cette amie constante et fidèle que le mari cherche dans sa femme, destinée à partager les agréments et les peines de sa vie. Que la femme exige de son mari tout le dévouement, toute l'équité qu'il lui demande; l'équité naturelle lui accorde de saints droits. Plutarque dit : « que les hommes qui exigent de leurs femmes une fidélité qu'ils violent eux-mêmes ressemblent à ces chefs qui fuyaient lâchement devant l'armée, voulant pourtant que leurs soldats soutinssent ses efforts avec courage. »

Mais que cette fidélité soit basée sur un

amour pur, muni de toutes les qualités qui distinguent la vertu, l'esprit et le cœur. Que serait l'amour, naissant d'une passion naturelle, excitée par le tempérament et nourri par l'imagination qui attire ; que serait cet amour sans qualités solides et morales? Un tel amour ressemblerait à l'odeur dont la force n'a que peu de durée, qui après qu'on y est accoutumé ne se sent plus. Mais hélas! nous voyons que nos mœurs, quoiqu'elles n'admettent ni la polygamie, ni les harems, ne prédisposent pas moins la femme à la légèreté et au goût pour des voluptés qu'elle cherche si souvent à satisfaire aux dépens de sa vertu.

Antisthène, consulté par un jeune homme sur le choix d'une femme, lui répondit : « Si vous la prenez très-belle, vous ne la posséderez pas tout seul ; si vous la prenez trop laide, vous vous en dégoûterez promptement. Il vaut donc mieux pour vous qu'elle ne soit ni trop belle ni trop laide. »

Pourtant y a-t-il quelque chose de plus doux que les qualités d'un cœur vertueux uni à l'agrément de l'esprit, à la douceur et à la sensibilité qui ont un charme stable et qui seules peuvent procurer le vrai bonheur domestique. C'est bien vrai lorsqu'un sage dit que la beauté sans morale est le bien d'autrui. Et Juvénal dit : « Il est rare de rencontrer la pudeur et la « beauté réunies dans un même sujet. »

Rara est adeo concordia, atque pudicitiæ.

Que ces femmes accoutumées à régner sur l'homme qu'elles commencent à fuir et à haïr aussitôt qu'elles ne peuvent plus exercer leur empire, que ces femmes n'oublient pas que cet empire, qui paraît si flatteur à leur vanité, n'a nulle solidité, et qu'elles finissent par être détestées de ceux-là mêmes à qui elles font les plus grands sacrifices. La morale seule donne des droits imprescriptibles, une puissance que rien ne peut ébranler. La femme a peu de temps à être belle, et beaucoup à ne l'être plus. Et quoique le vice trouve souvent des apologistes, cependant nul exemple criminel ne peut autoriser le crime. Comme dit Cicéron :

Nulli unquam vitio advocatus defuit.

Que ces femmes imitent donc la vertu de la morale et qu'elles ne se démentent pas au milieu des épreuves auxquelles elles sont sujettes ; qu'elles se rappellent le proverbe italien qui dit : « *Fa pur ch' egli parta fastidito da te, non di te mai : Laisse-le partir plutôt découragé par tes refus, que jamais rassasié de toi.* » Que la jurisprudence base ses lois sur l'équité conjugale autant pour l'homme que pour la femme, dans l'intérêt du bien-être de l'humanité, et la société lui serait reconnaissante.

Quant à l'*état du célibat*, je ne le propagerai pas dans l'intérêt de l'humanité et dans l'intérêt du bien-être moral.

Voyez Rome, nous dit l'histoire, sans la sagesse de ses consuls qui protégèrent le mariage, Rome abattue sous le despotisme de ces féroces empereurs qui le fuient. On nous dit : voyez la Grèce au temps des *Aristides*, des *Léonidas* et la Grèce corrompue du Bas-Empire. Les États despotiques sont remplis de monastères, de mendiants, de religieux solitaires. Partout nous voyons que les individus sont portés au mariage dans les pays libres où les mœurs sont respectées; qu'ils sont portés au célibat là où les mœurs sont corrompues, où règne toute la superfluité de la vie, et que les mariages n'y sont pas toujours tels qu'ils doivent être, *that is another question.*

Auguste, effrayé du progrès de la dépopulation par le célibat, rendit contre les célibataires la loi Papia-Poppea qui ne fut abrogée que sous Constantin. Le christianisme, en honorant les vertus de la vie monastique, qu'il a voulu séparer de la vie purement sensuelle, modifia les idées sur ce sujet. Depuis, tout le monde est libre de se marier ou de vivre en célibataire. Les prêtres d'Isis, chez les Égyptiens, chez les Perses, les vierges consacrées au culte du soleil, chez les Romains, les vestales ne pouvaient se marier. Bien qu'il ne soit pas de loi divine, le célibat ecclésiastique remonte au berceau du christianisme. Au reste, comme dit le spirituel abbé X, avec une table ponctuellement servie et une gouvernante aimable, on peut au besoin supporter les rigueurs de la pénitence et celles du célibat.

Je dirai, en ce qui concerne le divorce, que l'usage de la dissolution du mariage se perfectionne sans préjudice chez les peuples païens et musulmans, qui regardent les liens du mariage comme une espèce de vie de maîtresse, mais pas chez les peuples civilisés comme les nôtres. L'histoire nous parle des fâcheuses suites qu'avait la dissolution de mariage. On s'engageait plus légèrement, on se contraignait moins l'un pour l'autre; et la multitude des mariages pouvait aller à un tel excès que ce n'était plus qu'une débauche publiée. On sait quel désordre c'était à Rome depuis la chute de la république; tant que les bonnes mœurs y subsistèrent, c'est-à-dire jusqu'à l'an 523 avant J.-C., il n'y eut point de divorce quoiqu'il fût permis par les lois. Les enfants en souffraient aussi beaucoup ; ils demeuraient orphelins du vivant de leur père et de leur mère et il était bien difficile qu'ils ne fussent odieux à l'un d'eux et qu'ils ne prissent le parti de l'un ou de l'autre.

C'est pourquoi je me range du côté de saint Augustin qui passe pour avoir le mieux fait prévaloir l'indissolubilité du mariage de l'Église catholique, quoique la politique exige dans des cas tout exceptionnels de faire appel au divorce.

Je n'en dirai pas davantage sur cette matière, car toutes les vérités ne sont pas utiles à publier, et celles qui sont dangereuses ont le silence pour asile. Aussi je ne veux pas non plus contribuer à la multiplication de ces mariages dont l'amour dégénère vite en cauchemar.

Maintenant disons encore un mot sur la liberté de la femme pour arriver ensuite à la conclusion de cet ouvrage.

LA LIBERTÉ DE LA FEMME.

Cette question a été de tout temps beaucoup discutée. Les anciens étaient *contre* et les modernes sont pour. Il est certain que nous inclinons plutôt vers ces derniers; car il n'est pas généreux de rendre malheureuse la personne que l'on aime. Mais les hommes asiatiques répondent que c'est une faiblesse de l'homme de renoncer à l'empire que la nature lui a donné sur la femme. Et lorsque les peuples civilisés disent qu'il est brutal d'enfermer la femme comme un esclave, les Asiatiques répondent que la femme enfermée donne moins d'embarras que la femme libre et qu'on est sûr de sa fidélité et à l'abri de toute séduction. Mais une telle fidélité disent les peuples civilisés ne peut avoir par suite que le dégoût contre l'oppresseur. Et tandis que la femme libre est à nous par spontanéité de son âme, le traitement asiatique les rend vicieuses et indifférentes envers leur autocrate. Il est vrai qu'il y a des femmes qui disent; si nous sommes malheureuses nous avec nos maris, nous trouverons toujours des moyens de nous dédommager en nous adressant à des amants.

On a souvent discuté si la loi naturelle soumettait les femmes aux hommes, oui ou non? Mais dit un philosophe très-galant, la nature n'a jamais dicté une telle loi. L'empire que nous avons sur elles est une véritable usurpation ; elles ne nous l'ont laissé prendre que parce qu'elles ont plus de douceur que nous ! Or s'il est vrai que nous n'avons sur la femme qu'un pouvoir d'usurpation il n'est pas moins vrai qu'elles ont sur nous un empire naturel : je veux parler de celui de la beauté.

Le galant philosophe nous dit aussi que si la femme recevait la même éducation que l'homme nous verrions si nous sommes plus forts qu'elle. Il y avait des peuples où la femme avait l'autorité sur l'homme : eh bien je ne pourrais accepter cette loi, malgré tout le dévouement que j'ai pour la femme bonne et douce. Au reste cette autorité fut seulement établie anciennement chez les Babyloniens, en l'honneur de Sémiramis, chez les Égyptiens en l'honneur d'Isis et chez les Romains on disait qu'ils commandaient à toutes les nations et qu'ils obéissaient à leurs femmes : sans parler des Sauromates qui étaient véritablement dans la servitude de ce sexe. Ainsi l'on voit qu'on a de tout temps aimé à soutenir des opinions extraordinaires et à réduire tout en paradoxe.

Je suis donc de l'opinion du prophète qui a décidé la question et a réglé les droits de l'un et de l'autre sexe. Les femmes, dit-il, doivent honorer leurs maris : les maris les doivent honorer ; mais ils ont l'avantage d'un degré sur elles.

Avant de conclure, je crois devoir reproduire ici quelques courts extraits des *Esquisses morales* de madame d'Agoult, qui traduisent avec une éloquence et une vérité que je ne pourrais égaler, les observations que m'a inspirées l'étude approfondie de la condition sociale de la femme.

Donnons la parole à madame d'Agoult :

« Ce qui manque essentiellement à l'esprit des femmes, dit-elle, c'est la méthode. De là le hasard introduit dans leur raisonnement, et trop souvent aussi dans leurs vertus. On apprend à bien penser comme on apprend à bien coudre, et je souhaiterais que la mode en vînt dans l'éducation des femmes.

« Je réclame pour la femme la même morale, une éducation et une égalité analogues à celles de l'homme. Ni la force, ni la justice, ni la tempérance, ni le dévouement n'ont de sexe. Il faut à la mère qui allaite son fils et qui veille à son chevet autant de courage et de vigilance qu'au soldat qui veille à la sûreté d'une ville. Il faut au gouvernement domestique les mêmes qualités d'équité, de clairvoyance et de décision qu'au gouvernement des affaires politiques. »

Je me permettrai pourtant de faire observer

à l'illustre écrivain que la femme qui allaite son enfant montre souvent, à notre avis, moins de courage que le brave soldat qui veille à la sûreté d'une ville. Et en effet, que de femmes voyons-nous abandonner leur poste, tandis que jamais un conscrit même ne manque à son devoir.

Quant à l'autre comparaison, je ne la relève pas parce que j'aurais à exprimer des vérités trop dures pour l'État comme pour la famille. Mais ce qui suit est une vérité incontestable :

« Ce qui égare les femmes, dit madame Sterne, c'est l'esprit de chimère. Elles le portent dans tout, en religion, en amour et jusque dans la politique, quand elles y tombent.

« La femme moderne est appelée à vivre dans un milieu faux. Ce n'est ni le grave foyer de la matrone romaine, ni la demeure ouverte et joyeuse de la courtisane grecque, mais quelque chose d'intermédiaire qu'on appelle *le monde*, c'est-à-dire la réunion sans but des esprits, assujettis aux convenances artificielles d'une morale qui voudrait, mais en vain, concilier les amusements de la galanterie avec les devoirs de la famille. Ne demandez à de telles femmes, dit madame Daniel, ni la chasteté de Lucrèce, ni la force d'âme de Cornélie, ni ces grâces suprêmes de l'intelligence qui retenaient Socrate au banquet d'Aspasie.

« La jeunesse de ces femmes est maussade et leur vieillesse n'a rien d'auguste. Elles en souffrent, la famille en souffre, la nation même en souffre; mais la coutume est là, aveugle et impitoyable, qui domine tout. »

Je ne suivrai pas madame Sterne dans toutes ses manières de voir; je ne rapporte que la partie la plus sensible qui s'accorde avec mes sentiments.

« Il est singulier, dit Daniel Sterne, que le plus parfait modèle, le type le plus pur de l'amour féminin dans toute son énergie, son désintéressement, sa grandeur et sa constance, sont donnés à l'histoire et à la poésie en la personne d'Héloïse, dans un pays où le tempérament et l'esprit des femmes semblent les pousser invinciblement à une coquetterie subtile, légère, égoïste et calculée, qui est l'antipode de la passion. »

Voici maintenant une petite leçon pour nous : « Les hommes de nos jours, dit madame Sterne, ont l'âme si petite, que s'ils viennent à inspirer l'un de ces héroïques amours dont le cœur féminin n'a pas perdu le secret, et qui les sollicitent en quelque sorte à la grandeur, on les voit embarassés, importunés. Ils prennent à tâche de l'amoindrir, de le déprimer, de le tailler à leur mesure.

« Les hommes de ce temps-ci ne connaissent que deux sortes de femmes : la femme de joie et la femme de peine, l'une qui les amuse après boire, l'autre qui leur apprête à manger. Si, par impossible, l'un d'entre eux venait à rencontrer une compagne véritable, une femme selon Dieu, selon l'amour et la liberté, qu'en ferait-il ? »

Le jour où la société produira cette femme modèle, je crois pouvoir assurer à l'auteur des *Esquisses morales* que l'homme n'aura qu'un désir, celui de s'incliner devant elle.

Écoutons toujours madame d'Agoult :

« Les femmes qui ont été malheureuses en ménage demandent le divorce ; celles qui aiment leur mari veulent l'indissolubilité du mariage ; voilà toute leur logique. C'est une nécessité de la vivacité de leurs sentiments et de la faiblesse de leur raison de tout rapporter à l'individuel. Qu'elles me permettent à ce sujet, dit madame Sterne, une réflexion générale. Étant donnés son infériorité présente, ses connaissances bornées et son caractère amolli, la faculté de changer d'époux ne serait pour la femme que la faculté de changer de maître. Qu'y gagnerait-elle ? de satisfaire la mobilité de ses caprices ? ce n'est point là le but de la vie ; la foi d'un être libre, c'est de parvenir à toute la dignité, à toute l'excellence de sa nature. »

Puisque j'ai remarqué à la première page du livre de Daniel Sterne qu'elle n'a pas la fausse prétention de certains écrivains qui interdisent la reproduction de leur menteuse élucubration, je citerai encore plusieurs passages de ses esquisses morales, sages et vertueuses.

« La maternité, dit-elle, est une révolution dans l'existence de la femme, et c'est le propre des révolutions de susciter toutes les puissances de la vie. Il faudrait supposer une bien complète déchéance pour qu'en cette crise douloureuse de la nature créatrice, la femme ne sentît pas l'enthousiasme du dévouement palpiter dans son sein. Le premier vagissement de son enfant est l'oracle qui lui révèle sa propre grandeur, et le fer qui détache de ses flancs une créature immortelle en qui elle se voit revivre, la détache du même coup des puérilités et des égoïsmes de sa jeunesse solitaire. Cette rude étreinte des forces génératrices, ce labeur étrange imposé à sa faiblesse, ces espérances, ces angoisses, ces efforts inouïs qui l'oppressent, l'exaltent et éclatent en un même gémissement; puis cette convulsion dernière à laquelle succède aussitôt le calme auguste de la nature rentrée dans sa paix après avoir accompli son œuvre suprême, tout cela n'est point, comme on l'a dit, le châtiment ou le signe de l'infériorité de tout un sexe. Loin de là, cette participation plus intime aux opérations de la nature, ces tressaillements de la vie dans ses entrailles, sont pour la femme une initiation supérieure qui la met face à face avec la vérité divine dont l'homme n'approche que par de longs circuits, à l'aide des appareils compliqués et des disciplines arides de la science. »

On voit bien que Daniel Sterne a souffert les douleurs de l'enfantement sans lesquelles il lui serait impossible de les décrire avec tant d'ardeur et de feu sacré qui sont la vérité. Écoutons ce qu'elle dit sur les devoirs de la maternité :

« Ces devoirs, dit-elle, sont compatibles avec les grandes pensées, mais ils ne sauraient s'allier aux goûts frivoles. Une femme en allaitant son fils, peut rêver avec Platon et méditer avec Descartes. Son humeur en sera plus sereine, les qualités de son lait n'en seront point altérées. Mais qu'elle se pare, se farde, veille, danse, intrigue, son sang s'échauffe, sa bile s'irrite, ses mamelles tarissent et son enfant pâlit : elle devient insupportable. Pourquoi donc les hommes de nos jours redoutent-ils si fort une femme philosophe, et souffrent-ils avec tant de complaisance une femme coquette? »

A cette observation il n'y a qu'une réponse :

c'est qu'il faut peu de moyens pour devenir une grande coquette et beaucoup d'aptitude, de persévérance et de méditation pour devenir un petit philosophe seulement.

Daniel Sterne dit encore :

« Lorsqu'une Athénienne se déclarait enceinte, on avait soin d'orner sa demeure de statues et de peintures représentant les types les plus purs de la beauté humaine. Les Grecs pensaient que ces images nobles et gracieuses exerçaient une favorable influence sur la conformation de l'enfant qui allait naître. Je regrette qu'un tel usage ne nous ait point été transmis par ces maîtres en l'art de vivre. Nous sommes trop peu précautionnés contre la laideur. Elle nous cerne, elle nous envahit ; elle est aujourd'hui partout, dans le temple, sur la place publique ; nous ne savons pas en préserver le foyer, et je crains bien qu'elle n'ait passé dans notre sang avec les goûts barbares de nos mères. Je ferai peut-être sourire plus d'un lecteur en affirmant qu'il existe un rapport intime entre les grâces physiques et les grâces morales, et que l'habitude de vivre dans un milieu d'où l'harmonie et la beauté sont absentes laisse des traces fâcheuses dans les esprits.

« L'esthétique est sœur de la morale. Ennoblissez vos demeures, vos discours et vos actes seront plus facilement portés à la noblesse.

« Il y a des femmes qui conservent la faculté d'aimer longtemps après avoir perdu celle de plaire ; il en est d'autres, au contraire, qui inspirent encore l'amour lorsqu'elles ne peuvent plus l'éprouver. Pour celles où le déclin des ans est doux et facile, elles restent jusqu'à la fin dans la dignité du rôle que la délicatesse de nos mœurs leur a tracé. Je conseillerais aux femmes lorsqu'elles viennent demander quel est l'effet des ans sur leurs charmes, de consulter moins leur miroir que le visage de leurs contemporaines.

« Les femmes bien nées et fidèles à écouter les avertissements de la nature sentent qu'elles passent de la jeunesse à l'âge mûr, par je ne sais quel caractère touchant et grave de maternité qui domine peu à peu tous leurs sentiments, même les sentiments de l'amour, lorsqu'elles l'éprouvent encore. Une femme qui n'a point de filles est plus excusable de prolonger sa jeunesse au delà du terme indiqué par la nature que celle qui voit à ses côtés sa fille devenir belle, capable d'inspirer et d'éprouver de l'amour. C'est là un avertissement sévère et doux tout ensemble, auquel une femme doit se hâter de conformer sa vie.

« La nature humaine est si exaltée à outrepasser en toutes choses la justesse et la mesure, qu'à peine a-t-elle conquis un sentiment ou un principe vrai, elle se hâte de le passer à l'extrême, ou finit à l'absurde.

« Quant à la religion, Daniel Sterne dit que la femme soit religieuse, mais point dévote, car la dévotion des femmes n'est, le plus souvent, que la coquetterie avec Dieu; cela occupe, amuse et n'engage point.

« Quant à l'honneur féminin, Daniel Sterne dit : parce que les femmes ne se battent pas en duel, on ne dit point une femme d'honneur. Mais l'honneur n'est-il donc qu'au bout de l'épée ? J'aurais cru qu'il était en quelque sorte la fleur de l'honnêteté, et, sur ce point, je suis persuadé que les femmes ne le cèdent pas aux hommes.

« Les grandes pensées viennent du cœur, a-t-on dit; cela est vrai, surtout pour les femmes. C'est par la passion qu'elles arrivent à comprendre les idées et souvent à les rendre avec une éloquence supérieure. Mais comme la passion est emportée, mobile, pleine d'inconséquence et souverainement illogique, les idées aussi, chez beaucoup de femmes, sont brusques, heurtées, violentes; elles ne se produisent point avec calme ni ne se développent avec mesure. Dans ces natures orageuses les idées sont en quelque sorte les éclairs de l'âme.

« Penser est pour un grand nombre de femmes un accident heureux plutôt qu'un état permanent. Elles font, dans le domaine de l'idée, plutôt des invasions brillantes que de régulières entreprises et des établissements solides. Leur propre cœur est cette perfide *Capoue* qui les séduit et les retient souvent à deux pas de Rome.

« Les femmes ne méditent guère. Elles se contentent d'entretenir les idées sous leur forme la plus flottante et la plus indécise. Rien ne s'accuse, rien ne se fixe, dans les brumes dorées de leur fantaisie. Ce ne sont qu'apparitions rapides, vagues figures, existences aussitôt effacées. On dirait qu'elles n'ont nul souci de la vérité des choses, et que leur esprit n'a commerce qu'avec ces personnages énigmatiques de la scène grecque qu'Aristophane appelle les *célestes nuées*, les *divinités des oisifs*. La supériorité d'esprit chez une femme est un phénomène trop rare encore pour ne pas exciter la défiance du vulgaire. Il en résulte que c'est une supériorité inquiète, armée, et qui use à se défendre elle-même les forces qu'elle devrait conserver utilement au bien de la famille et de la société.

« Un artiste célèbre a dit d'une femme que vous connaissez : C'est l'esprit le moins chargé de bagage inutile. Éloge inappréciable dans ce temps-ci, où notre vieille société traîne après elle les préjugés, les lieux communs, tous les embarras d'une civilisation compliquée. »

Nous citerons encore un dernier passage de la comtesse d'Agoult :

« Si l'on considère, dit-elle, en les comparant, trois femmes célèbres qui ont fixé les regards de la France moderne, on reconnaîtra dans leur génie, avec les qualités les plus opposées, qu'il faut attribuer, je crois, au milieu très-différent dans lequel elles ont vécu, un défaut identique, inhérent peut-être à la nature féminine. Nourrie de l'antiquité dans une retraite austère, madame Roland s'est montrée forte et grave. Excitée par le mouvement de la société, madame de Staël a été surtout animée et judicieuse. Inspirée par la nature, madame Sand a paru véritablement éloquente; mais toutes trois ont outre-passé la justesse et sont tombées dans l'exagération déclamatoire. »

CONCLUSION.

C'est ainsi que je termine cet ouvrage avec le ferme espoir que le lecteur conviendra que les couleurs n'ont pas été prises sur la palette, mais bien au fond de mon âme. J'ai voulu être vrai avant tout, et démontrer que la femme diffère de l'homme dans l'identité, dans la diversité, dans le but et dans tous ses moyens d'existence. Le lecteur jugera jusqu'à quel point j'ai raison ou tort. Toujours est-il que, pendant que l'homme est appelé au dehors pour préparer le sort incertain et orageux de l'avenir, la femme, au contraire, garde sa place tranquille dans l'intérieur, qu'elle est destinée à rendre heureux par le charme et l'amour qui lui sont propres, et qui exercent à leur tour une puissante attraction sur l'homme. Loi providentielle que l'on trouve presque chez tous les peuples. C'est dans cette loi de force d'attraction que la femme exerce à son insu son empire sur l'homme. Sa grâce charmante et concentrée dirige sa faiblesse et son infériorité si divinement caractérisées par ces paroles de Jésus à Marie :

« Femme, qu'y a-t-il de commun entre vous et moi ? »

Ces paroles du Christ ont, de tout temps, condamné la femme. Dans les arts, dans les sciences et dans les lettres, les femmes les plus enthousiastes d'émancipation ont toujours eu besoin d'une autorité masculine, d'un guide, de manière qu'elles sont restées sans cesse à mi-côte, et n'ont jamais franchi les hauts sommets. Mais quant à l'amour, à l'esprit et à la beauté, la femme nous présente le type de la perfection. C'est dans ce foyer que sont concentrées toutes ses grandes pensées; c'est de là que vient son éloquence, c'est de là que vient sa passion, source de l'emportement, de l'inconséquence et de la brusquerie violente; c'est de là enfin que vient sa dévotion, qui n'est souvent que de la coquetterie envers Dieu; oui, coquetterie que nous remarquons surtout dans nos églises catholiques des grandes villes. Certes, je n'admets pas la classification aristocratique des chapelles anglaises, nullement conforme à l'esprit d'égalité évangélique qui règne dans les temples catholiques, mais je n'admets pas non plus cette fausse bigoterie qui fait un moyen de ce qui doit être un but. Entrez dans les églises, où brillent les toilettes les plus saintement magnifiques, et vous vous convaincrez de la vérité.

La même coquetterie, nous la rencontrons dans les cercles, à la promenade et dans les loisirs du public, aux théâtres, dont le plus grand nombre n'offrent qu'un passe-temps.

On n'a qu'à s'arrêter devant les affiches et en lire les titres extravagants, pour se convaincre du vide d'idées et d'enseignement de pièces fabriquées avec tout le raffinement industriel qui altère le goût du vrai et du beau par l'abus et les puérilités.

Ces folles conceptions inondent les esprits et les détournent de la grande littérature qui a vu naître un Corneille, un Racine, un Dante, un Schiller, un Shakespeare, et a donné un Molière à l'admiration de l'univers.

FIN

TABLE DES MATIÈRES.

DEUXIÈME PARTIE.

TROISIÈME PARTIE.

FIN DE LA TABLE.

Paris. — Imprimé par E. THUNOT et Ce, rue Racine, 26.

LA FEMME

AU POINT DE VUE

PHYSIOLOGIQUE, PATHOLOGIQUE ET MORAL

ÉTUDE

MÉDICO-PHILOSOPHIQUE ET LITTÉRAIRE

PAR

LE Dr MAURICE HERCZEGHY
CHIRURGIEN-MAJOR DE L'ARMÉE MÉRIDIONALE D'ITALIE
CHEVALIER DE L'ORDRE DES SS. MAURICE ET LAZARE

PARIS
VICTOR MASSON ET FILS
PLACE DE L'ÉCOLE-DE-MÉDECINE

MDCCCLXIV

VICTOR MASSON ET FILS.

ACTON (W.). — Fonctions et désordres des organes de la génération chez l'enfant, le jeune homme, l'adulte et le vieillard, sous le rapport physiologique, social et moral, traduit de l'anglais sur la troisième édition. 1 vol. in-8. . . . . 6 fr.

BICHAT. — Recherches physiologiques sur la vie et la mort, suivies de notes par M. le docteur Cerise. 4e éd. 1 vol. gr. in-18. . 3 fr.

CABANIS. — Rapports du physique et du moral de l'homme, nouvelle édition publiée par le docteur Cerise. 2 vol. in-18. . . . . 6 fr.

CLAVEL. — Traité d'éducation physique et morale, accompagné de plans d'ensemble indiquant la disposition principale des établissements d'instruction publique, par E. Muller, ingénieur civil. 2 vol. grand in-18, avec 2 cartes. . . . . 3 fr.

DEVAY (Francis). — Du danger des mariages entre consanguins sous le rapport sanitaire. 2e édition. 1 vol. in-18. . . . 2 fr. 50

LAPASSE (Vicomte de). — Hygiène de longévité, 1re série : guérison des migraines, maux d'estomac, maux de nerfs et vapeurs. Suite à l'Essai sur la conservation de la vie. 1 vol. in-18. . . . . 2 fr.

LAPASSE (Vicomte de). — Essai sur la conservation de la vie, suivi d'un formulaire et d'observations cliniques. 1 vol. in-8. . . 7 fr. 50

MOLESCHOTT. — De l'alimentation et du régime. Traité populaire. 1. vol. grand in-18. . . . . 1 fr.

QUATREFAGES (A. de). — Souvenirs d'un naturaliste. 2 vol. in-18. . . . . 4 fr.

ROUSSEL. — Système physique et moral de la femme ; nouvelle édition, contenant une notice biographique sur Roussel et des notes, par le docteur Cerise. 1 vol. grand in-18. . . . . 3 fr.

SAUCEROTTE. — L'histoire et la philosophie dans ses rapports avec la médecine. — 1 vol. in-18. . . . . 4 fr. 50

SCHREBER. — Système de gymnastique de chambre, médicale et hygiénique, ou Représentation et description de mouvements gymnastiques n'exigeant aucun appareil ni aide. In-8, avec 45 fig. . 2 fr. 50

TISSOT. — La Vie dans l'homme ; ses manifestations diverses, leurs rapports, leurs conditions organiques. 1 vol. in-8. . . . . 7 fr. 50

TISSOT. — La Vie dans l'homme ; existence, fonction, nature, condition présente, forme, origine et destinée future du principe de la vie ; esquisse historique de l'animisme, pour faire suite à l'ouvrage précédent. 1 vol. in-8. . . . . 7 fr. 50

ZIMMERMANN. — La Solitude. Traduction nouvelle par X. Marmier. 1 vol. grand in-18. . . . . 3 fr.

Paris. — Imprimé par E. Thunot et Ce, rue Racine, 26.

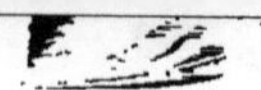

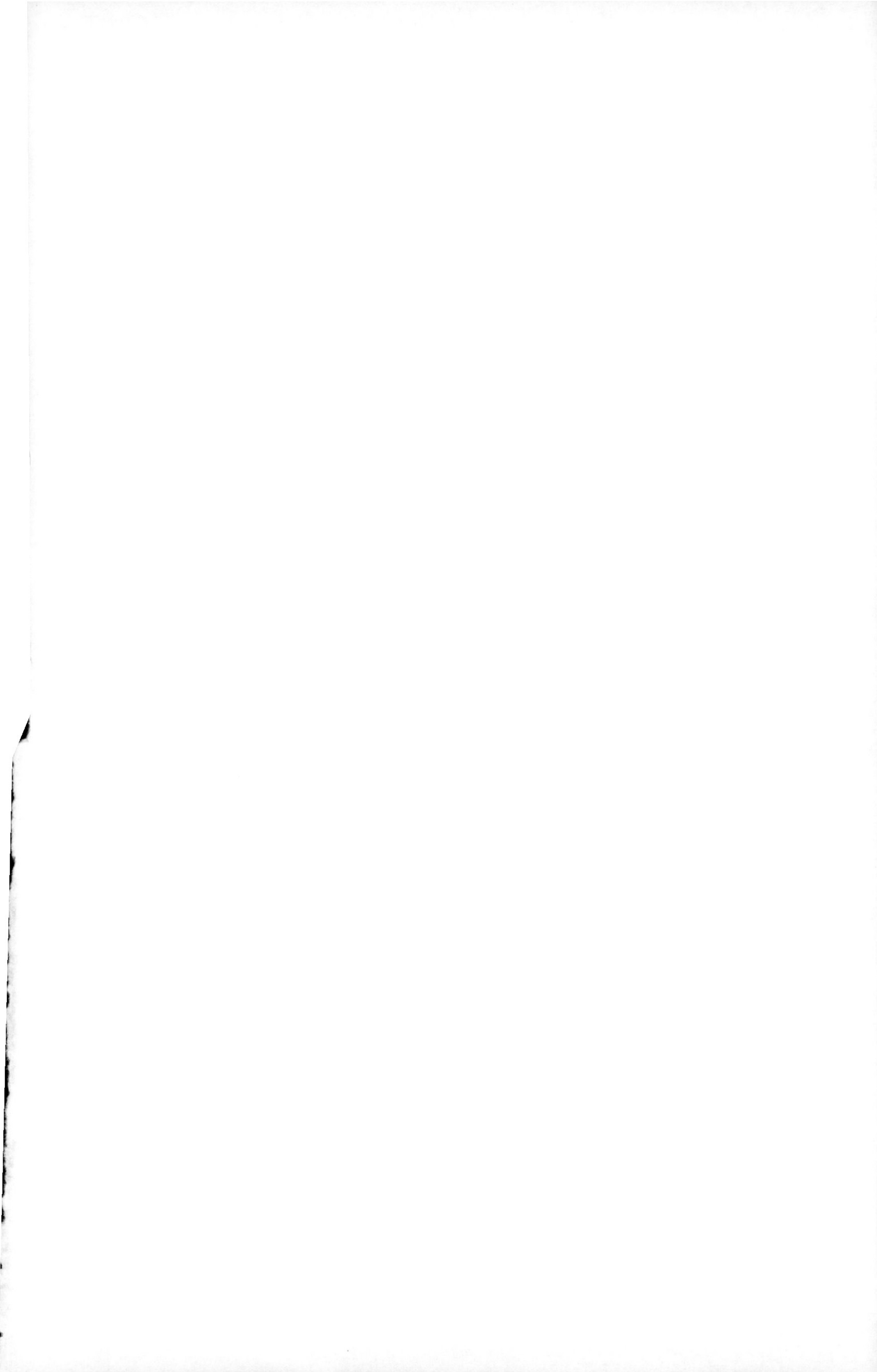

www.ingramcontent.com/pod-product-compliance
Ingram Content Group UK Ltd.
Pitfield, Milton Keynes, MK11 3LW, UK
UKHW012145240726
13966UKWH00001B/159

9 782011 780720